ESTADOS MISTOS DE HUMOR
DO DIAGNÓSTICO AO TRATAMENTO

ESTADOS MISTOS DE HUMOR
DO DIAGNÓSTICO AO TRATAMENTO

Doris Hupfeld Moreno
Diego Freitas Tavares
Ricardo Alberto Moreno

Copyright © Editora Manole Ltda., 2024, por meio de contrato com os Autores.

Capa: Ricardo Yoshiaki Nitta Rodrigues
Imagem da capa: istockphoto.com
Projeto gráfico: Departamento Editorial da Editora Manole
Editoração eletrônica: R G Passo

CIP-BRASIL. CATALOGAÇÃO NA PUBLICAÇÃO
SINDICATO NACIONAL DOS EDITORES DE LIVROS, RJ

M842e

Moreno, Doris Hupfeld
Estados mistos de humor : do diagnóstico ao tratamento / Doris Hupfeld Moreno, Diego Freitas Tavares, Ricardo Alberto Moreno. - 1. ed. - Barueri [SP] : Manole, 2024.
23 cm.

Inclui bibliografia e índice
ISBN 978-85-204-6863-0

1. Psiquiatria. 2. Distúrbios da personalidade. 3. Transtorno bipolar. 4. Doenças mentais - Diagnóstico. 5. Doentes mentais - Cuidado e tratamento. I. Tavares, Diego Freitas. II. Moreno, Ricardo Alberto. III. Título.

	CDD: 616.895	
24-93882	CDU: 616.895	

Meri Gleice Rodrigues de Souza - Bibliotecária - CRB-7/6439

Todos os direitos reservados.
Nenhuma parte deste livro poderá ser reproduzida, por qualquer processo, sem a permissão expressa dos editores.
É proibida a reprodução por fotocópia.

A Editora Manole é filiada à ABDR – Associação Brasileira de Direitos Reprográficos.

1ª edição – 2024.

Editora Manole Ltda.
Alameda Rio Negro, 967, conj. 717
Alphaville Industrial – Barueri – SP - Brasil
CEP: 06454-000
Fone: (11) 4196-6000
www.manole.com.br | https://atendimento.manole.com.br/

Impresso no Brasil | *Printed in Brazil*

Autores

DORIS HUPFELD MORENO

Médica Psiquiatra. Mestre e Doutora em Medicina. Coordenadora do Ambulatório Didático em Transtorno Bipolar do Programa de Transtornos Afetivos (GRUDA) do Instituto de Psiquiatria do Hospital das Clínicas da Faculdade de Medicina da Universidade de São Paulo (IPq-HCFMUSP).

DIEGO FREITAS TAVARES

Médico Psiquiatra. Doutor em Medicina. Coordenador do Ambulatório Integrado de Bipolares (AIBIP) do Programa de Transtornos Afetivos (GRUDA) do Instituto de Psiquiatria do Hospital das Clínicas da Faculdade de Medicina da Universidade de São Paulo (IPq-HCFMUSP). Coordenador do Programa de Transtorno Afetivo Bipolar (PROTAB) da Faculdade de Medicina do ABC (FMABC).

RICARDO ALBERTO MORENO

Médico Psiquiatra. Mestre e Doutor em Medicina. Professor Colaborador do Departamento de Psiquiatria da Faculdade de Medicina da Universidade de São Paulo. Diretor do Programa de Transtornos Afetivos (GRUDA) do Instituto de Psiquiatria do Hospital das Clínicas da Faculdade de Medicina da Universidade de São Paulo (IPq-HCFMUSP).

A Medicina é uma área do conhecimento em constante evolução. Os protocolos de segurança devem ser seguidos, porém novas pesquisas e testes clínicos podem merecer análises e revisões, inclusive de regulação, normas técnicas e regras do órgão de classe, como códigos de ética, aplicáveis à matéria. Alterações em tratamentos medicamentosos ou decorrentes de procedimentos tornam-se necessárias e adequadas. Os leitores, profissionais da saúde que se sirvam desta obra como apoio ao conhecimento, são aconselhados a conferir as informações fornecidas pelo fabricante de cada medicamento a ser administrado, verificando as condições clínicas e de saúde do paciente, dose recomendada, o modo e a duração da administração, bem como as contraindicações e os efeitos adversos. Da mesma forma, são aconselhados a verificar também as informações fornecidas sobre a utilização de equipamentos médicos e/ou a interpretação de seus resultados em respectivos manuais do fabricante. É responsabilidade do médico, com base na sua experiência e na avaliação clínica do paciente e de suas condições de saúde e de eventuais comorbidades, determinar as dosagens e o melhor tratamento aplicável a cada situação. As linhas de pesquisa ou de argumentação do autor, assim como suas opiniões, não são necessariamente as da Editora.

Esta obra serve apenas de apoio complementar a estudantes e à prática médica, mas não substitui a avaliação clínica e de saúde de pacientes, sendo do leitor – estudante ou profissional da saúde – a responsabilidade pelo uso da obra como instrumento complementar à sua experiência e ao seu conhecimento próprio e individual.

Do mesmo modo, foram empregados todos os esforços para garantir a proteção dos direitos de autor envolvidos na obra, inclusive quanto às obras de terceiros e imagens e ilustrações aqui reproduzidas. Caso algum autor se sinta prejudicado, favor entrar em contato com a Editora.

Finalmente, cabe orientar o leitor que a citação de passagens desta obra com o objetivo de debate ou exemplificação ou ainda a reprodução de pequenos trechos desta obra para uso privado, sem intuito comercial e desde que não prejudique a normal exploração da obra, são, por um lado, permitidas pela Lei de Direitos Autorais, art. 46, incisos II e III. Por outro, a mesma Lei de Direitos Autorais, no art. 29, incisos I, VI e VII, proíbe a reprodução parcial ou integral desta obra, sem prévia autorização, para uso coletivo, bem como o compartilhamento indiscriminado de cópias não autorizadas, inclusive em grupos de grande audiência em redes sociais e aplicativos de mensagens instantâneas. Essa prática prejudica a normal exploração da obra pelo seu autor, ameaçando a edição técnica e universitária de livros científicos e didáticos e a produção de novas obras de qualquer autor.

Sumário

Apresentação IX

1. Introdução ao conceito de estado misto 1
2. Evolução histórica da caracterização dos estados mistos 5
   Descrições incipientes de estados mistos 5
   Estados mistos nos séculos XVIII e XIX 7
   Estados mistos no século XX 13
   Estados mistos no século XXI 31
   Estados mistos na era pós-DSM-5 57
3. Estados mistos nas classificações atuais 87
   Manual Diagnóstico e Estatístico de Transtornos Mentais –
   5ª edição revisada (DSM-5-TR) 87
   Classificação Internacional de Doenças – 11ª edição (CID-11) 91
   Propostas diagnósticas com base em pesquisa 94
4. Epidemiologia, curso e desfechos clínicos 103
   Epidemiologia 103
   Curso clínico 108
5. Psicopatologia dos estados mistos 125
   Episódios maníacos 127
   Episódios depressivos 142
   Diagnóstico 147
   Fenomenologia dos estados mistos 150

VIII Estados mistos de humor

6. Fisiopatologia dos estados mistos 163
 Modelos animais 163
 Estudos em humanos 164

7. Tratamento dos estados mistos 171
 Uso de antidepressivos 171
 Estabilizadores do humor e antipsicóticos 173
 Diretrizes de tratamento 177
 Episódios de mania com características mistas 184
 Episódios de depressão com características mistas 186
 Recomendações do Programa de Transtornos Afetivos do Instituto de Psiquiatria do Hospital das Clínicas da Faculdade de Medicina da Universidade de São Paulo (PROGRUDA – IPq-HCFMUSP) 189
 Abordagens psicossociais 194
 Psicoterapias 195

Índice remissivo 203

Apresentação

A ideia de escrever um livro sobre os estados mistos surgiu da mesma constatação de Weygandt e Kraepelin mais de 100 anos atrás, de que se trata dos episódios mais prevalentes e polimorfos da doença maníaco-depressiva. Ela contrasta com a noção de raridade do próprio transtorno bipolar e principalmente dos estados mistos. Contudo, o motivo principal foi perceber que apesar do acúmulo de conhecimento científico ao longo das últimas décadas, estados mistos seguem difíceis de serem identificados, o que compromete seu estudo aprofundado.

Apresentaremos as raízes históricas do conceito e descrições clínicas desde a Antiguidade. A identificação da doença maníaco-depressiva ao longo dos séculos é acompanhada da inclusão de formas mistas. Culminou com a descrição de diversos subtipos clássicos de Kraepelin e Weygandt no início do século passado, mas antes deles vários estudiosos haviam elaborado sugestões para uma classificação. A cultura psicodinâmica e psicanalítica vigente na primeira metade do século XX rechaçou a noção de transtornos mentais e, posteriormente, psiquiatras como Kurt Schneider, Leonhard, Kleist e Wernicke criticaram a diagnóstico de estados mistos, a ponto de serem considerados inexistentes.

As primeiras propostas com critérios de avaliação para identificar estados mistos datam dos anos 70 e 80 do século passado, com caracterizações que refletiam de fato a natureza instável destes desafios diagnósticos, a exemplo da Kupfer-Detre-System e dos Critérios de Viena. Na década de 1990 outras três propostas publicadas ilustraram a profusão das discussões científicas acerca do tema, como os Critérios de Cincinatti, de Akiskal e os Critérios de Pisa-San Diego e de Koukopoulos. Em comum, estes critérios elaboraram uma lista de características fenomenológicas que irrompiam da superposição dos polos, ao contrário da justaposição de mania e depressão necessárias ao diagnóstico, imposta pelo DSM.

Nesta época surgiram os primeiros estudos buscando validar diferentes linhas de corte utilizando critérios do DSM, mas que refletiam tão somente a possibilidade de categorizar a mania mista. Havia uma profusão de estudos de análise fatorial da mania, evidenciando mania pura e disfórica. A depressão era parte integrante da mania, não uma característica oposta.

No século XXI houve uma importante inovação com a ampliação dos estudos para abranger a depressão mista e as publicações acerca da fenomenologia incluíram escalas que avaliaram em análise fatorial sintomas maníaco-depressivos, sintomas psicóticos, ansiosos, entre outros. Dos estudos clínicos e estatísticos emergiram inúmeras propostas de definição dos estados mistos em paralelo às críticas ao DSM-IV e ao DSM-IV-TR, que culminaram com as novidades apresentadas no DSM-5.

A literatura que embasa esta evolução, bem como os estudos de análise fatorial acerca dos sintomas maníaco-depressivos estão amplamente descritos no livro. No DSM-5 o diagnóstico de estados mistos foi substituído por especificadores clínicos, entre os quais sintomas mistos e ansiosos. A desvantagem é que o episódio misto deixa de existir como categoria diagnóstica, ao contrário da proposta da CID-11, que nada alterou. Entre as vantagens, o DSM-5 permite identificar sintomas mistos não apenas na mania do transtorno bipolar, mas também nos episódios de hipomania e de depressão, inclusive do transtorno depressivo maior.

As prevalências dos sintomas/estados mistos dependem dos critérios utilizados e a maioria dos estudos epidemiológicos estão incluídos neste livro, bem como os de curso e desfecho, com especial atenção ao risco de suicídio. Destaca-se a íntima relação da ansiedade com os estados mistos, descrevendo-a como sintoma nuclear, resultante da hiperexcitabilidade inerente a eles. A fenomenologia dos estados mistos se embasa nesta hiperexcitabilidade e ativação de base, centrais na expressão da multiplicidade de possíveis apresentações clínicas e na fisiopatologia. Contudo, poucos estudos investigaram a fisiopatologia destes desafios da Psiquiatria e se encontram descritos adiante.

Evidentemente, as dificuldades diagnósticas mencionadas se traduzem em problemas metodológicos e falta de evidências robustas para o tratamento. Ainda assim, estudos com análises secundárias permitem avançar em propostas de tratamento eficazes, tanto farmacológicas quanto psicoterápicas e de estilo de vida, fundamentais para o controle de todo o transtorno bipolar e, por fim, dos estados/sintomas mistos.

Por fim, o livro busca chamar a atenção para os desafios diagnósticos, mas também para o conhecimento acumulado ao longo de milênios, evidenciando sua real natureza e consistência como entidade médica. Não visamos nos estender às comorbidades e diagnóstico diferencial, sabidamente importantes, mas de tantas, seriam motivo para novas publicações.

Doris Hupfeld Moreno

1
Introdução ao conceito de estado misto

Uma definição mais sistematizada dos estados mistos, isto é, da superposição de sintomas depressivos e (hipo)maníacos em um mesmo episódio afetivo, data do século passado a partir das descrições de Weygandt e Kraepelin dentro da então denominada insanidade maníaco-depressiva, que abarcava todas as formas do espectro bipolar, mas também as melancolias (Kraepelin; apud Salvatore et al., 2002). A definição de estado misto passou por diversas alterações ao longo do tempo e sua prevalência depende da que for utilizada no momento da estimativa. Possivelmente representam os episódios mais prevalentes entre os transtornos do humor quando consideramos a multiplicidade de combinações entre sintomas de mania e depressão, mormente se levarmos em conta gravidade e subtipos de transtorno bipolar (TB).

Para sua compreensão é preciso avaliar dimensionalmente os domínios psíquicos, que se expressam ao longo de um *continuum* que vai da inibição à ativação máxima: da apatia à euforia; da inibição à agitação psicomotoras; da lentificação à aceleração de pensamentos e assim por diante. Mais além, os fenômenos clínicos são compostos por combinações de sintomas de inibição e excitação em diferentes graus e frequências (Sani et al., 2020a). Apesar das descrições clínicas de pacientes psiquiátricos ao longo de mais de 2 mil anos, o que se compreende por estados mistos segue sendo questionado ou negligenciado, porque a nosologia não abarca sua essência, levando a diagnósticos e tratamentos imprecisos e inadequados (Sani et al., 2020b).

Vários autores buscaram entender as razões subjacentes ao ceticismo e à confusão associados ao conceito de estado misto:

- Os estados mistos foram inicialmente concebidos apenas no TB, e o termo "bipolar" implica que "mania" e "depressão" são construtos distintos, que refletem quadros opostos. Desse modo, aceitar que sintomas pertencentes a polos antagônicos possam se sobrepor torna-se incompreensível para alguns profissionais.

2 Estados mistos de humor

- Desde a Antiguidade o termo melancolia foi usado para descrever diferentes formas de transtornos mentais, muitos dos quais hoje poderiam ser considerados estados mistos (Meyer, 1957). No século passado, no entanto, o termo melancolia foi substituído inicialmente por "depressão endógena" em oposição à "depressiva reativa" e, em seguida, por "depressão maior". Essa tradução do termo clássico "melancolia" não equivale à dramática excitação psíquica, raiva e ansiedade características da apresentação clínica clássica da melancolia, que era, na realidade, uma depressão mista (Koukopoulos et al., 1999).
- A manifestação psicopatológica de ansiedade, que consiste em um estado de sufocamento, tensão e antecipação de uma ameaça futura, foi classicamente ligada à melancolia e, posteriormente, à depressão (Crocq, 2017). Além disso, o alto índice de comorbidade entre ansiedade e depressão e a resposta da maioria dos sintomas de ansiedade aos tratamentos antidepressivos reforçam a hipótese dessa forte ligação, mas há de se ressaltar que a ansiedade também pode ocorrer associada a estados maníacos e hipomaníacos (Bighelli et al., 2018). Assim, alguns autores defendem que haja dois tipos de ansiedade: (1) secundário à depressão, caracterizado principalmente por medo, preocupações e antecipação negativa de um evento mais circunscrito; (2) uma característica central dos estados mistos, que engloba angústia, sofrimento depressivo intenso, agonia, desespero e medo, preocupações e antecipação negativa de eventos difusos, não bem caracterizados; parece ser uma forma de excitação, com melhor resposta terapêutica a agentes antiexcitatórios (Koukopoulos et al., 1999). Em estudos que avaliam a ansiedade no transtorno bipolar, ela se correlaciona com a depressão em estados predominantemente maníacos (hipomania/mania mista) e com a mania em estados predominantemente depressivos (depressão mista), indicando sua ligação à essência dos estados mistos (Swann et al., 2009).

O estudo dos estados mistos é desafiador e instigante, uma área da Psiquiatria envolta em dúvidas, com parca literatura científica. Sua identificação precoce certamente reduziria grande número de pacientes ditos "resistentes a tratamento", não apenas deprimidos, mas com transtornos ansiosos, de personalidade, relacionados aos impulsos ou mesmo associados ao uso de substâncias. A falta do diagnóstico correto de estados/sintomas mistos impede o tratamento adequado.

Os próximos capítulos se dedicam à história dos quadros mistos, desde as primeiras descrições clínicas mais de 2 mil anos atrás, até a evolução dos 2 últimos séculos, destacando em detalhes os principais artigos científicos dos últimos 30 anos (Figura 1).

1 · Introdução ao conceito de estado misto 3

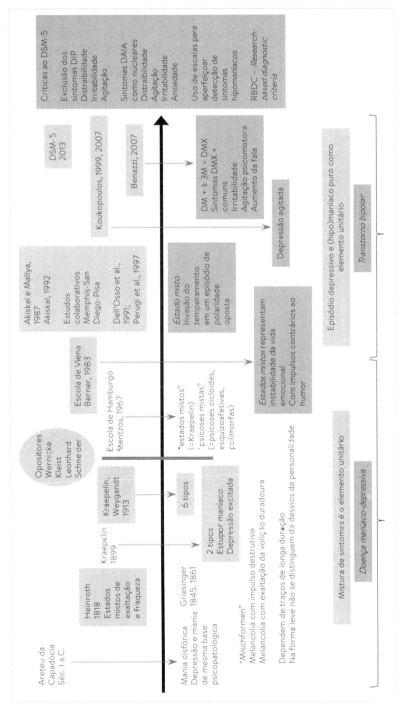

Figura 1 Histórico dos quadros mistos.

REFERÊNCIAS

Bighelli I, Castellazzi M, Cipriani A, et al. Antidepressants versus placebo for panic disorder in adults. Cochrane Database Syst Rev. 2018;(5):CD010676.

Crocq MA. The history of generalized anxiety disorder as a diagnostic category. Dialogues Clin Neurosci. 2017;19:107-16.

Koukopoulos A, Koukopoulos A. Agitated depression as a mixed state and the problem of melancholia. Psychiatr Clin North Am. 1999;22:547-64.

Meyer A. Psychobiology. A science of man. Springfield, Illinois, 1957.

Salvatore P, Baldessarini RJ, Centorrino F, et al. Weygandt's on the mixed states of manic-depressive insanity: a translation and commentary on its significance in the evolution of the concept of bipolar disorder. Harv Rev Psychiatry. 2002;10:255-75.

Sani G, Swann AC. Mixed states: historical impact and evolution of the concept. Psychiatr Clin North Am. 2020a;43(1):1-13.

Sani G, Swann AC. Mixed states: beyond depression and mania. Psychiatr Clin North Am. 2020b;43(1):xv-xvii.

Swann AC, et al. Continuum of depressive and manic mixed states in patients with bipolar disorder: quantitative measurement and clinical features. World Psychiatry. 2009;8(3):166-72.

2
Evolução histórica da caracterização dos estados mistos

DESCRIÇÕES INCIPIENTES DE ESTADOS MISTOS

Na Antiguidade clássica, os conceitos de melancolia e mania eram mais abrangentes e englobavam alguns quadros psicóticos, metabólicos e febris, mas não equivalem às categorias atuais necessariamente. A primeira descrição de uma alteração comportamental correspondente a um estado misto foi atribuída a Hipócrates (460-337 a.C.) em seu livro Doença II: "Algo como um espinho parece atingir suas partes internas e picá-las; a aversão ataca o paciente, ele foge da luz e das pessoas, ama o escuro e é tomado pelo medo. O paciente está apavorado, ele vê coisas terríveis, sonhos terríveis e às vezes os mortos" (Hipócrates; apud Toohey, 1990). Na Grécia antiga, Hipócrates, Aristóteles e Areteu utilizaram heróis da mitologia e da literatura grega como paradigmas do que atualmente descreveríamos como "depressão agitada". Aristóteles (384-322 a.C.), por exemplo, descreveu o melancólico Héracles, que em um estado agudo de loucura matou seus filhos: "Ele se transformou, estava perturbado. Seus globos oculares estavam injetados e saltando das órbitas, e a espuma escorria por sua bochecha barbada. Em seguida, expressou uma risada de louco" (Aristóteles; apud Toohey, 1990).

O conhecimento dos médicos gregos foi transferido aos romanos Aurelius Celsus, Sorano de Éfeso e Alexandre de Trales, que também descreveram quadro clínicos compatíveis com mania, melancolia e estados mistos (Marneros et al., 2001). Contudo, o primeiro autor a unir melancolia e mania no mesmo processo patológico foi Areteu, no século I d.C. Ele acreditava que a mania seria o estágio mais grave da melancolia. Em seu livro "Causas e sintomas das doenças crônicas" escreveu: "Em alguns pacientes a mania é manifestada como euforia, mas esse tipo de mania não causa qualquer preocupação aos familiares de pacientes. Outros pacientes demonstram raivas furiosas e em outros têm sido relatado que eles rasgaram suas roupas e mataram pessoas que estão cuidando deles e alguns se matam." Ou ainda que "Indivíduos melancólicos são propensos à tristeza e ao desânimo. Mas, além disso, é possível que tenham raiva e passem grande parte da vida na loucura, fazendo coisas terríveis e humilhantes" (Aretaeus; apud Angst et al., 2001). Areteu também foi o primeiro a reconhecer que esses estados (aparentemente mistos) eram a forma mais grave das manifestações de humor, de caráter recorrente e associados a maior risco de suicídio e agressividade (Aretaeus; apud Baldessarini et al., 2015). Sorano de Éfeso (século II d.C.) supunha que: "No estado misto, frouxidão e constrição estão presentes no corpo ao mesmo tempo, com cada estado sendo mais prevalente em momentos diferentes, ou cada um sendo prevalente ao mesmo tempo, mas em diferentes partes do corpo" (Sorano de Éfeso; apud Hanson et al., 1994). Séculos mais tarde Alexandre de Trales (525-605 d.C.) acreditava que a melancolia e a mania podiam se apresentar em um padrão cíclico e mostrar caracteres mistos: "Mania nada mais é do que melancolia em uma forma intensa" (Alexander of Tralles; apud Baldessarini et al., 2015). Posteriormente, Aurelianus (214-275 d.C.) aventou uma primeira hipótese biológica para estados mistos com base em estruturas cerebrais e descreveu três estados patológicos com sintomas médicos e psiquiátricos correspondentes: (1) um estado tenso, com diâmetro diminuído dos canalículos cerebrais, no qual ficavam ansiosos, excitados, delirantes, alucinados e com grande dificuldade de dormir; (2) um estado relaxado, com diâmetro aumentado dos canículos cerebrais, no qual os pacientes ficavam deprimidos, astênicos, com medo, tristes e letárgicos; (3) um estado misto com alternância das duas condições, tanto em termos morfológicos quanto clínicos (Aurelianus; apud Salvatore et al., 2002).

Os séculos seguintes foram ricos em contribuições interessantes sobre a melancolia oriundas do mundo islâmico, entre as quais textos de Ishaq Ibn Imran (848-906 d.C.), Raze (865-925 d.C.) e Avicena (980-1037 d.C.). Dentre outros transtornos mentais importantes, foi descrita uma doença denominada *ishgh*, uma combinação de ansiedade e depressão caracterizada por "pensamento acelerado de natureza depressiva" (Omrani et al., 2012). Na primeira metade do segundo milênio, médicos cristãos europeus, como o inglês John of Gaddesden (1280-1361 d.C.), o italiano Johannes Manardus (1462-1536 d.C.), o suíço Felix Platter (1536-1614 d.C.) e o holandês Jason Pratensis (1486-1558 d.C.) adotaram os conceitos clássicos de mania e melancolia, considerados partes de um mesmo problema pela maioria dos médicos. Essa ideia ganhou força no século XVII, quando Thomas Willis (1621-1675 d.C.), Thomas Sydenham (1624-1689 d.C.), Giovanni Morgagni (1759-1820 d.C.) e Vincenzo Chiarugi

(1759-1820 d.C.) decreveram pacientes alternando mania e melancolia, destacando claramente seu relacionamento íntimo e eventual superposição. Tal entidade nosológica Thóphile Bonet (1620-1689 d.C.) chamou de "doença maníaco-melancólica" e Anne-Charles Lorry (1684-1766 d.C.) de "mania-melancólica" (Omrani et al., 2012). Ao longo dos séculos, o quadro clínico da doença maníaco-depressiva foi ganhando corpo e, nesse sentido, as descrições clínicas dos pacientes afetados ilustraram uma interpretação *a posteriori* das expressões nosológicas do passado.

ESTADOS MISTOS NOS SÉCULOS XVIII E XIX

Até o fim do século XIX os termos mania e melancolia eram mais amplos e não refletiam necessariamente os atuais, pois abrangiam o que chamaríamos de psicoses esquizoafetivas, quadros psicóticos de curta duração, e também "estados mistos" (Marneros, 2001). As descrições clínicas até então não delineavam "estados mistos" conforme entendemos nos dias de hoje. Na realidade, as primeiras definições conceituais e terminológicas datam do início do século XIX. No século XVIII, Sauvages e Cullen classificaram várias apresentações de melancolia: *melancolia phrontis, melancolia moria, melancolia sultans, melancholia errabunda, melancholia silvestris, melancholia furens* e *melancholia enthusiastica*, em que a natureza mista da doença ficava evidente. Andres Piquer-Arrufat (1711–1772 d.C.), em *Discurso sobre la enfermedad del Rey Nuestro Senor Fernando VI* (1759 d.C.) e *Praxis medica ad usum scholae valentinae* (1764 d.C.), descreveu elementos que chamou de *afetio melancholico-maniaca*, caracterizado por instabilidade afetiva e comportamental e mudanças sazonais de humor. Acompanhando e descrevendo a doença do Rei e de outros pacientes, ele escreveu: "Alguns que estão furiosos ou com raiva rasgam suas roupas, humilham aqueles que os servem ou outros, e podem até fazer mal a si próprios. Embora esses pacientes tenham medo da morte, alguns podem matar-se violentamente. Quem considera as características acima mencionadas da doença melancólico-maníaca e as compara com a doença do Rei, encontrará muitas semelhanças e não hesitará em admitir que esta doença foi do que Sua Majestade sofreu" (Piquer-Arrufat; apud Pérez et al., 2011).

No início do século XIX, Philippe Pinel (1745-1826), seguido por Jean-Etienne Dominique Esquirol (1772-1840), passou a descrever detalhadamente a sintomatologia apresentada pelos pacientes, em sua maioria restritos a asilos, permitindo o acúmulo de conhecimento médico pela primeira vez (Mahli et al., 2018). Posteriormente, Jean Pierre Falret (1794-1870) descreveu o curso clínico, com mudanças entre mania e melancolia não somente no humor, mas também em pensamento e comportamento. Jules Baillarger (1809-1890) observou que a sucessão de episódios de polaridade oposta poderia ocorrer repentina ou gradualmente. A Falret e Baillarger atribui-se a origem do que chamamos de transtorno bipolar, porque associaram ambos os polos em uma única categoria nosológica. O contemporâneo francês Louis-Victor Marcé (1828-1865) descreveu a alternância de melancolia recorrente e mania de intensidade limitada (semelhante ao conceito de hipomania moderno) em seus escritos: "O que é infinitamente mais comum é vermos excitação e depressão sem entrar em episódios maníacos ou melancólicos completos". Além disso, também acreditava no conceito de estados mistos como resultado de sintomas depressivos e excitatórios combinados em diferentes apresentações clínicas e intensidades: "Eu vi um episódio melancólico com estupor profundo seguido por um período de excitação, caracterizado apenas por hiperatividade intelectual". Além disso, foi o primeiro a reconhecer estados mistos no período puerperal: "Encontramos no estado puerperal um pequeno número de estados mistos que são impossíveis de classificar ou definir claramente" (Marcé; apud Sani e Swann, 2020). Já em 1852, Eduard Pohl descreveu, em uma extensa monografia sobre melancolia, estados mistos que ocorriam durante a transição da melancolia para a mania. Chamou de "melancolia poriomaníaca" estados depressivos marcados por intensa ansiedade e que ocorriam como fenômenos transicionais da depressão (Pohl; apud Toohey et al., 1990).

Influenciados pela psiquiatria descritiva dos franceses, Karl-Ludwig Kahlbaum (1828-1899) e Ewald Hecker (1843-1909) fundaram essencialmente o pensamento psiquiátrico moderno, sistematizando as entidades nosológicas. Kahlbaum também identificou humor, intelecto e comportamento como os principais domínios afetados pelas doenças psiquiátricas e caracterizou a *distimia*, uma depressão crônica, a *hipertimia*, equivalente à mania dos tempos atuais, e a *ciclotimia*, de curso cíclico entre tais *distimias* e *hipertimias*, além de manifestações clínicas que sugerem a ocorrência das duas polaridades simultaneamente (Baethge et al., 2003). Pavimentou o conhecimento difundido por Kraepelin mais adiante. Contudo, foi Heinroth (1773-1843), o primeiro professor de Psiquiatria na Alemanha, o pioneiro na conceitualização do que hoje chamamos de estados mistos. Descreveu *Mischungen* (formas mistas) em seu livro denominado *Distúrbios da vida mental ou distúrbios mentais e seu tratamento* (1818) e identificou três grandes categorias, de acordo com a mudança de energia: "exaltações" (*hipertimia*), "depressões" (*astenia*) e "estados misturados de exaltação e fraqueza" (*hipoastenias*). Esses *estados misturados*, por sua vez, foram divididos em "transtornos do humor mistos", "transtornos mentais mistos" e "transtornos mistos da volição". Segundo Marneros (2001), somente na primeira e na terceira categoria se encontrariam o que atualmente entendemos como estados mistos afetivos e esquizoafetivos. Heinroth ainda descreveu outras formas de manifestações mistas (*ectasis melancholica, melancholia moria, melancholica furens* e *melancholia mixta catholica*) (Marneros et al., 2001; Baldessarini et al., 2015).

Outro psiquiatra alemão a descrever formas mistas foi Wilhelm Griesinger (1817-1868), um dos principais fundadores da Psiquiatria científica, na medida em que também se pautava na cuidadosa descrição de sintomas e curso clínico. Reconheceu três classes básicas de estado de humor: estados depressivos, estados de exaltação e estados de fraqueza; descreveu também as chamadas "formas intermediárias", em que a melancolia e a mania poderiam ocorrer de modo sequencial ou simultâneo. "Melancolia com impulsos destrutivos" e "melancolia com exaltação de volição" eram formas intermediárias. Acreditava que a excitação cerebral poderia estar por trás da depressão. Em um de seus livros mencionou: "Ao usar a expressão 'estados psíquicos depressivos', não pretendíamos sugerir que a natureza básica desses estados é inatividade, fraqueza e supressão (depressão) de todos os processos psíquicos ou cerebrais subjacentes; temos muito mais razões para supor que estados muito intensos de irritação do cérebro e excitação dos processos psíquicos frequentemente são a causa de tais estados; mas o resultado final destes estados (psíquicos e cerebrais) no que tange o humor é um estado de depressão ou sofrimento psíquico" (Wilhelm Griesinger; apud Sani e Swann, 2020). Tal pensamento sugere que todo estado depressivo seria oriundo de algum grau de estado maníaco ou hipomaníaco anterior a ele, como produto do esvaziamento da energia mental causado pela ativação, gerando, então, a depressão.

O conceito de "mixicidade" em estados afetivos dissimilares foi seguido por Carl Friedrich Flemming (1799-1880). Ele propôs o diagnóstico de "distimia mutável" (*distimia mutabilis*), passando de uma fase depressiva (*distimia atra*) para uma hipomaníaca (*distimia candida*), ou constituída por elementos coexistentes de ambas, a melancolia exaltada (*melancolia hilaris*). Também considerava tais estados misturados as formas mais prevalentes de doença mental e um desafio diagnóstico (Carl Friedrich Flemming; apud Sani e Swann, 2020). O contemporâneo médico belga Joseph Guislain (1797-1860) afirmou que a combinação de mania e melancolia era a apresentação mais frequente de doença mental. Suas descrições eram clinicamente ricas: "A figura do louco, embora sofrendo, é animada; o olho é mais móvel, mais expressivo, mais faiscante; o tom de voz é lamentoso, mas a voz é alta e sonora; o paciente é mais loquaz do que na monopatia melancólica, ele fica agitado, seus movimentos são rápidos" (Joseph Guislain; apud Sani e Swann, 2020).

O ambiente acadêmico fértil do fim do século XIX e a metodologia empregada na coleta de dados permitiram observações mais sistematizadas, assimiladas e aplicadas por Kraepelin, que deu início a uma nova etapa do desenvolvimento nosológico dos transtornos afetivos e culminou com a classificação dos estados mistos.

Emil Kraepelin (1856-1926) definiu a insanidade maníaco-depressiva como entidade única à qual pertencem as diversas formas de exaltação e melancolia, configurando uma categoria distinta da esquizofrenia. Até então os conceitos utilizados de mania e de melancolia se referiam a diversas patologias e eram amplos. A partir do estudo clínico de centenas de pacientes, caracterizou todo espectro bipolar. Ele e seu aluno Wilhelm Weygandt (1870-1939) foram os dois grandes responsáveis pela sistematização dos estados mistos no século passado. Não está claro se Kraepelin originalmente vinculou estados mistos à doença maníaco-depressiva e, então, encorajou Weygandt a trabalhar nesse tópico, ou se Weygandt teve a intuição original e influenciou a conceituação de Kraepelin (Salvatore et al., 2002). Kraepelin introduziu o conceito de estado misto na quinta edição de seu livro em 1896. Além disso, por volta de 1891, ele afirmou em suas "Memórias": "Nosso interesse clínico foi dedicado aos dois grandes grupos: demência precoce e insanidade maníaco-depressiva. Adicionalmente, o conceito de estupor maníaco foi um passo para a compreensão da última" (Kraepelin; apud Hippius et al., 1987). Durante suas observações, Kraepelin explicou que: "Descobrimos outras 'formas mistas' de doença mental, como depressão inquieta e mania com falta de pensamentos, e ganhamos uma melhor compreensão da homogeneidade interna de todo o grande grupo com suas formas muito diferentes" (Kraepelin; apud Hippius et al., 1987).

O autor considerava os estados mistos a pedra angular da insanidade maníaco-depressiva: "Acredito que podemos compreender melhor esses estados se assumirmos que eles procedem de uma mistura de diferentes tipos de alterações fundamentais da insanidade maníaco-depressiva" (Kraepelin, 1921). Essas alterações fundamentais são excitação ou inibição em três domínios da vida psíquica: intelecto (velocidade do pensamento, ao invés de seu conteúdo), humor (emoção) e volição (expressa na atividade psicomotora). Em seu livro, Kraepelin afirmou: "Se seguirmos mais de perto um número considerável de casos, que pertencem às diferentes formas de insanidade maníaco-depressiva, logo observaremos que existem inúmeras transições entre as formas fundamentais de excitação maníaca e depressão" (Kraepelin, 1921).

Com base em possíveis combinações dos três domínios psíquicos, ele classificou seis formas mistas. A Tabela 1 mostra a evolução desse conhecimento, que se iniciou com um único tipo em 1893 até a sua finalização em 1909 (Marneros, 2001). Na quarta edição (1893), descreveu o estupor maníaco; na quinta edição (1896) incluiu estados maníacos com inibição e estados depressivos com excitação e, na sexta edição (1899), apresentou o conceito de insanidade maníaco-depressiva e descreveu cinco estados mistos: mania improdutiva, estupor maníaco, mania querelante, estados de transição e melancolia com fuga de ideias; na sétima edição (1903) introduziu a agitação depressiva e a inibição maníaca, e na oitava edição (1913) concluiu a classificação (Tabela 1). Sua maior contribuição, sobre a qual devemos nos basear, foi a estrutura dimensional subjacente aos fenômenos psíquicos e comportamentais descritos. A Tabela 2 mostra a concepção final dos estados mistos proposta por Kraepelin. Nessa estrutura, os elementos humor (emoção), atividade (volição) e pensamento se combinam de diferentes maneiras produzindo as apresentações fenomenológicas mistas (Marneros, 2001). Kraepelin descreveu: "Na mania ortodoxa e na depressão os três grupos de processos psíquicos apresentariam desvios na mesma direção, que a grosso modo poderiam ser contrastados como excitação e inibição. Nesse meio tempo parece que além destas influências similares, influências dissimilares dos domínios individuais também ocorrem devido ao processo mórbido, resultando nos estados mistos" (Kraepelin, 1921). Considera ainda a ansiedade e o humor ansioso sendo uma característica do humor e das emoções nos quadros mistos, expressados na forma de aflição, desespero e lamúria, enfatizando que a "ansiedade pode paralisar o pensamento e a ação, mas também incitar".

Tabela 1 Evolução do conceito de estados mistos de Kraepelin

4ª edição (1893)	(1) Estupor maniaco
5ª edição (1896)	(1) Estados maníacos com inibição
	(2) Estados depressivos com excitação
6ª edição (1899)	(1) Mania improdutiva
	(2) Estupor maníaco
	(3) Mania querelante
	(4) Depressão com fuga de ideias
	(5) Estados transicionais
7ª edição (1903)	(1) Mania furiosa
	(2) Excitação depressiva
	(3) Mania improdutiva
	(4) Estupor maníaco
	(5) Depressão com fuga de ideias
	(6) Mania inibida
8ª edição (1909)	(1) Mania depressiva ou ansiosa
	(2) Depressão excitada
	(3) Mania com pobreza de pensamentos
	(4) Estupor maníaco
	(5) Depressão com fuga de ideias
	(6) Mania inibida

Fonte: Kraepelin apud Marneros et al., 2001.

12 Estados mistos de humor

Tabela 2 Concepção final de estados mistos de Kraepelin

	Humor	Atividade	Pensamento
Mania ansiosa ou depressiva	-	+	+
Mania com inibição de pensamento	+	+	-
Estupor maníaco	+	-	-
Mania inibida	+	-	+
Melancolia agitada	-	+	-
Melancolia com fuga de ideias	-	-	+

(-) redução da função psíquica; (+) aumento da função psíquica.
Fonte: Kraepelin apud Marneros et al., 2001.

Com base nas suas observações longitudinais, Kraepelin concluiu fortemente que os estados mistos eram uma parte básica integrante da insanidade maníaco-depressiva: "Os estados mistos aqui descritos são, de longe, os fenômenos de maior frequência no curso da doença. Na maioria das vezes nos encontramos com eles, como já foi dito, nos períodos de transição entre as duas formas principais da doença" (Tabela 3) (Kraepelin; apud Marneros, 2001).

Weygandt descreveu em detalhes casos de estados mistos encontrados nos pacientes da clínica em Heidelberg afirmando: "É um fato bem conhecido que entre a mania e a depressão, que são fases da insanidade maníaco-depressiva, podem ocorrer intervalos sem sintomas, entretanto, ainda mais frequentes, são os períodos de horas ou dias em que ocorrem mudanças nos sintomas, de modo a surgir um quadro oposto em relação ao que vinha predominando" (Weygandt; apud Salvatore et al., 2002). Acredita-se que Weygandt forneceu algumas sugestões clínicas muito importantes a Kraepelin: "Na mania, o afeto eufórico e a excitação psicomotora são tão importantes quanto os distúrbios no domínio dos processos de pensamento. Os últimos são caracterizados por fuga de ideias e associações com pouca afinidade conceitual ou objetivo, e pensamentos que são conectados apenas com base em ligações rápidas e superficiais ou semelhanças nos sons das palavras. Na fase depressiva, encontramos bloqueio de pensamento ao invés de fuga de ideias no domínio do pensamento associativo". Destacou dificuldades diagnósticas importantes: "Na clínica de Heidelberg, menos de um terço dos pacientes [maníaco-depressivos] deixaram de apresentar algum estado misto, a maioria teve um ou mais episódios em que predominaram características mistas. Essas condições são bem conhecidas, mas muitas vezes são esquecidas devido à sua breve duração" (Weygandt; apud Salvatore et al., 2002).

A partir da observação longitudinal de 150 pacientes com insanidade maníaco-depressiva que Weygandt estudava na Clínica Psiquiátrica da Universidade de Heidelberg foi possível concluir que: "Por razões pragmáticas em vez de especulativas, é útil considerar três estados mistos particulares que parecem ser os mais importantes com base em sua prevalência: estupor maníaco, depressão agitada e mania improdutiva" (Weygandt; apud Salvatore et al., 2002). Nota-se que, nessa amostra, apenas 7,3% dos pacientes apresentavam mania recorrente (sem depressão) ou depressão pura, ou seja, a maioria se apresentava em estado misto (Tabela 3) (Salvatore et al., 2002).

Tabela 3 Prevalência de quadros clínicos de pacientes com insanidade maníaco-depressiva

Quadro clínico	nº	%
Mania recorrente ou depressão pura	11	7,3
Doença maníaco-depressiva circular	35	23,3
Doença maníaco-depressiva circular com estados mistos	50	33,3
Estados mistos sustentados	22	14,7
Depressão agitada	12	8
Estupor maníaco	11	7,3
Mania improdutiva	9	6
Total	150	100

Fonte: Weygandt, apud Salvatore et al., 2002.

Ao avaliar os pacientes, os psiquiatras do século XIX estavam menos preocupados com o diagnóstico em si. Eles adotaram abordagens descritivas detalhadas (catamnésticas), caracterizando amplamente todo perfil clínico observado durante as internações, em vez de tentar encaixar os pacientes em um conjunto preexistente de critérios (Mahli et al., 2018). Essa abordagem revelou que os estados mistos eram muito mais comuns do que se imagina nos dias de hoje, mas principalmente destacou a importância diagnóstica de outros domínios, além do humor, como mudanças na cognição e atividade, inclusive de sintomas físicos associados.

ESTADOS MISTOS NO SÉCULO XX

O interesse pelos estados mistos diminuiu no início do século XX, quando ganharam força as publicações dos psicanalistas e as pesquisas no campo da Psicologia, dominando a visão de muitos psiquiatras. As alterações comportamentais passaram a ser entendidas mais como fenômenos influenciados principalmente por aspectos ambientais e psicológicos do que por fatores internos e de natureza biológica. O entendimento dos processos mentais foi influenciado progressivamente pelo conteúdo do pensamento e menos por sua forma, comprometendo a compreensão dos processos básicos subjacentes a essas manifestações psicopatológicas. A depressão e a mania, que decorreriam de estados cerebrais de desativação e hiperexcitação, respectivamente, e que poderiam se combinar de diversas maneiras (nos estados mistos), passaram a ser vistas como fenômenos de natureza psicológica ao invés de neurobiológicos. Com exceção de Johannes Lange (1898-1938), que descreveu a *melancholia agitata* como um estado misto, a partir da década de 1930 grandes clínicos e pesquisadores expressaram seu ceticismo abertamente em relação a esse conceito. Em 1923, Karl Jaspers (1883–1969) escreveu: "A questão dos estados mistos não teve nenhum desenvolvimento posterior, e isso foi muito natural, uma vez que os elementos externos da compreensão da psicologia humana possuem maior importância" (Jaspers K, 1979). Kurt Schneider (1887-1967) foi ainda mais enfático: "Não acreditamos mais em estados mistos maníaco--depressivos" (Schneider K, 1978). A escola que reuniu Carl Wernicke (1848-1905), Karl Kleist (1879-1960) e Karl Leonhard (1904-1988) foi a mais forte oponente à taxonomia de Kraepelin na Alemanha (Angst e Marneros, 2001). Wernicke, seu colega Kleist e mais tarde Leonhard se opuseram ao conceito unitário abrangente da "insanidade maníaco-depressiva" de Kraepelin e continuaram de forma modificada a tradição da "*folie circulaire*" de Falret (Falret JP, 1851) e da "*folie a double forme*" de Baillarger (Baillarger J, 1854). Embora tenham elaborado um sistema complexo de classificação para as "psicoses fásicas", diferente daquela de Kraepelin, deixaram um espaço limitado para estados mistos. Leonhard dividiu a doença maníaco-depressiva em transtorno unipolar e bipolar, e essa dicotomia determina a classificação diagnóstica até hoje, em detrimento da avaliação das características clínicas fundamentais em todos os episódios e do curso longitudinal (Figura 1).

Somente 68 anos depois da publicação de Weygandt, Mentzos lançou uma monografia sobre o mesmo tópico (Mentzos, 1967; apud Marneros, 2001). Seu estudo refletia as ideias da chamada Escola de Hamburgo, que distinguia três tipos de estados mistos: "estados mistos de Kraepelin"; "psicoses mistas", equivalentes ao que atualmente chamamos de transtorno esquizoafetivo; e um terceiro grupo bastante complexo e heterogêneo de manifestações clínicas que se assemelhavam às "psicoses cicloides" de Leonhard. Mentzos investigou a evolução de 272 pacientes por meio da inspeção dos registros de casos do Hospital Universitário de Hamburgo e examinou pessoalmente 28 pacientes adicionais. Infelizmente, ele não separou subgrupos em suas avaliações. Como consequência, as ideias da sua monografia foram difusas e imprecisas. Poucos psiquiatras alemães conhecem o seu conteúdo. Logo após a publicação, o próprio Mentzos migrou sua linha de atuação para a psicanálise e, alguns anos mais tarde, tornou-se chefe de um departamento de psicoterapia de orientação psicanalítica na Universidade de Frankfurt. Esse declínio na proeminência dos estados mistos no século XX culminou com a noção de que se tratava de uma raridade. Aparentemente, deveu-se ao foco nos detalhes clínicos e a uma tendência a enfatizar que depressão e mania eram entidades opostas, perdendo de vista a ideia clássica de que os estados mistos pertenciam à doença maníaco--depressiva do ponto de vista fisiopatológico (Sani e Swann, 2020).

A Associação Americana de Psiquiatria publicou a primeira edição do *Diagnostic and Statistical Manual of Mental Disorders* (DSM) em 1952, fortemente influenciada pela psicanálise, que refletia a ideia prevalente à época de causalidade psicológica dos problemas mentais. Abordou o conceito de estado misto de maneira periférica e os incluiu em "outras formas de reação maníaco-depressiva". Na segunda edição, no DSM-II (American Psychiatric Association, 1968) os estados mistos foram classificados como "outros transtornos afetivos": "Os transtornos afetivos para os quais um diagnóstico mais específico não tenha sido feito estão incluídos aqui, como doença maníaco-depressiva mista, em que sintomas maníacos e depressivos aparecem quase que simultaneamente".

Somente a partir da década de 1970 ressurgiu nos Estados Unidos e, posteriormente, também na Europa algum interesse no assunto com as contribuições de Winokur (1969), Beigel (1971), Kotin & Goodwin (1972), Himmelhoch (1976), Akiskal (1979), Berner (1983), Secunda (1985), Post (1989), Koukopoulos (1989), Dell'Osso (1991), McElroy (1992), Swann (1993), Bauer (1994), Perugi (1997), Cassidy (1998), Dilsaver (1999) e Dayer (2000).

A publicação de um grande estudo clínico de acompanhamento e história familiar de 426 pacientes internados com doenças afetivas marcou o retorno da Psiquiatria como especialidade médica (Winokur G et al., 1969). Os autores separaram dois tipos de transtornos afetivos, a doença maníaco-depressiva e a doença depressiva, com base na presença de pelo menos um episódio de mania e pela história familiar. Foram os primeiros pesquisadores a identificarem que a doença maníaco-depressiva constituía o melhor exemplo de doença homogênea em Psiquiatria e que mais traduzia o modelo médico. Na doença maníaco-depressiva havia maior prevalência de transtornos afetivos nas famílias, predomínio do sexo feminino entre afetados nas famílias, idade de início precoce, uma forte sugestão de ligação ao cromossomo X na transmissão genética, desenvolvimento de sintomas maníacos específicos (p. ex., alucinações e delírios de curta duração) e um curso indicando a gravidade da doença em termos de morbidade e recorrências. Apontou-se como razão para o sucesso do livro e sua citação frequente o modo de apresentação aproximando os problemas psiquiátricos das demais entidades médicas. Afinal, os achados demonstraram que a doença maníaco-depressiva se encaixa no modelo médico e isso deve ter estimulado muitos profissionais a se voltarem para a pesquisa e deixarem de avaliar os problemas psiquiátricos exclusivamente sob o prisma psicológico, atribuindo-os a uma variedade de teorias, nenhuma das quais realmente testável.

A década de 1970 foi pautada pelas primeiras publicações científicas demonstrando a presença de sintomas mistos em amostras de pacientes maníacos, geralmente internados. Em 1971, Beigel et al. conduziram um estudo (Beigel et al., 1971a) em 12 pacientes internados em mania aplicando a *Manic-State Rating Scale* (MSRS) (Beigel & Murphy, 1971b) e identificaram dois grandes grupos de sintomas: (1) grupo elação-grandiosidade: agrupava os sintomas de humor eufórico, autoestima inflada, sentimentos de bem-estar e planos não realistas; (2) grupo paranoide-destrutivo: constituído por agir de forma combativa, com delírios e desconfiança. Ambos os grupos ocorreram de forma independente da gravidade da mania e os sintomas depressivos dentro da mania estavam presentes na maior parte dos internados. Aparentemente, a manifestação "mista" da doença maníaco-depressiva parecia ser mais comum que sintomas "puros".

Investigando a presença concomitante de sintomas depressivos em 20 pacientes hospitalizados com mania, Kotin e Goodwin (1972) verificaram uma correlação positiva entre as escalas de mania e depressão, tanto na fase aguda como no seguimento durante a internação. Essas descobertas contrariavam o pensamento vigente à época de que um paciente estaria no polo maníaco ou no polo deprimido durante uma internação. Foram os primeiros a demonstrar que a ocorrência simultânea de mania e depressão não era um artefato, isto é, o resultado de alternância rápida de humores ou contaminação cruzada de sintomas que ocorreriam nos dois polos. Os autores deixaram claro no manuscrito que, embora se dizia frequentemente, à época, que a euforia é a marca registrada da mania, ficou claro que ela estava ausente quando os pacientes estavam deprimidos e maníacos ao mesmo tempo. Nesses casos, a mania era claramente identificável pela pressão da fala, aumento da atividade motora e grandiosidade, mas o humor eufórico dava lugar à irritabilidade e raiva persistentes. Além disso, a depressão durante a mania se caracterizava por sentimentos expressos de desamparo e desesperança e até pensamentos suicidas.

Outro estudo relatou que 31% de 84 pacientes ambulatoriais com diagnóstico de doença maníaco-depressiva tinham apresentado um estado misto no primeiro episódio afetivo da doença (Himmelhoch et al., 1976). Utilizaram a escala de avaliação *Kupfer-Detre System* e definiram estado misto por uma pontuação superior a 12 nos sintomas maníacos e superior a 18 nos sintomas depressivos (Tabela 4) (Kupfer et al., 1971). Nesse estudo, a presença do estado misto se correlacionou com abuso de álcool e outras substâncias. Trata-se de um dos primeiros estudos que apontaram que estados mistos são prevalentes e se correlacionam com piores desfechos clínicos.

Tabela 4 Itens avaliados na escala *Kupfer-Detre System* (KDS-1)

Cluster depressão
Eu me sinto desanimado e triste.
Eu simplesmente não tenho energia para fazer as coisas como antes.
Quando conheço pessoas sinto que não tenho nada a dizer.
Acho que meu pensamento desacelerou recentemente.
Acho cada vez mais difícil tomar decisões.
Sinto que outros estariam melhor se eu estivesse morto.
Recentemente tenho tido mais dificuldade em expressar os meus pensamentos ou em dizer o que quero dizer.
Estou dormindo mais do que antes.
Hoje em dia me sinto pior pela manhã.
Minha memória não é tão nítida como costumava ser.
Ontem à noite tive problemas para dormir.
Ontem à noite eu acordei mais de uma vez.
Cluster mania
Tenho vontade de sair e gastar dinheiro.
Sinto-me inquieto e não consigo ficar parado.
Sinto-me irritado quando as pessoas interferem nos meus planos.
Estou sonhando agora mais do que normalmente.
Sinto que as coisas estão melhorando e que posso realizar grandes coisas.
Meus pensamentos estão correndo tão rápido que me assusta.
Agora tenho mais desejos sexuais do que há algum tempo.
Quando estou conversando com alguém, a menor coisa me distrai, mesmo que a pessoa apenas cruze as pernas.
Tenho vontade de falar com as pessoas mesmo que seja necessário telefonar-lhes de longa distância.
Tenho acordado mais cedo do que preciso.
Ultimamente estou perdendo a paciência com facilidade.
Minhas tardes e noites são meus melhores momentos.
Cluster psicose
Se eu observar com muito cuidado, posso ver ou ouvir coisas que outras pessoas não conseguem.
Tenho a sensação de que as pessoas estão contra mim.
Estou tendo experiências muito estranhas.

(continua)

Tabela 4 Itens avaliados na escala *Kupfer-Detre System* (KDS-1) *(continuação)*

Cluster neurose

Tenho medo de ir a novos lugares ou conhecer novas pessoas.

Recentemente comecei a evitar andar de trem, elevador, ponte ou estar em áreas fechadas ou lugares altos.

Não consigo parar de verificar as coisas repetidamente.

Certos pensamentos vêm à minha mente e não consigo mantê-los fora.

Hoje em dia, quando fico ansioso, meu coração começa a bater rápido.

Cluster organicidade

Para mim todos os ruídos parecem estar mais altos do que antes, é como se alguém tivesse aumentado o volume drasticamente.

Estou gostando da minha comida.

Fonte: Kupfer et al., 1971.

Em 1979, Akiskal et al. publicaram um estudo fundamental que jogou luz sobre a inespecificidade diagnóstica da depressão conforme a CID-9 e o DSM-II. À época, o diagnóstico de depressão era inespecífico e carecia de validade. Os diagnósticos de depressão neurótica e psicogênica eram superpostos em grande medida e distinguiam-se da depressão endógena pela presença de fatores psicossociais como desencadeantes, excluindo a possibilidade do diagnóstico de depressão maníaco-depressiva ou endógena. Para piorar, a esses pacientes era negado o uso de farmacoterapia pela causalidade psicológica atribuída. Os autores acompanharam 100 deprimidos neuróticos por 4 anos e observaram que as depressões primárias (unipolar e bipolar) poderiam ser distinguidas das depressões secundárias (neurótica e psicogênica) por: (1) ocorrência precoce de "hipomania farmacológica"; (2) história familiar de doença bipolar; (3) história familiar de transtorno afetivo em duas ou três gerações consecutivas. Embora cada uma dessas variáveis por si só tenha ocorrido em apenas um terço do grupo depressão primária, elas individualmente tiveram especificidade superior a 95%. Assim, a confiabilidade com que o diagnóstico de doença afetiva primária poderia ser feito na presença de quaisquer dessas variáveis variou de 88 a 100%. Essas descobertas enfatizaram a importância das variáveis não sintomáticas no diagnóstico da depressão primária e prepararam o terreno para os critérios de depressão maior no DSM-III. Esses critérios foram alimentados pelos *Research Diagnostic Criteria* (RDC), então utilizados para obter confiabilidade diagnóstica (às expensas da validade) a partir das categorias mais bem estabelecidas e cientificamente mais bem investigadas à época, como era o caso dos transtornos depressivos e bipolares (Spitzer et al., 1978). O principal objetivo era a pesquisa e, para tanto, as descrições deviam permitir a troca de informações científicas entre pesquisadores, em detrimento da visão longitudinal dessas patologias. Tal visão perdura até os tempos atuais (Mahli et al., 2018).

O advento da psicofarmacoterapia forçou a mudança de foco do DSM para uma classificação confiável, que permitisse a replicação dos achados, tornando necessários os critérios diagnósticos operacionalizados para uma linguagem comum entre pesquisadores. A terceira edição do DSM (DSM-III, American Psychiatric Association, 1980) substituiu a "doença maníaco-depressiva" do DSM-II pelo termo "transtorno bipolar". Os estados mistos foram categorizados pela nomenclatura "transtorno bipolar misto" e definidos como: "o episódio atual (ou mais recente) envolve o quadro sintomático completo de episódios maníacos e depressivos maiores, misturados ou alternando rapidamente ao longo de poucos dias".

Na mesma época surgiram os Critérios de Viena (Berner P et al., 1983) para o diagnóstico de estado misto. A Escola de Viena, sob a direção de Mentzos, dividiu os estados mistos em dois subtipos, estável e instável, e propôs critérios diagnósticos precisos para a identificação de ambos (Tabela 5). Esses critérios foram baseados em um modelo psicopatológico bem definido conhecido como conceito de coerência estrutural-dinâmica de Janzarik. De acordo com esse modelo, os estados mistos eram percebidos como o produto da alteração instável da "dinâmica". O termo "dinâmica" refere-se à mistura de dois componentes que normalmente formam a personalidade do indivíduo: temperamento e caráter. A adesão a esse modelo foi baixa, no entanto, os Critérios de Viena representaram um ponto de inflexão que influenciou e estimulou a pesquisa sobre estados mistos nos anos seguintes, dando origem a muitas publicações, principalmente de autores dos Estados Unidos. Foram pioneiros ao incluir alterações de ritmos biológicos em um modelo descritivo enxuto da complexa sintomatologia mista.

O aumento da confiabilidade diagnóstica permitiu a execução dos primeiros estudos farmacológicos em amostras de pacientes mistos. Secunda et al. (1985) estudaram a resposta ao lítio de 19 pacientes internados em mania, dos quais oito apresentavam sintomas depressivos superpostos. Pacientes em mania mista apresentavam uma resposta mais lenta e possivelmente fraca à terapia com lítio. Os autores sugeriram que a distinção de um subgrupo de pacientes maníacos mistos poderia auxiliar a identificar aqueles potencialmente resistentes ao lítio. Comparando mania não disfórica com a disfórica (humor depressivo e ansiedade superpostos), os maníacos disfóricos tiveram um número significativamente maior de hospitalizações anteriores, sobretudo em mulheres, e exibiram ciclos mais rápidos tanto no ano anterior quanto durante a internação índice (Post et al., 1989). Pacientes com mania disfórica, reconhe-

Tabela 5 Critérios de Viena

Estado misto instável	**(A) Aparecimento de pelo menos um dos seguintes:**
	(1) O humor muda rapidamente, alternando entre depressão e/ou ansiedade, humor eufórico/expansivo e humor hostil.
	(2) Ciclagem rápida e ressonância emocional exagerada em vários estados afetivos (depressivo, ansioso, maníaco e hostil).
	(3) Ciclagem rápida entre inibição, agitação, aumento de impulsividade e agressividade.
	(B) Presença de ambos os seguintes distúrbios de ritmos biológicos:
	(1) Variação diurna do humor, ressonância emocional ou impulso.
	(2) Distúrbios do sono (interrompido, prolongado, dormidor curto ou despertar precoce).
Estado misto estável	**(A) Aparecimento de pelo menos um dos seguintes:**
	(1) Variações persistentes de humor deprimido, ansioso, eufórico/expansivo ou hostil.
	(2) Falta de ressonância emocional ou limitada à resposta depressiva, maníaca, hostil ou ansiosa.
	(3) Presença persistente de aumento de impulsividade em contraste com o estado afetivo e/ou ressonância emocional.
	(B) Presença de ambos os seguintes distúrbios de ritmos biológicos:
	(1) Variações ao longo do mesmo dia no humor, ressonância emocional ou impulso.
	(2) Distúrbios do sono (interrompido, prolongado, dormidor curto ou despertar precoce).

Fonte: Berner et al., 1983.

cidos por Kraepelin como tendo prognóstico ruim, respondiam mal ao carbonato de lítio, mas poderiam responder melhor à carbamazepina.

A maioria dos estudos sobre estados mistos investigava manias mistas ou disfóricas, mas Koukopoulos et al. (1989) alertaram para a grande prevalência de pacientes que sofriam de depressão com sintomas de mania superpostos, o que chamaram de estados mistos depressivos e que frequentemente eram diagnosticados como tendo outras condições (transtorno de ansiedade generalizada, transtorno de personalidade *borderline*, transtornos do controle dos impulsos etc.). Esses autores separaram a depressão mista de uma outra apresentação clínica designada de depressão agitada, mas ressaltaram que em ambos os casos a resposta aos antidepressivos seria insatisfatória.

A sistematização do conhecimento por meio da aplicação das escalas de avaliação permitiu análises estatísticas. Foi aplicada análise fatorial a 81 pacientes internados em mania, conforme critérios do DSM-III (Double, 1990). As análises foram realizadas com duas escalas, a MSRS e a *Young Mania Rating Scale* (YMRS, Young et al., 1978). Para a escala YMRS foram encontrados três fatores: (1) fator 1 (distúrbio do pensamento): falta de *insight*, distúrbio de pensamento-linguagem e alteração do conteúdo do pensamento; (2) fator 2 (hiperatividade e comportamento agressivo): comportamento disruptivo-agressivo, irritabilidade, aumento da energia e da atividade motora; (3) fator 3 (humor elevado e sintomas vegetativos): sono perturbado, interesse sexual aumentado, atividade motora aumentada e humor elevado. Os fatores rotacionados confirmam a separação entre um subtipo de mania com humor elevado e outro com comportamento agressivo. Já para a escala MSRS foram encontrados sete fatores: (1) fator 1 (distúrbio motor e da fala): mover-se de um lugar para outro, ser ativo, ter controle de impulsos diminuído, buscar contato com outros, saltar de um assunto para outro, procurar os outros e necessidade aumentada de falar; (2) fator 2 (agressividade): estar chateado, estar irritado, ser argumentativo, ser muito desconfiado e fazer ameaças; (3) fator 3 (elevação exagerada do humor): tem ideias grandiosas, está delirante, tem mau julgamento da realidade, verbaliza sentimentos de bem-estar e faz planos irrealistas. Os outros quatro fatores não foram discriminados pelos autores por serem heterogêneos e difíceis de interpretar. Os autores concluíram que a análise fatorial corroborou na separação entre humor disfórico (agressividade) e humor eufórico (elação), pertencentes a dois subgrupos de episódios de mania.

Comparando 108 mulheres com TB tipo I hospitalizadas com e sem a presença de pelo menos um episódio misto no curso da doença (ou seja, um episódio com características maníacas e depressivas concomitantes), verificou-se a idade precoce de aparecimento do primeiro episódio misto no curso da doença bipolar; maior prevalência de características psicóticas incongruentes com o humor; menor frequência de temperamento hipertímico ao longo da vida e maior presença de transtornos depressivos familiares, em vez de bipolares. Concluiu-se que essas características revelavam um curso distinto da doença maníaco-depressiva (Dell'Osso et al., 1991).

Imediatamente a seguir foi publicada a primeira revisão sobre a mania mista (também chamada de mania disfórica) como um estado clínico distinto, e surgiu uma proposta de critérios operacionais para seu diagnóstico (McElroy et al., 1992). Embora os autores tenham encontrado alguns resultados divergentes, a maioria concluiu que a mania disfórica tenderia a ser mais grave. Outras características encontradas foram: maior probabilidade de ocorrer em mulheres, de estar associada com suicídio e menor idade de início; duração mais longa; taxas mais altas de depressão ao longo da vida; taxas maiores de abuso de álcool ou de sedativo-hipnóticos concomitantes; menor probabilidade de responder adequadamente ao lítio, porém maior probabilidade de responder à eletroconvulsoterapia (ECT) ou anticonvulsivantes. Diante disso, propuseram critérios de trabalho para a identificação da mania mista, que também eram válidos para a hipomania mista, conhecidos como critérios de Cincinnati (Tabela 6), que exigiam a presença simultânea de ciclagem rápida (mudanças de humor ao longo de algumas horas) de um número variável de sintomas depressivos no contexto de um episódio de (hipo)mania diagnosticado de acordo com os critérios do DSM-III-R (American Psychiatric Association, 1987). A presença de sintomas por pelo menos 24 horas também seria necessária para o diagnóstico de mania mista, e os critérios também ditam, dependendo do número de sintomas depressivos presentes, diferentes limiares diagnósticos: diagnóstico definido de mania ou hipomania mista (presença de três ou mais sintomas depressivos); diagnóstico provável (presença de dois sintomas depressivos) e diagnóstico possível (presença de um sintoma depressivo). A lista de possíveis sintomas depressivos incluiu aqueles para o diagnóstico de um episódio depressivo maior de acordo com o DSM-III-R, exceto agitação psicomotora, insônia e perda de apetite/perda de peso.

Tabela 6 Critérios de Cincinnati (mania/hipomania mista)

I. Mania ou hipomania pelos critérios do DSM-III-R.
II. Presença simultânea de pelo menos três sintomas depressivos associados da seguinte lista:
1. Humor deprimido.
2. Diminuição acentuada do interesse ou prazer em todas, ou quase todas as atividades.
3. Ganho de peso substancial ou aumento do apetite.
4. Hipersonia.
5. Retardo psicomotor.
6. Fadiga ou perda de energia.
7. Sentimentos de inutilidade ou culpa excessiva ou inadequada.
8. Sentimentos de desamparo ou desesperança.
9. Pensamentos recorrentes de morte, ideação suicida recorrente ou um plano específico para cometer suicídio.

Fonte: McElroy et al., 1992.

Em uma revisão posterior do diagnóstico de mania mista, os autores definiram que o limiar diagnóstico consiste de pelo menos três sintomas depressivos quaisquer, ou apenas dois sintomas na presença de ideação recorrente de morte ou suicídio (McElroy et al., 1995).

Segundo Marneros (2001) a única grande mudança conceitual dos estados mistos desde o final do século XIX evidenciou o papel do temperamento no desenvolvimento dos estados mistos (Akiskal et al., 1992). Os estados mistos não seriam uma mera sobreposição de sintomas depressivos e maníacos, mas a combinação de um episódio afetivo sobre o qual irrompe um temperamento de base de polaridade oposta. Akiskal propôs três tipos de estados mistos, dependendo do temperamento dominante e do episódio afetivo presente (Tabela

7). Do ponto de vista sintomatológico, os estados mistos tipo I compreendem episódios psicóticos semelhantes ao conceito definido pela escola francesa como "bouffées délirantes". Estes são caracterizados por sintomas psicóticos sólidos, produtivos, com intensa perplexidade emocional e mudanças repentinas de humor que são quase indistinguíveis das fases agudas dos transtornos do espectro da esquizofrenia. Os estados mistos do tipo II são geralmente não psicóticos e, classicamente, decorrem do impacto de um temperamento ciclotímico sobre uma depressão. Associam-se à alteração do humor, hiperfagia, hipersonia e astenia, além de outros sintomas intermitentemente, como pensamentos acelerados, brincadeiras excessivas, acessos de raiva, tensão emocional, inquietação, impulsividade, desinibição e dramáticas tentativas de suicídio. O abuso de estimulantes e sedativos também é particularmente frequente. Os estados mistos do tipo III se manifestam a partir de episódios depressivos maiores assentados sobre um temperamento hipertímico. Esse tipo de estado misto é caracterizado por disforia persistente, juntamente com agitação, astenia e aceleração acentuada de pensamentos, ataques de pânico e insônia, ideias obsessivas de suicídio associadas a impulsos suicidas e hiperexcitação sexual desconfortável. O abuso de substâncias como álcool ou drogas é frequente. Na opinião do autor, esse quadro clínico é tipicamente visto em pacientes hipertímicos que sofreram vários episódios depressivos maiores ao longo da vida e se submeteram a diversas terapias antidepressivas. Embora tal condição possa ter sido considerada "unipolar", na verdade faria parte do transtorno bipolar tipo II. Portanto, nesse tipo de classificação, enquanto o primeiro tipo de estado misto seria semelhante à ideia de "episódio misto" que viria a fazer parte do

Tabela 7   Tipos de estados mistos segundo Akiskal

	Combinações	Consequência clínica
Tipo I	Temperamento depressivo + Episódio maníaco	Mania psicótica incongruente com o humor. Abuso de estimulantes e álcool.
Tipo II	Temperamento ciclotímico + Episódio depressivo maior	Depressão não psicótica. Confundido com transtorno de personalidade *borderline*; Abuso de estimulantes, sedativos-hipnóticos e de álcool. Tentativas de suicídio frequentes.
Tipo III	Temperamento hipertímico + Episódio depressivo maior	Depressão agitada (inquietação, insônia e aceleração do pensamento). Resistência a vários ensaios com antidepressivos. Indicação de potencialização com lítio.

Fonte: Akiskal et al., 1992.

DSM-IV e representaria uma mania mista, os outros dois tipos equivaleriam a estados mistos do TB tipo II ou de pacientes "pseudounipolares", compatíveis com sintomas mistos que fariam parte do DSM-5 posteriormente.

Pavimentando as bases empíricas do futuro DSM-IV, Swann et al. (1993) estudaram a especificidade clínica de estados afetivos mistos, comparando manias mistas (disfóricas) com depressões mistas (agitadas), como parte do estudo *NIMH Clinical Research Branch Collaborative Study on the Psychobiology of Depression*. Pacientes com depressão agitada foram comparados àqueles em episódios maníacos agudos com e sem sintomas depressivos proeminentes. Os escores de mania distinguiam claramente os deprimidos agitados dos pacientes maníacos mistos. Estes tinham significativamente mais agitação, hostilidade e prejuízo cognitivo mais graves do que os pacientes deprimidos agitados. O humor deprimido e a ansiedade não diferiram significativamente entre os dois grupos mistos. Os autores concluíram que os achados apoiavam a existência de síndromes depressiva e maníaca sobrepostas. Logo a seguir, em outro estudo sobre a resposta farmacológica aos estabilizadores do humor, Swann et al. (1995) verificaram que a mania mista era prevalente, grave e difícil de tratar. A presença de fatores complicadores (como abuso de substâncias e distúrbios neurológicos ou de desenvolvimento) parece aumentar o risco de desenvolver estados mistos. O lítio em monoterapia não foi um tratamento eficaz, ao contrário do divalproato de sódio, entretanto, mais de um agente estabilizador de humor pode ser necessário para atingir remissão. Quando a farmacoterapia convencional falha, a ECT seria particularmente útil.

Na quarta edição do DSM (DSM-IV, American Psychiatric Association, 1994), o conceito de "episódio misto" exigia a ocorrência de episódios maníaco e depressivo completos e excluía a descrição da edição anterior, que aproximava os estados mistos do conceito de ciclagem rápida (rápida alternância de sintomas ao longo de alguns poucos dias), ficando mais restritivo. De acordo com essa definição proposta, os estados mistos se limitavam ao episódio maníaco, visto que na simultaneidade de episódios maníacos e depressivos completos os sintomas maníacos possuem supremacia. Como os episódios maníacos só ocorrem no TB tipo I, o diagnóstico de estado misto pelo DSM-IV era restrito ao TB tipo I. Essa classificação não permitia o diagnóstico de episódios hipomaníacos e depressivos mistos e, portanto, não admitia sua ocorrência no TB tipo II e no transtorno depressivo maior (TDM). Após duas décadas de uso, a definição do DSM-IV provou ser de pouca utilidade clínica, uma vez que a ocorrência simultânea de mania e episódio depressivo é rara e porque humor elevado e humor deprimido nunca acontecem ao mesmo tempo (Barroilhet et al., 2020).

As duas décadas seguintes ao lançamento do DSM-IV foram pautadas por estudos críticos ao conceito restritivo de estados mistos. Investigaram-se várias linhas de corte (menor número de sintomas necessários) para sua definição e surgiram propostas alternativas para o diagnóstico de estados mistos. Por exemplo, Bauer et al. (1994) analisaram prospectivamente pacientes ambulatoriais com pelo menos um episódio maníaco ou hipomaníaco, a fim de determinar a prevalência de disforia. Chamavam de disforia uma mania ou hipomania com um ou mais sintomas depressivos, excluindo-se agitação e alterações de sono. A prevalência de disforia variou de 5 a 73%, dependendo do número de sintomas depressivos superpostos. Além disso, novas sugestões de critérios operacionais foram publicadas, entre os quais os de Pisa-San Diego (Perugi et al., 1997) e de Koukopoulos et al. (1999). Mais adiante, inúmeros estudos de análise fatorial e de *clusters* buscavam compreender e caracterizar as amostras de pacientes com mania mista, comparando com mania pura.

Os Critérios Pisa-San Diego para Estados Mistos (Tabela 8) se diferenciavam dos anteriores pela abordagem mais dimensional (Perugi et al., 1997a). Os estados mistos são definidos pela presença simultânea de sintomas maníacos e depressivos, por pelo menos 2 semanas, em pelo menos duas áreas psíquicas compreendendo humor, velocidade de pensamento, conteúdo de pensamento, percepções errôneas e comportamento psicomotor. Além disso, a presença de dois sintomas adicionais entre os seguintes é necessária: labilidade emocional,

Tabela 8 Critérios de Pisa-San Diego para Estados Mistos

A. Um estado de instabilidade emocional sustentada (pelo menos 2 semanas) e/ou perplexidade, em que sintomas depressivos e maníacos estão simultaneamente presentes de maneira flutuante. Manifestações extremas opostas em pelo menos duas das cinco áreas a seguir devem estar presentes ao mesmo tempo:

1. Humor (ansioso-triste *versus* eufórico-irritável).
2. Velocidade de pensamento (desaceleração *versus* aceleração).
3. Conteúdo do pensamento (depressivo *versus* expansivo).
4. Perturbação perceptual (depressiva *versus* expansiva).
5. Motricidade (retardo *versus* aceleração).

B. Pelo menos dois dos seguintes:

1. Ressonância emocional elevada (lábil ou hipersintônica).
2. Baixo limiar para raiva-hostilidade, especialmente descontrole de impulsos.
3. Mudanças importantes no impulso sexual desde a linha de base habitual.
4. Distúrbios acentuados do sono.
5. Variações diurnas de pelo menos um dos itens listados em A

C. Relacionamentos interpessoais e respostas afetivas adequadas nas fases pré-mórbida e/ou interepisódica.

Fonte: Perugi et al., 1997a.

diminuição do limiar para raiva/hostilidade, mudanças abruptas na libido, distúrbios marcantes do ciclo vigília-sono e flutuações circadianas dos sintomas mencionados. Por fim, como critérios de exclusão, são necessárias respostas interpessoais e afetivas adequadas durante os períodos livres de sintomas. Tais critérios permitem o diagnóstico de um amplo espectro de estados mistos e vêm de encontro ao conceito originalmente proposto por Kraepelin.

Buscando validar esses critérios, Perugi et al. (1997b) compararam 143 pacientes em estado misto (episódio maníaco misto) com 118 em episódio maníaco puro de acordo com os critérios do DSM-III-R, de unidades de internação e hospital-dia. O principal achado desse estudo foi que a definição de estado misto do DSM-III-R identificava apenas metade deles (54%). O estudo encontrou um primeiro subgrupo que chamou de "mania mista disfórica", com franca irritabilidade, além de pelo menos duas outras formas de estado misto: um deles (26% da amostra) caracterizado como mania com fadiga e indecisão, e o outro (17% da amostra) caracterizado como um quadro de depressão agitada, com pressão de fala e fuga de ideias. Foram os primeiros autores a chamarem a atenção para o fato de que no estado misto poderiam predominar tanto sintomas maníacos como também depressivos. Os pacientes que se encontravam em estados mistos apresentaram maior probabilidade de história pregressa de episódios mistos índice e de tentativas de suicídio.

Utilizando como linha de corte para definição de estado misto a presença de pelo menos dois sintomas depressivos superpostos à mania em pacientes internados do estudo multicêntrico EPIMAN, a prevalência foi de 37% comparando com apenas 6,7% pelo DSM-IV (Akiskal et al., 1998). Havia prevalência mais alta de temperamento depressivo em pacientes com a definição de estado misto do DSM-IV em comparação com a mania pura. Os autores recomendaram que o estado misto fosse definido, do ponto de vista categórico, a partir da identificação de pelo menos dois sintomas depressivos dentro da mania; do ponto de vista psicométrico pela pontuação > 10 pontos na *Hamilton Depression Rate Scale* (HDRS) (Hamilton M., 1960) em um paciente em mania e, do ponto de vista dimensional, pela ocorrência de um episódio de mania em um indivíduo com temperamento depressivo predominante ao longo da vida.

Finalmente, em 1999 Koukopoulos et al. propuseram pela primeira vez critérios diagnósticos para identificação da depressão mista (Tabela 9) reforçando a ideia de que nos estados mistos também poderiam predominar sintomas depressivos (depressão mista). Os autores exemplificaram frases de pacientes que ajudavam os leitores a identificar a manifestação psicopatológica que os pacientes apresentavam. A agitação psicomotora consistia em um estado de movimentação física aumentada e os portadores exibiam falas do tipo: "Eu estava muito inquieta, continuei esfregando minhas mãos e arrancando meus cabelos", "Eu não conseguia ficar quieta, tinha que ficar andando o tempo todo". Já a agitação psíquica se traduzia por um estado de sofrimento interno de elevada intensidade: "É um desassossego, uma agitação que acontece dentro de você", "Eu estava tão inquieto que comecei a pensar em acabar com a minha vida só para ter alguma paz de espírito", "Sinto uma força violenta dentro de mim como se quisesse me esmagar por dentro", "É um tremor interno, como uma corrente elétrica passando pelo corpo". De acordo com os autores, ansiedade na depressão pura é um estado de expectativa apreensiva, insegurança e medo em relação à própria experiência de estar deprimido e das perdas e consequências desta. O paciente tem medo de ser inútil, medo de enfrentar os outros, medo de não melhorar, enfim, medo de algo bem delimitado e mais diretamente relacionado à depressão. Segundo os autores, a ansiedade da depressão pura melhora com antidepressivos e costuma ser o primeiro sintoma a desaparecer. Já a ansiedade na depressão mista é um estado de natureza difusa e inespecífica, inerente à própria agitação desses quadros. Trata-se de uma sensação de medo de tudo, medos grandiosos, que aniquilam sua capacidade de pensar, sentir, se concentrar ou fazer qualquer coisa. Torna-se impossível para o paciente lidar com tudo isso por causa da sensação avassaladora de impotência total. Por último, destacaram a aceleração de pensamentos como importante sintoma da depressão mista. Os pacientes maníacos expressam a aceleração de pensamentos com um aumento da quantidade do discurso. Na mania, os pensamentos em excesso e acelerados tendem a aparecer encadeados e se ligam por seu conteúdo, aliteração ou assonância. Já nos deprimidos mistos, quando os pensamentos estão em excesso ou acelerados, não há vontade de se expressar como no paciente com bem-estar e desinibido da mania, a fala é limitada ou em ritmo normal, mas se questionada a pessoa diz estar pensando em demasia. Nos pensamentos acelerados do deprimido as ideias vêm e vão rapidamente, como se estivessem caçando umas às outras ou se sobrepondo continuamente sem qualquer ligação entre elas e o paciente se queixa de estar confuso e com dificuldade de raciocinar.

Tabela 9 Critérios de depressão mista de Koukopoulus

Episódio depressivo maior (de acordo com os critérios do DSM-III-R) com pelo menos dois dos seguintes sintomas:
(1) Agitação psicomotora.
(2) Agitação psíquica ou ansiedade (tensão interna).
(3) Pensamentos acelerados ou congestionados.

Fonte: Koukopoulos et al., 1999.

28 Estados mistos de humor

Na mesma época, uma série de estudos sobre a análise fatorial da mania demonstrou a presença de sintomas depressivos como parte integrante do quadro clínico. O primeiro deles analisou 237 pacientes com TB tipo I internados em mania ou estado misto de acordo com o DSM-III-TR (Cassidy F et al., 1998). Aplicou-se a *Symptomatic Manic Scale* (SMS) com 20 itens, elaborada pelos autores, que identificaram cinco fatores independentes: (1) fator 1 (disforia): carga positiva para humor deprimido, culpa, labilidade do humor, ansiedade e ideias de suicídio, e carga negativa para humor eufórico; (2) fator 2 (aceleração psicomotora): carga positiva para pensamento acelerado, distraibilidade, pressão por falar, hiperatividade motora, aumento no contato social; (3) fator 3 (psicose): carga positiva para grandiosidade, psicose, falta de crítica e paranoia; (4) fator 4 (aumento de atividade hedônica): carga positiva para humor eufórico, grandiosidade e aumento de impulsividade sexual; (5) fator 5 (irritabilidade/agressividade): carga positiva para irritabilidade, agressividade e desconfiança. Foi um dos primeiros estudos que mostraram, por análise estatística, a presença de um subtipo de mania mista, que compreendia tanto sintomas depressivos (fator 1) quanto irritabilidade/agressividade (fator 5). Outro estudo realizado em 105 pacientes internados em mania de acordo com o DSM-III-TR visou investigar a possibilidade de divisão natural dos episódios maníacos em dois tipos clínicos (puro e misto) (Dilsaver et al., 1999). Para a investigação dos sintomas, os autores utilizaram a entrevista estruturada *Schedule for Affective Disorders and Schizophrenia* (SADS) (Spitzer RL et al., 1978), que contém 37 itens. A análise revelou a presença de quatro fatores: (1) fator 1 (estado depressivo): agregou os sintomas suicídio, autoavaliação negativa, indecisão, isolamento social, autorreprovação, medo, fadiga, dificuldade de pensar, perda de interesse, ansiedade, despersonalização, crises de pânico; (2) fator 2 (distúrbios do sono): agregou os sintomas insônia inicial, insônia intermediária e insônia terminal; (3) fator 3 (ativação maníaca): agregou os sintomas humor elevado, aumento de energia, grandiosidade e aumento de atividade dirigida; (4) fator 4 (irritabilidade/paranoia): agregou os sintomas irritabilidade, raiva subjetiva, raiva expressa, desconfiança e delírios. A análise de *clusters* separou os pacientes em dois grupos, o que permitiu a divisão dos episódios maníacos em mania clássica e mania mista (mania com sintomas de depressão). Pacientes clinicamente mistos tiveram pontuações mais altas nos itens relacionados à raiva, preocupação, disforia e irritabilidade.

Utilizando outro instrumento de avaliação, Serretti et al. (1999) empregaram uma análise fatorial em 509 pacientes com TB tipo I internados em mania de acordo com o DSM-III-TR. Aplicaram a *Operational Criteria Checklist for Psychotic Illness* (OPCRIT) (McGuffin P et al., 1991), com 16 itens, e identificaram três fatores independentes que distinguiam os pacientes: (1) fator 1 (agitação psíquica e motora): atividade excessiva, necessidade reduzida de sono, fala pressionada, humor elevado, distraibilidade, aumento da sociabilidade, pensamentos acelerados, autoestima inflada e agitação psicomotora; (2) fator 2 (psicose): delírios, alucinações, delírios persecutórios, delírios grandiosos; (3) fator 3 (irritabilidade): disforia, humor irritável e inquietação. A maioria dos pacientes apresentou pelo menos alguns sintomas de excitação, mas apenas uma minoria relatava características psicóticas durante os episódios de mania. O fator irritabilidade foi o único com distribuição normal sugerindo representar uma característica comum aos episódios maníacos. Diferentemente de outros estudos de análise fatorial, a escala utilizada não avaliou sintomas depressivos durante um episódio de mania. Em contraposição, outro estudo buscou validar quais e quantos seriam os sintomas depressivos determinantes de um estado misto obtido por análise estatística usando *receiver-operating curve* (ROC) (Cassidy et al., 2000). Foram entrevistados 247 pacientes em mania pelo DSM-III-R e distinguiu-se mania mista da mania pura de acordo com a presença de pelo menos dois de seis sintomas depressivos específicos: humor deprimido, anedonia, ansiedade, culpa, ideação suicida e astenia. O ponto de corte validado foi de pelo menos dois sintomas. Dependendo da definição utilizada, o diagnóstico de mania mista poderia englobar tanto pacientes com humor irritável do tipo disfórico (raiva não provocada) quanto aqueles com sintomas depressivos clássicos, como os considerados neste estudo.

Dada a confusão em torno do significado do termo disforia, que assumiu importância no contexto da mania mista, Dayer et al. (2000) propuseram critérios para sua definição:

A. Expressão evidente de irritabilidade.
B. Pelo menos dois sintomas associados da lista a seguir: 1) sensação de tensão interna; 2) sensação de irritabilidade ou de raiva; 3) comportamento agressivo ou destrutivo; 4) desconfiança.
C. Os sintomas estão presentes por pelo menos 24 horas.

A partir disso, propõem critérios para três tipos de estado misto (Tabela 10).

O acúmulo de observações clínicas e evidências científicas permitiu que houvesse diferentes formas de visão dos estados mistos ao final do século XX, a depender da concepção teórica:

- Entidades clínicas distintas, resultantes da combinação de funções psíquicas fundamentais: humor/emoção, pensamento e atividade/volição, em termos de inibição e excitação (Kraepelin et al., 1921).

Tabela 10 Tipos de estado misto

Estado misto tipo I

A. Um episódio maníaco completo e um episódio depressivo maior completo ocorrendo ao mesmo tempo, na maior parte do tempo e quase todos os dias durante 1 semana.

Estado misto tipo IIM

A. Um episódio maníaco completo do DSM-IV.

B. Presença simultânea (ou alternância rápida de minutos) de pelo menos três sintomas depressivos do DSM-IV, excluindo agitação psicomotora.

C. Presença simultânea (ou alternância rápida de minutos) de uma síndrome disfórica.

D. Sintomas maníacos, depressivos e disfóricos estão presentes simultaneamente por pelo menos 24 horas.

E. Não preenche os critérios de estado misto tipo I.

Estado misto tipo IID

A. Um episódio depressivo maior completo do DSM-IV;

B. Presença simultânea de pelo menos um sintoma maníaco do DSM-IV, excluindo irritabilidade e agitação psicomotora.

C. Presença simultânea (ou alternância rápida de minutos) de uma síndrome disfórica.

D. Sintomas maníacos, depressivos e disfóricos estão presentes simultaneamente por pelo menos 24 horas.

E. Não preenche os critérios de estado misto tipo I.

Fonte: Dayer et al., 2000.

- Um estado de transição entre mania e depressão, na hipótese de um *continuum* entre os episódios da doença bipolar (Bunney et al., 1972; Himmelhoch et al., 1976).
- Uma forma grave de mania, concebendo episódios mistos como episódios maníacos com sintomas depressivos superpostos (Carlson GA et al., 1973; Murphy et al., 1974; Himmelhoch et al.,1976; Secunda et al., 1985; Post et al., 1989; Dell'Osso et al., 1991; McElroy et al., 1992).
- Dependendo da polaridade predominante, podem ocorrer manias com sintomas depressivos subclínicos e episódios depressivos com sintomas maníacos subsindrômicos superpostos (Koukopoulos et al., 1989).
- Diferentes entidades clínicas resultantes da intrusão de um episódio afetivo contrapolar a um temperamento afetivo de base (Akiskal HS et al., 1992).
- Um estado afetivo distinto caracterizado pela superposição de sintomas maníacos e depressivos (Goodwin FK et al., 1990; Swann AC et al., 1993; Bauer et al., 1994; Perugi et al., 1997; Cassidy et al., 1998; Dilsaver et al., 1999; Dayer et al., 2000).
- Um estado afetivo novo, resultante da simultaneidade de sintomas de polaridades opostas, caracterizado por elevada instabilidade de todo o comportamento humano (humor, energia, impulsos, pensamentos, ritmos biológicos) (Berner et al., 1983).

ESTADOS MISTOS NO SÉCULO XXI

No século XXI, apesar de muitos pesquisadores continuarem se aprofundando na descrição e no entendimento dos episódios maníacos mistos, a maior parte direcionou seu foco de interesse para os episódios depressivos maiores mistos (depressão mista, DMX). Bastante impulsionados por autores como Akiskal (Akiskal et al., 2003; Akiskal e Benazzi, 2004), Benazzi (Benazzi, 2002; Benazzi e Akiskal, 2001, 2005, 2006) e Koukopoulos (Koukopoulos et al., 2004, 2005, 2007), verificou-se que a depressão mista aparece com mais frequência no TB do que no TDM, mas também pode acontecer no último, mesmo sem a certeza de pertencer ao espectro bipolar. Em particular, a depressão mista é uma condição especialmente frequente no TB tipo II (TBII) e, conforme relatado em grandes amostras de pacientes (Benazzi et al., 2001), quase metade (48,7%) dos pacientes em episódio depressivo maior no TBII também apresentou pelo menos três sintomas hipomaníacos superpostos. Em segundo lugar, a depressão mista geralmente teve início em uma idade mais precoce do que a depressão pura e foi mais frequente em indivíduos com histórico familiar de transtornos do humor (unipolar ou bipolar). Este último aspecto foi considerado um dos principais validadores para sustentar que a depressão mista é uma entidade nosográfica independente e, provavelmente, transdiagnóstica, significando que ela possa fazer parte não somente da depressão bipolar, mas também do transtorno depressivo maior.

O interesse pelos estados mistos foi alimentado por um crescente conhecimento acerca da dimensionalidade da doença maníaco-depressiva, particularmente evidenciado pela presença dos sintomas intercríticos e subsindrômicos, muito além das categorias nosológicas mania e depressão. Um estudo observacional prospectivo importante seguiu de modo contínuo 146 pacientes com diagnóstico de TB tipo I (Judd LL et al., 2002). Mantiveram-se sintomaticamente doentes durante 47,3% das semanas em uma média de 12,8 anos de acompanhamento. Os sintomas depressivos (31,9% do total de semanas de acompanhamento) predominaram sobre os sintomas maníacos/hipomaníacos (8,9% das semanas) ou de ciclagem/mistos (5,9% das semanas). Os sintomas subsindrômicos, depressivos menores e hipomaníacos combinados foram quase três vezes mais frequentes do que os sintomas depressivos maiores e maníacos sindrômicos (29,9 *vs.* 11,2% das semanas, respectivamente), evidenciando o predomínio da sintomatologia subsindrômica no período intercrítico. Os pacientes com TB tipo I tiveram mudanças nos sintomas em média seis vezes por ano, e na polaridade, mais de três vezes por ano. Episódios longos e exclusivamente depressivos ou de polaridade cíclica foram preditores de maior cronicidade durante o acompanhamento de longo prazo, assim como o transtorno de uso de drogas comórbido. Foi um estudo importante, pois demonstrou que mesmo o TB tipo I tem um curso longitudinal crônico e predominantemente depressivo, em vez de maníaco, e prevalecem os sintomas afetivos subsindrômicos e menores. Os níveis de gravidade dos sintomas variam no mesmo paciente ao longo do tempo. Os estados mistos foram raros nessa avaliação, o que provavelmente decorreu da metodologia e dos critérios empregados à época ou pelo fato de serem menos frequentes em portadores de TB tipo I. Vale lembrar que a prevalência da mania mista segundo o DSM-IV era em torno de 5% (Bauer et al., 1994).

Em relação aos estados mistos propriamente ditos, o estudo pioneiro *Ravenna-San Diego Collaborative Study* (Benazzi e Akiskal, 2001) estimou a prevalência dos episódios depressivos mistos em pacientes ambulatoriais com TB tipo II, de acordo com a idade de início do transtorno. O episódio depressivo misto foi definido como um episódio depressivo maior com dois ou mais sintomas hipomaníacos concomitantes. Uma amostra de 92 pacientes foi avaliada com a entrevista estruturada do DSM-IV e a prevalência de depressão mista no TBII com início entre 30 e 40 anos foi significativamente menor do que a DMX com início antes dos 30 anos. Houve uma associação negativa significativa entre depressão mista e idade de início do TBII, sugerindo que, quanto menor a idade de início do transtorno, maior a chance de ocorrência de episódios depressivos mistos no curso da doença.

Os temperamentos de base, anteriormente descritos como a única mudança conceitual desde o século XIX (Marneros et al., 2001), foram validados por meio da escala *Temperament Evaluation of the Memphis, Pisa, Paris, and San Diego Autoquestionnaire* (TEMPS-A) (Akiskal et al., 2005). Os estados mistos resultariam de um temperamento de base irrompendo de um episódio de polaridade oposta; resumidamente, as características que emergiram de cada temperamento foram: distímico – preso à rotina, autorrecriminação, tímido-não assertivo, sensível a críticas, mas abnegado, confiável e preferindo trabalhar para outra pessoa em vez de ser o chefe; o hipertímico tinha o maior número de traços "positivos" – otimista, divertido, extrovertido, jocoso, otimista, confiante, cheio de ideias, eloquente, em movimento, dormidor curto, incansável, que gosta de ser o chefe, mas obstinado, tomador de riscos, que não admitiria sua natureza intrometida; ciclotímico – lábil com rápidas mudanças de humor; instável na energia, autoestima e socialização; desigualmente talentoso e diletante; mas aguçado na percepção, intenso nas emoções e romântico; o irritável emergiu como cético e crítico (que podem ser consideradas virtudes intelectuais), mas por outro lado tendo a natureza "mais sombria" de todos os temperamentos: rabugento, queixoso, insatisfeito; propenso à raiva e violência e sexualmente ciumento.

Na virada do século, contudo, predominava o interesse e se investigaram detalhadamente as manias mistas, principalmente em doentes hospitalizados. Foram publicados inúmeros estudos de análise fatorial e de *clusters* utilizando os mais diversos questionários e escalas de avaliação. A riqueza de detalhes sintomatológicos das análises fatoriais aplicadas na mania e na depressão depende dos instrumentos utilizados. Inicialmente, muitos estudos evidenciaram os fatores da mania pura, a seguir se tornou evidente o componente depressivo-disfórico e, finalmente, passou-se a investigar a depressão mista com diferentes linhas de corte para sua definição. A seguir, esses estudos serão apresentados de forma detalhada, para que o leitor acompanhe a evolução desse conhecimento.

Todo espectro do humor foi abordado por meio da entrevista estruturada *Schedule for Affective Disorders and Schizophrenia – Change version* (SADS-C) (Spitzer et al., 1978) e da *Affective Disorders Rating Scale* (ADRS) (Murphy et al., 1982) (Swann et al., 2001). A amostra consistia em 162 pacientes hospitalizados em mania. Por se tratar de uma entrevista e não apenas de uma escala, a investigação fenomenológica foi mais abrangente. Os seis fatores obtidos foram: (1) fator 1 (impulsividade): pula de um assunto para outro, inquieto, impulsivo, distraído, fala muito, mau julgamento, aumento de energia, grandioso, planos não realistas e pensar muito em sexo; (2) fator 2 (pessimismo ansioso): autocensura, avaliação negativa de si mesmo, preocupação, desânimo, suicídio, humor disfórico, ansiedade somática e ansiedade psíquica; (3) fator 3 (hiperatividade): aumento de energia, humor elevado, atividade aumentada, hiperatividade motora e retraimento social; (4) fator 4 (aparência angustiada): aparência triste, movimentos e fala lentificados, choro, desamparo-desesperança, sonolência, apatia e memória prejudicada; (5) fator 5 (hostilidade): zangado, raiva externalizada, argumentativo, combativo, desconfiado, suspeito e irritabilidade evidente; (6) fator 6 (delírios/psicose): delirante e *insight* ruim. Os quatro *clusters* de sintomas obtidos foram: depressivo com alta ansiedade; delirante com elevada taxa de psicose; clássico ou eufórico e irritável com elevado índice de aparência angustiada e hostilidade. Os pacientes em mania mista com sintomas depressivos clássicos associados tiveram início mais precoce da doença e maior densidade de episódios/ano, enquanto os pacientes em mania mista disfórica tiveram início mais tardio e menor número de episódios anteriores.

Na mesma época, outros estudos aprofundaram o conhecimento sobre a fenomenologia da mania por meio da aplicação exclusiva de escalas de avaliação de mania. Utililizou-se a escala *Symptomatic Manic Scale* (SMS) (Cassidy et al., 1998) para avaliar a estrutura fenomenológica da mania em 100 pacientes internados em mania conforme o *Diagnostic Criteria for Research* da CID-10 (WHO,1993) (Kumar et al., 2001). Foram encontrados três fatores interpretáveis: (1) fator 1 (aceleração psicomotora): atividade motora, discurso pressionado, pensamentos acelerados, aumento da sexualidade e aumento do contato; (2) fator 2 (alteração do pensamento): psicose, paranoia, grandiosidade e falta de crítica; (3) fator 3 (humor): euforia, irritabilidade, agressividade e ansiedade. Todas as distribuições foram normais. Ficou evidente que o humor se expressa em um *continuum* que vai de euforia a irritabilidade nos polos opostos. Utilizando o mesmo diagnóstico pela CID-10, mas com análise fatorial dos itens da YMRS em 131 internados em um episódio maníaco, também foram encontrados três fatores interpretáveis independentes que sugerem subtipos clínicos: (1) fator 1 (mania irritável): cargas positivas significativas para irritabilidade, aumento da atividade motora/energia e comportamento agressivo disruptivo; (2) fator 2 (mania eufórica): cargas positivas significativas para humor exaltado, anormalidades de linguagem/distúrbio de pensamento, aumento do interesse sexual e percepção deficiente; (3) fator 3 (mania psicótica): cargas positivas significativas para alterações no conteúdo do pensamento, aparência (autocuidado prejudicado), sono insatisfatório e alterações na fala (Hanwella et al., 2011). As diferenças em relação ao estudo anterior dependeram de diversos aspectos avaliados nas escalas de mania utilizadas e apontaram para sintomas disfóricos presentes nas duas amostras.

Akiskal et al. (2001) também conduziram um estudo de análise fatorial na amostra do estudo EPIMAN, no intuito de determinar a estrutura fenomenológica da mania, a partir da escala de autorrelato *Multiple Visual Analogue Scales of Bipolarity* (MVAS-BP) (Carroll et al., 1991) em 104 pacientes internados em mania de acordo com o DSM-IV. Foram encontrados sete fatores interpretáveis: (1) fator 1 (expansividade): desejo sexual inacreditável; serei um grande sucesso; não há problema no meu futuro; sempre em busca de algo novo e emocionante; eu sou o maior e a vida é extremamente emocionante; (2) fator 2 (ativação): tenho grandes objetivos para alcançar, sinto-me constantemente em movimento, sinto-me carregado de intensidade, aproveito tudo, sinto-me totalmente capaz, nada pode dar errado no meu futuro, tomar decisões é muito fácil e correr riscos não me incomoda; (3) fator 3 (aceleração psicomotora): os pensamentos estão acelerados; dirijo rápido, sinto vontade de ter muita energia e sinto-me melhor que já me senti; (4) fator 4 (ansiedade-depressão): estou despreocupado, não me preocupo com nada e não tenho defeitos; (5) fator 5 (desinibição social): as pessoas não me irritam, sinto uma conexão especial com as pessoas e nada parece me incomodar; (6) fator 6 (dormir): muito ocupado para dormir; (7) fator 7 (raiva): sinto raiva. O estudo mostrou que, apesar da baixa autocrítica fazer parte do quadro da mania, escalas autoaplicáveis foram capazes de capturar a maior parte dos sintomas envolvidos no quadro. Além disso, esse estudo corroborou a lista de critérios de mania que foram baseados em um consenso de especialistas do DSM-IV e que remontava aos critérios da Universidade de Washington (Feighner et al., 1972), precursores do *Research Diagnostic Criteria* e do DSM-III. As presentes análises – com base em medidas e modelos externos ao DSM-IV ou instrumentos dele derivados – serviram para validar e refinar o DSM-IV. Essa escala foi utilizada na mesma amostra buscando explorar a validade da discriminação entre estados maníacos puros e mistos (disfóricos) (Hantouche et al., 2001). Os escores médios em cinco dos sete principais fatores da MVAS-BP distinguiram significativamente a mania pura da disfórica: fator 1 (expansividade), fator 2 (ativação), fator 3 (aceleração psicomotora), fator 4 (depressão-ansiedade) e fator 5 (desinibição social). Os fatores 6 (sono) e 7 (raiva) foram iguais nos dois grupos. A comparação das dimensões da MVAS-BP em função do gênero revelou duas correlações significativas: elevados escores do fator 4 (ansiedade-depressão) nas mulheres e elevados escores do fator 5 (desinibição social) nos homens.

Um terceiro estudo na mesma amostra empregou a AF nas escalas MSRS e HAMD-17, e encontrou sete fatores interpretáveis (Akiskal et al., 2003): (1) fator 1 (instabilidade-desinibição): exige contato com outras pessoas, encontra-se ativo, está instável, muda de um lugar para outro, procura bastante os outros, salta de um assunto para outro, está muito falante; (2) fator 2 (paranoia-hostilidade): faz ameaças, é combativo ou destrutivo, está com raiva, se apresenta argumentativo, desconfiança; (3) fator 3 (desatenção): descuidado com o vestir/arrumar-se, veste-se inadequadamente, é distraído e tem julgamento ruim; (4) fator 4 (grandiosidade-psicose): ideias grandiosas, faz planos não realistas e delirante; (5) fator 5 (exaltação-euforia): parece feliz e alegre e verbaliza sentimentos de bem-estar; (6) fator 6 (depressão): parece deprimido, verbaliza sentimentos depressivos, redução do controle dos impulsos; (7) fator 7 (hipersexualidade): está preocupado sexualmente e fala muito sobre sexo. Comparações intergrupos entre mania pura *versus* mania disfórica diagnosticada clinicamente mostraram altos níveis de fatores 3 e 5 na mania pura, e de fator 6 na mania disfórica. O fator 2 não discriminou essas duas formas clínicas de mania. A heterogeneidade da sintomatologia se tornou mais evidente por meio da investigação de todo espectro maníaco-depressivo, quando emergem fatores depressivos nos pacientes em mania.

As mesmas escalas de avaliação foram utilizadas com o objetivo de investigar as dimensões do episódio maníaco, com a diferença da HAMD de 21 itens, não 17, mas de modo semelhante incluiu-se a YMRS. Foram entrevistados 103 pacientes internados em um episódio maníaco de acordo com os critérios do DSM-IV (González-Pinto et al., 2003). Foram identificados cinco fatores independentes e clinicamente interpretáveis: (1) fator 1 (depressão): humor deprimido, ideação suicida, culpa, obsessões e ansiedade psíquica; (2) fator 2 (disforia): irritabilidade, comportamento agressivo e falta de crítica; (3) fator 3 (mania): euforia, aumento de interesse sexual, redução da necessidade de sono e aparência descuidada; (4) fator 4 (psicose): delírios, alucinações, obsessões e ansiedade psíquica; (5) fator 5 (ativação): aceleração de pensamentos, pressão de fala e agitação psicomotora. A distribuição dos escores fatoriais foi bimodal no fator 1 (depressivo) e unimodal nos fatores 2, 3 e 5. O fator 4 não teve distribuição normal. A presença de uma distribuição bimodal para o fator 1 nesse estudo foi muito importante para corroborar vários achados prévios que já sugeriam a existência de dois subgrupos maníacos distintos na população total de pacientes com mania aguda, um grupo puro e um misto (com sintomas depressivos subclínicos associados). Em particular, tornaram-se evidentes a ideação suicida e a sintomatologia ansiosa, inclusive os sintomas obsessivos na mania.

Os estudos de análise fatorial definitivamente passaram a ser pautados pela inclusão de sintomas dos dois polos, reiterando que a depressão é parte integrante da mania. A seguir, serão apresentados vários desses estudos, cujos resultados divergiram apenas em função dos sintomas incluídos na análise. Utilizando a *Comprehensive Psychopathological Rating Scale* (CPRS) (Asberg & Montgomery, 1978) para determinar a estrutura fenomenológica da mania em 153 pacientes internados em mania conforme a CID-10, foram encontrados cinco fatores interpretáveis: (1) fator 1 (depressão): pensamento pessimista, pensamento ou comportamento suicida, humor deprimido e outros delírios; (2) fator 2 (irritabilidade-agitação): hostilidade, irritabilidade, aumento da atividade motora, agitação e falta de *insight*; (3) fator 3 (euforia-grandiosidade): grandiosidade, euforia, pressão de fala, pensamento acelerado e humor exaltado; (4) fator 4 (aceleração-insônia): aumento da atividade motora, agitação e diminuição na necessidade do sono; (5) fator 5 (paranoia-ansiedade): delírios, preocupação ansiosa, delírios persecutórios (Perugi et al., 2001). Além da análise fatorial, esse estudo também avaliou a relação entre os subtipos sintomatológicos de mania e os temperamentos afetivos ao longo da vida (ver anteriormente). Os pacientes com maiores escores para os fatores "euforia--grandiosidade", "paranoia-ansiedade" e "aceleração-insônia" tiveram maior probabilidade de apresentarem temperamento hipertímico, enquanto o grupo em que predominou o fator "depressão" se correlacionou com o temperamento depressivo. O grupo "irritabilidade-agitação" apresentou taxas elevadas de ambos os temperamentos. Os autores concluíram que os achados corroboravam sua hipótese de que um temperamento hipertímico parece estar subjacente à excitação maníaca mais extrema com fenomenologia eufórica, acelerada e paranoica. Em contraste, o temperamento depressivo parecia atenuar a expressão da mania, resultando em uma fenomenologia de colorido depressivo associada, com maior risco de suicídio e disforia.

Por meio da utilização das escalas *Bech-Rafaelsen Mania Scale* (BRMaS) (Bech et al., 1979) e *Bech-Rafaelsen Melancholia Scale* (BRMeS) (Bech, 1988) para avaliar a estrutura fenomenológica da mania em 146 pacientes internados em mania de acordo com o DSM-III-R, foram encontrados cinco fatores interpretáveis: (1) fator 1 (euforia-ativação): atividade motora, atividade verbal, fuga de ideias, sensibilidade aos ruídos, humor, autoestima, contato interpessoal e interesse sexual; (2) fator 2 (depressão): lentidão mental, ansiedade psíquica, suicídio, humor deprimido, culpa, cansaço e dores; (3) fator 3 (lentificação psicomotora): lentidão motora, lentidão verbal e lentidão emocional; (4) fator 4 (hostilidade-destrutividade): hostilidade, destrutividade; (5) fator 5 (alterações do sono): sono, insônia geral (Rossi et al., 2001). Esse estudo contribuiu para confirmar a noção de que a ocorrência de "depressão durante a mania" não se limita a uma minoria de casos, mas é relevante para a própria construção da mania e ocorre, provavelmente, na maior parte dos indivíduos. Sintomas depressivos ficaram evidentes em dois dos cinco fatores e apareceu pela primeira vez o fator alterações de sono.

Com o objetivo de investigar a presença de sintomas caracterizando depressão inibida descrita por Kraepelin (1921) em vários tipos de estados mistos, empregou-se uma análise de componentes principais (Sato et al., 2002). Foram avaliados por meio de um instrumento padronizado 37 sintomas psiquiátricos em 576 pacientes internados em mania de acordo com o DSM-IV e se encontraram sete fatores interpretáveis independentes: (1) fator 1 (humor deprimido): desesperança, perda de vitalidade, inadequação, humor deprimido, sentimento de culpa, ruminação depressiva de pensamentos, ideias de suicídio, delírios de culpa, sensação de empobrecimento e ansiedade; (2) fator 2 (humor irritável): irritabilidade, agressividade, impaciência, falta de cooperação, falta de crítica; (3) fator 3 (insônia): insônia global, insônia inicial, insônia intermediária e insônia terminal; (4) fator 4 (inibição depressiva): pensamento lentificado, pensamento inibido, inibição psicomotora e impulso inibido; (5) fator 5 (sintomas maníacos puros): autoestima inflada, euforia, contato social excessivo, fuga de ideias, aumento de impulsividade, delírios grandiosos e pensamentos acelerados; (6) fator 6 (labilidade emocional/agitação): labilidade emocional, distraibilidade, inquietação motora e agitação psicomotora; (7) fator 7 (psicose): delírios persecutórios, alucinações auditivas e desconfiança. Uma análise de *clusters* subsequente identificou quatro subtipos fenomenológicos subjacentes à mania aguda: (1) mania pura: predomina fator 5; (2) mania agressiva: predominam fatores 2, 5, 6; (3) mania psicótica: predominam fatores 6 e 7; (4) mania depressiva ou mista: predominam fatores 1, 4 e 6. O subgrupo de mania mista teve uma frequência significativamente maior de ideias de suicídio e maior probabilidade de receber alta com sintomas residuais, comparado aos outros grupos. A importância desse estudo reside no fato de corroborar as evidências prévias de que os episódios maníacos não são homogêneos e podem constituir manifestações sindrômicas diversas, com desfechos amplamente diferentes. A inibição depressiva (pensamento lentificado, pensamento inibido, inibição psicomotora e impulso inibido) pode ser uma síndrome distinta independente do humor depressivo, dando algum suporte à classificação de Kraepelin (ver Tabela 2), de estados maníacos mistos com base nas permutações de três elementos – transtorno do pensamento, humor e atividade psicomotora.

Benazzi inaugurou a pesquisa detalhada do TB tipo II, em meio a uma literatura na qual predominava o conhecimento acerca do TBI. Saiu das amostras de mania em doentes internados e focou em seu grande ambulatório constituído de pacientes com TDM e TBII, mais próximo da prática clínica na atenção primária de saúde e nos diagnósticos encontrados em consultórios. As publicações de uma amostra grande de pacientes com TB tipo II permitiram estudar detalhadamente a depressão mista (DMX). Até então os métodos estatísticos para agrupar pacientes e descobrir subtipos eram aplicados à mania do TB tipo I, mormente internados. Em um estudo observacional prospectivo, Benazzi (2002) testou a melhor definição de depressão mista, se aquela baseada em um número mínimo de sintomas hipomaníacos dentro do episódio depressivo ou uma definição baseada em alguns sintomas hipomaníacos específicos. Foram entrevistados 138 pacientes ambulatoriais com diagnóstico de TB tipo II e 83 pacientes com diagnóstico de TDM. As definições de depressão mista testadas foram: episódio depressivo maior (TDM) com três ou mais sintomas hipomaníacos e TDM com os sintomas hipomaníacos específicos irritabilidade, distraibilidade e pensamentos acelerados. Ambas as definições tiveram as mesmas associações significativas com as variáveis do estudo e foram preditoras do diagnóstico de TBII. Para predizer o diagnóstico de TBII, o primeiro conceito (três ou mais sintomas maníacos superpostos) teve maior especificidade (86,7 vs. 50,6%), enquanto a combinação dos sintomas hipomaníacos específicos teve maior sensibilidade (76,8 vs. 51,4%). O estudo concluiu que uma definição de depressão mista com maior especificidade (três ou mais sintomas maníacos superpostos) seria um preditor diagnóstico de TBII mais útil clinicamente, a fim de reduzir os erros diagnósticos. Em publicação subsequente com amostra maior, a depressão mista foi operacionalizada como um episódio depressivo maior com três ou mais sintomas hipomaníacos associados (Akiskal e Benazzi, 2004). Foram recrutados 320 pacientes ambulatoriais com diagnóstico de TBII em um episódio depressivo maior atual. A maioria dos participantes da pesquisa preencheu os critérios de depressão mista (62,5%). Quando comparados com os bipolares II sem sintomas mistos, eles apresentavam idade de início significativamente mais precoce, maior porcentagem do sexo feminino, mais sintomas depressivos atípicos e história familiar de transtorno bipolar. A regressão logística multivariada encontrou evidências que suportam dois subtipos de depressão mista: um subtipo "depressão excitada" (definido pela característica central da agitação psicomotora associada com pressão por falar, humor irritável e distraibilidade) e um subtipo "depressão com fuga de ideias" (definido pela característica central de pensamentos acelerados ou pressionados, associado com aumento de impulsividade dentro da depressão). Essa tipologia traduz a fenomenologia polimórfica das depressões mistas e explica em parte a grande confusão diagnóstica com depressões teoricamente comórbidas com transtorno de déficit de atenção e hiperatividade (TDAH) e transtornos de impulso.

Os autores conduziram uma análise fatorial com o objetivo de avaliar a estrutura fenomenológica da depressão mista uni e bipolar na amostra ampliada de 348 portadores de TBII e 254 portadores de TDM durante um episódio depressivo maior (Benazzi e Akiskal, 2005). O diagnóstico dos pacientes foi obtido por meio da *Entrevista Clínica Estruturada para Transtornos do Eixo I do DSM-IV – Versão Clínica* (SCID-CV) (First et al., 1997) modificada, para melhorar a detecção de TBII, por Benazzi & Akiskal (2003), e pelos critérios de Koukopoulos et al. (1999), que sugerem que os "pensamentos acelerados" na depressão mista são mais bem caracterizados por "pensamentos congestionados", que se expressam como uma mente continuamente cheia de pensamentos. Além disso, foi utilizado o *Hypomania Interview Guide – Clinician Version* (HIGH-C) (Williams et al., 1994) para avaliar sintomas hipomaníacos no episódio depressivo. Foram encontrados dois fatores interpretáveis independentes na amostra de TBII: (1) fator 1 (ativação motora): pressão por falar e agitação psicomotora; (2) fator 2 (irritabilidade – ativação mental): distraibilidade, pensamento acelerado, aumento de atividades de risco e irritabilidade. Os episódios depressivos maiores com irritabilidade no TBII se correlacionaram com idade significativamente menor, mais comorbidades e mais depressões atípicas. Entre os sintomas depressivos mais comuns, houve significativamente mais aumento de apetite/ganho de peso e mais paralisia de chumbo. Também foram encontrados dois fatores interpretáveis independentes na amostra de TDM: (1) fator 1 (ativação motora): pressão por falar e agitação psicomotora; (2) fator 2 (irritabilidade – ativação mental): irritabilidade, distraibilidade, pensamento acelerado e aumento de atividades de risco. Nos episódios depressivos maiores com irritabilidade eram evidentes idade significativamente menor, menor idade de início, mais depressões atípicas e mais história familiar de TB. Entre os sintomas depressivos mais comuns, houve significativamente mais hipersonia, agitação psicomotora, paralisia de chumbo e dificuldade de concentração. A frequência de episódios depressivos com irritabilidade nessa amostra ambulatorial foi elevada, 60% no TBII e 37% no TDM. A análise fatorial, realizada de forma independente nas amostras TBII e TDM, apoiou os subtipos depressão maior com e sem irritabilidade. Esse estudo indica que, tanto no TBII quanto no TDM, a depressão maior com irritabilidade tem alta probabilidade de se associar a vários sintomas hipomaníacos concomitantes, indicando que a irritabilidade possa ser um marcador de estado misto depressivo. Também associou a DMX à depressão atípica, com hipersonia, aumento de apetite/peso e paralisia de chumbo, ou seja, extrema fadiga.

Mais adiante procuraram determinar os sintomas hipomaníacos mais prevalentes na DMX, entre os quais: humor elevado, autoestima inflada/grandiosidade, humor irritável, distraibilidade, pensamentos acelerados/congestionados, redução da necessidade de sono, pressão por falar, aumento de atividades de risco, aumento de atividade dirigida a objetivos e agitação psicomotora (Benazzi et al., 2006). Utilizaram medidas como sensibilidade (SE), especificidade (SP), valor preditivo positivo (VPP) e valor preditivo negativo (VPN). Quando a finalidade é reduzir erros diagnósticos, SP e VPP são as medidas mais importantes. Nessa amostra, a depressão mista esteve presente em 62,3% dos portadores de TBII e 33,4% dos portadores de TDM. No TBII, os sintomas hipomaníacos se apresentaram da seguinte forma: distraibilidade (77,8%), pensamento acelerado/congestionado (74,7%), humor irritável (59,7%), agitação psicomotora (33,6%), pressão por falar (24,7%), aumento de atividades de risco (18,3%), aumento de atividade dirigida a objetivos (7,4%), redução da necessidade de sono (1,7%), humor elevado (0%) e autoestima inflada (0%). Já no TDM, os sintomas hipomaníacos foram: distraibilidade (66,9%), pensamento acelerado/congestionado (55,9%), humor irritável (37,4%), agitação psicomotora (19,6%), pressão por falar (10,2%), aumento de atividades de risco (8,2%), aumento de atividade dirigida a objetivos (1,5%), redução da necessidade de sono (0%), humor elevado (0%) e autoestima inflada (0%). Embora não muito prevalentes, os resultados sugeriram que irritabilidade (50,3% de prevalência) e agitação psicomotora (27,7%) representaram os sintomas mais discriminantes de estado misto depressivo, com os melhores valores balanceados de SP e VPP. Irritabilidade apresentou uma combinação equilibrada em termos de SE, SP, VPP e VPN. Agitação psicomotora e pressão por falar evidenciaram altos SP e VPP, mas baixa SE. Os autores reforçaram que, além de seu significado diagnóstico, os sinais e sintomas anteriores estão entre as características clínicas que o FDA lista como preditores de suicídio durante um tratamento com antidepressivos. Entre os sintomas hipomaníacos, chama a atenção que em ambos, TDM e TBII, os sintomas hipomaníacos mais prevalentes foram distraibilidade e aceleração de pensamentos, bem como a ausência de humor elevado e autoestima inflada.

Ampliando a mesma amostra, Benazzi et al. (2008a) utilizaram a escala HIGH-C em 441 portadores de TBII e 289 portadores de TDM, em episódio depressivo conforme o DSM-IV, com o intuito de avaliar a composição fenomenológica dos episódios depressivos mistos e a distribuição de sintomas hipomaníacos nos episódios depressivos. Os autores incluíram outra amostra de 275 pacientes ambulatoriais portadores de TBII em eutimia há pelo menos 1 mês para avaliar a estrutura fenomenológica das hipomanias no passado. Para essa análise, empregaram a SCID-CV (First et al., 1997), modificada para aperfeiçoar a detecção de TBII (Benazzi e Akiskal, 2003). Na amostra de TBII, foram encontrados dois fatores interpretáveis independentes: (1) fator 1 (irritabilidade/agitação psíquica e motora): irritabilidade, pensamentos acelerados/congestionados e distraibilidade; (2) fator 2 (hiperatividade motora): pressão por falar e agitação psicomotora. Na amostra com portadores de TDM, foram encontrados dois fatores interpretáveis independentes: (1) fator 1 (irritabilidade/agitação psíquica): irritabilidade, pensamentos acelerados/congestionados, distraibilidade; (2) fator 2 (hiperatividade motora): pressão por falar e agitação psicomotora. Na amostra que avaliou a hipomania no passado em portadores de TBII foram encontrados três fatores interpretáveis: (1) fator 1 (irritabilidade/agitação psíquica): irritabilidade, pensamentos acelerados/congestionados e distraibilidade; (2) fator 2 (humor elevado): humor elevado, autoestima inflada, diminuição da necessidade de sono e pressão por falar; (3) fator 3 (hiperatividade motora): diminuição da necessidade de sono e aumento de atividade dirigida a um objetivo. Os autores concluíram que os resultados obtidos apoiam a validade diagnóstica e a natureza bipolar da depressão mista, com base nas estreitas semelhanças encontradas entre a estrutura fatorial dos sintomas hipomaníacos dentro do episódio depressivo e dos sintomas hipomaníacos fora do episódio depressivo.

Por fim, em um artigo de revisão de 40 anos de pesquisa acerca da validade e da utilidade diagnóstica da depressão mista, a validade diagnóstica de pelo menos dois ou três sintomas maníacos/hipomaníacos superpostos a um episódio depressivo foi apoiada pela história familiar de transtorno bipolar (validador diagnóstico mais forte) e sua utilidade clínica pela resposta ao tratamento (efeitos negativos dos antidepressivos) (Benazzi, 2008b).

Uma diferença que parece distinguir a depressão mista da depressão pura é a pior resposta à farmacoterapia antidepressiva, que pode inclusive agravar os sintomas em alguns casos. Em um estudo de coorte com 212 pacientes que apresentavam depressão agitada, de acordo com os critérios propostos pelos autores, em mais da metade (53%) dos casos a depressão mista não surgiu espontaneamente, mas se desenvolveu a partir de uma depressão pura (Koukopoulos et al., 2004). Destes, a maioria estava em tratamento com antidepressivos, o que se associou à piora do quadro clínico, com superposição de sintomas de polaridade oposta. A porcentagem de casos de depressão mista "induzida" pela terapia antidepressiva foi particularmente alta em portadores de TBII. Em 71% dos casos, o episódio depressivo misto surgiu após o uso de antidepressivos ou estimulantes, comparado com 48% dos casos de TBI e 50% dos casos de TDM. Segundo os autores, a depressão mista poderia representar uma "ponte" entre TDM (depressão unipolar) e transtornos bipolares. De acordo com essa ideia, os transtornos de humor existiriam ao longo de um *continuum*: transtorno depressivo maior, episódios depressivos mistos, TBII e TBI.

Revisando estados mistos Koukopoulos et al. (2005) concluíram que as agitações psíquica e motora foram igualmente importantes para a definição de depressão mista e introduziram o conceito de "depressão agitada latente" para designar episódios depressivos maiores que se tornam agitados por indução de antidepressivos. Defendem que a classificação nosológica da depressão mista como depressão unipolar está errada e é responsável em boa parte pelos resultados terapêuticos desfavoráveis (resistência aos antidepressivos) e pelas altas taxas de suicídio em pacientes deprimidos. Reforçando esses achados, em estudo subsequente os autores revisaram os prontuários de 1.026 deprimidos internados, diagnosticados de acordo com os critérios do DSM-IV, e os critérios diagnósticos da pesquisa foram aplicados para classificar depressão mista com e sem agitação motora (Koukopoulos et al., 2007). Um terço eram episódios depressivos mistos e destes, 138 (44%) foram espontâneos, 173 (50%) desencadeados por antidepressivos e os restantes tinham dados incompletos. Esse estudo concluiu que as agitações psíquica e motora foram igualmente importantes para a definição da depressão mista e que o tratamento da depressão mista com antidepressivos piora o quadro clínico.

Ao longo desta década foram publicados vários artigos de análise fatorial da depressão mista. O primeiro utilizou duas escalas para coleta dos sintomas: *Scala Valutazione Rapida Dimensionale* (SVARAD) (Pancheri et al., 1999) e *Minnesota Multiphasic Personality Inventory 2* (MMPI-2) (Butcher et al., 1989) em duas amostras diagnosticadas com TDM-DSM-IV, totalizando 523 pacientes (Biondi et al., 2005). A primeira escala identificou três fatores interpretáveis independentes: (1) fator 1 (ativação): raiva/agressividade, impulsividade e ativação; (2) fator 2 (depressão pura): tristeza/desmoralização e apatia; (3) fator 3 (ansiedade): apreensão/medo e preocupação somática/somatização. A MMPI é um inventário que avalia a personalidade e permite observar outras características. Ela também identificou três fatores interpretáveis independentes: (1) fator 1 (depressão): introversão social, psicastenia, esquizofrenia e depressão; (2) fator 2 (ativação): hipomania, paranoia, desvio psicopático e esquizofrenia; (3) fator 3 (ansiedade): hipocondria, histeria e depressão. Os autores concluíram que os estados mistos depressivos não são raros, mesmo em pacientes diagnosticados como unipolares, o que sugere que uma boa parcela de pacientes diagnosticados como unipolares pode, na verdade, ser "pseudounipolar" e pertencer ao espectro bipolar. Além disso, recomendaram que sintomas de ativação devam ser ativamente pesquisados em todos os pacientes com queixas depressivas, visando separar portadores de depressão pura e depressão mista, dadas as implicações terapêuticas. Chama atenção a heterogeneidade da sintomatologia obtida da superposição de sintomas depressivos e de ativação, resultando em ansiedade, somatização, impulsividade e raiva, entre outros.

Outro estudo de análise fatorial buscou caracterizar a fenomenologia da depressão mista utilizando uma entrevista padronizada, a *Association for Methodology and Documentation in Psychiatry* (AMDP, 1981), para avaliar a presença ou ausência de 43 sintomas psiquiátricos em 958 pacientes internados em um episódio depressivo de acordo com o DSM-IV, unipolares ou bipolares (Sato et al., 2005). Esse instrumento também avalia sintomas psicóticos. Foram identificados seis fatores interpretáveis independentes: (1) fator 1 (sintomas vegetativos típicos): sono interrompido, sono encurtado, acordar cedo, insônia inicial, diminuição do apetite, cansaço, perda de vitalidade e diminuição do interesse sexual; (2) fator 2 (lentificação depressiva/perda de sentimentos): pensamento lentificado, pensamento inibido, perda de sentimentos, perplexidade, movimentação inibida, retraimento social e lentidão observada; (3) fator 3 (síndrome hipomaníaca): fuga de ideias, logorreia, agressividade, contato social excessivo, aumento de impulsividade, irritabilidade e pensamentos acelerados; (4) fator 4 (ansiedade): inquietação interna, ansiedade somática, ansiedade psíquica, reclamações constantes e ataques de pânico; (5) fator 5 (psicose): delírio de pobreza, delírio de culpa, sentimentos de pobreza, delírio hipocondríaco e delírio de referência; (6) fator 6 (humor deprimido/desesperança): desesperança, humor deprimido, sentimento de inadequação, ideação suicida e ruminação depressiva. Os pacientes com TB apresentaram escores mais elevados de lentificação depressiva e sintomas hipomaníacos dentro do episódio depressivo, o que, à primeira vista, seria um paradoxo. O estudo serviu para corroborar a validade fatorial da depressão mista e demonstrou que sintomas hipomaníacos durante um episódio depressivo foram mais prevalentes no TB. A depressão unipolar com características mistas pode representar uma bipolaridade latente com elevado potencial de conversão diagnóstica, e risco de desencadear episódios de hipomania ou mania.

Quando a análise fatorial é realizada em sintomas de uma entrevista estruturada, os fatores encontrados se diferenciam em termos de riqueza de informações. Sintomas psicóticos podem ser encontrados em pacientes em mania e sua inclusão nas análises é importante. Utilizando a entrevista estruturada

SADS-C (Spitzer et al., 1978) e a HAMD-21 em 363 pacientes internados em episódio maníaco puro e 71 internados em episódio maníaco misto de acordo com o DSM-IV, foram encontrados cinco fatores interpretáveis independentes em cada subamostra (Harvey et al., 2008). No subgrupo mania pura: (1) fator 1 (energia/atividade): humor elevado, aumento de energia, aumento de atividade, hiperatividade motora e pressão de fala; (2) fator 2 (falta de crítica): grandiosidade, julgamento ruim e falta de crítica; (3) fator 3 (depressão): raiva e escore total da escala HAMD-21; (4) fator 4 (pensamento acelerado): pensamentos acelerados; (5) fator 5 (redução da necessidade de sono): redução da necessidade de sono. No subgrupo mania mista: (1) fator 1 (energia/atividade): aumento de energia, aumento de atividade e pressão de fala; (2) fator 2 (falta de crítica): hiperatividade, raiva e julgamento ruim; (3) fator 3 (elação): humor elevado, grandiosidade e falta de crítica; (4) fator 4 (depressão/pensamento): pensamentos acelerados e escore total da escala HAMD-21; (5) fator 5 (redução da necessidade de sono): redução da necessidade de sono. Partindo da escala *Brief Psychiatric Rating Scale* de 24 itens (BPRS-24) (Ventura et al., 1993) em 88 pacientes internados em mania de acordo com a CID-10, foram encontrados quatro fatores interpretáveis independentes em cada subamostra. No subgrupo mania pura: (1) fator 1 (mania): hiperatividade motora, excitação, distraibilidade, humor elevado, grandiosidade e comportamento bizarro; (2) fator 2 (desorganização): comportamento bizarro, afeto embotado, distanciamento afetivo, autonegligência, desorganização conceitual, desorientação, lentificação motora e preocupação somática; (3) fator 3 (sintomas positivos): desconfiança, conteúdo incomum do pensamento, alucinações e maneirismos; (4) fator 4 (disforia): não cooperativo, tensão, hostilidade, ansiedade, culpa, suicídio e depressão. Finalmente, a *Scale for Manic States* (SMS) foi utilizada em uma análise fatorial de 225 internados em mania segundo a CID-10 (Gupta et al., 2009). Foram encontrados seis fatores interpretáveis independentes em cada subamostra. No subgrupo mania pura: (1) fator 1 (psicose): psicose, grandiosidade e paranoia; (2) fator 2 (irritabilidade/agressividade): irritabilidade, agressividade e falta de crítica; (3) fator 3 (disforia): humor deprimido, labilidade do humor e ansiedade; (4) fator 4 (pensamento acelerado): pensamento acelerado e pressão de fala; (5) fator 5 (hedonismo): sexualidade aumentada, aumento do contato social e humor elevado; (6) fator 6 (hiperatividade): atividade motora aumentada, redução da necessidade de sono. A distribuição foi normal para todos os fatores encontrados. Mesmo nas manias puras, a presença de um fator com sintomas depressivos deixa claro que os polos não são mutuamente excludentes, o que foi reforçado pelos estudos de Bertschy et al. (2007, 2008) a seguir.

Várias pesquisas importantes surgiram para clarear a psicopatologia de todo espectro dos estados mistos. Duas publicações importantes de Bertschy et al. (2007, 2008) investigaram a disforia como parte da psicopatologia dos estados mistos. Definiram "disforia" pela presença de pelo menos três de quatro sintomas: tensão interna, irritabilidade, agressividade e hostilidade. Foram entrevistados por uma versão adaptada da *Mini International Neuropsychiatric Interview* (MINI, Lecrubier et al., 1997) 165 pacientes internados com episódios graves de humor, apresentando depressão pura, depressão mista (depressão com pelo menos três sintomas maníacos concomitantes), estado misto DSM-IV (episódio depressivo maior completo e episódio maníaco completo), mania mista (mania com pelo menos três sintomas depressivos concomitantes) ou mania pura (Bertschy G et al., 2007). A investigação dos sintomas para uma análise fatorial utilizou o *General Inventory of Mixed Affective Symptoms* (GIMAS) desenvolvido pelos autores. Foram identificados três fatores interpretáveis independentes: (1) fator 1 (mania/depressão): mistura de sintomas depressivos (humor deprimido, anedonia, baixa autoestima, pessimismo, culpa, fadiga, ideação suicida, lentificação psicomotora, ansiedade psíquica e redução do apetite) e sintomas maníacos (humor eufórico, redução da necessidade de sono, aumento da libido, aumento de energia, fuga de ideias, aceleração da fala, grandiosidade, agitação psicomotora e perda de crítica); (2) fator 2 (disforia): labilidade emocional, irritabilidade, impulsividade, distraibilidade, tensão interna, desconfiança, sensibilidade à luz e sensibilidade ao ruído; (3) fator 3 (insônia): insônia inicial, insônia intermediária e insônia terminal. Em relação ao fator 2 (disforia), as pontuações foram mais altas nos estados mistos completos e diminuíram nos grupos puros. A análise de componentes principais revelou que a disforia representa uma dimensão importante dos estados mistos, especialmente no estado misto completo e na mania mista. A frequência da disforia foi de 17,5% na depressão pura, 22,7% na mania pura e atingiu 73,3% no estado misto completo (Bertchy et al., 2008). De modo análogo, quando o número de sintomas maníacos na depressão subiu de zero para 1, a disforia aumentou significativamente de 17,5 para 61,1% e, quando o número de sintomas depressivos na mania passou de zero para 2-3, as frequências subiram de 14,3 para 69,2%. Os autores chamaram a atenção para valorizar a dimensão disforia como possível marcador clínico inclusive de estados mistos subclínicos. O fator 2 descreve didaticamente a sintomatologia nuclear característica do amálgama dos polos e traz características que observamos com frequência nos sintomas mistos, o aumento da sensibilidade à luz e aos ruídos.

Outra característica clínica investigada foi a impulsividade nos estados mistos. Em particular, se também estaria presente na depressão bipolar (Swann et al., 2007). Foram entrevistados com a SADS-C 56 deprimidos bipolares I ou

II e analisada a associação de sintomas maníacos com outros sintomas psiquiátricos (depressão, ansiedade e psicose), idade de início, história de abuso de álcool e/ou outras substâncias, comportamento suicida e medidas de impulsividade. Impulsividade, história de abuso de substâncias e tentativas de suicídio aumentaram com a elevação dos escores de mania pela SADS-C e concluíram que mesmo sintomas maníacos modestos durante episódios depressivos foram associados a maior impulsividade e a histórias de abuso de álcool e tentativas de suicídio. Também ressaltaram que a superposição de sintomas maníacos durante episódios depressivos reflete uma combinação potencialmente perigosa entre depressão e impulsividade.

Passou-se a chamar a atenção para a necessidade de uma investigação sistemática da sintomatologia maníaca e hipomaníaca em todos os pacientes com depressão (Dilsaver e Benazzi, 2008). Isso inclui perguntar especificamente aos pacientes sobre sintomas de irritabilidade, pensamentos acelerados ou aglomerados, pressão de fala ou prolixidade, aumento de impulsividade e agitação psicomotora em indivíduos que buscam ajuda por conta de sintomas depressivos. Não é esperado que o paciente se queixe espontaneamente de sintomas maníacos em uma depressão mista, porque esses sintomas atuam "energizando" a depressão, isto é, gerando uma condição psicopatológica distinta e mais intensa de sintomas depressivos, e não um mero somatório de sintomas, como sugerem os critérios diagnósticos oficiais. Pelo que se observou repetidamente nos estudos até aqui, pelo contrário, o quadro clínico é distinto de episódios depressivos e maníacos puros.

Procurava-se entender como características depressivas e maníacas se combinavam para produzir um *continuum* de estados mistos (Swann et al., 2009). Sua ocorrência foi determinada de acordo com variadas combinações de sintomas depressivos e maníacos em 88 pacientes com TB-DSM-IV. A ansiedade se correlacionou significativamente com os escores de depressão em pacientes maníacos e com escores de mania em deprimidos. Portanto, quanto mais grave a mania mista e quanto mais grave a depressão mista, mais sintomas de ansiedade eram relatados (preocupação, tensão e medo), o que vem de encontro às observações de Kraepelin, de que a característica principal dos estados mistos seria a ansiedade (Kraepelin, 1921). Tal achado alerta o clínico para o desafio do diagnóstico diferencial entre depressão ansiosa e depressão mista. Depressões mistas podem apresentar sintomas ansiosos à medida que a intensidade e o número de sintomas maníaco-depressivos se elevam. A análise da função discriminante associou estados mistos com sintomas de hiperatividade e cognições negativas, mas não depressão subjetiva ou humor elevado. Pontuações altas de estados mistos se correlacionaram com um curso grave da doença. Nos episódios depressivos ou maníacos, diferenças clínicas e psicopatológicas dos estados mistos surgiram a partir de apenas dois sintomas da polaridade oposta concomitantes. Entretanto, os autores propuseram uma definição parcimoniosa, a partir da superposição de pelo menos três sintomas do polo oposto. Esse estudo auxiliou na fundamentação dos critérios de estado misto propostos pelo DSM-5, que viria adiante.

Entre estudos que utilizavam diferentes linhas de corte para definir estados mistos, a amostra ambulatorial de pacientes com TBI e TBII acompanhada pelo *Systematic Treatment Enhancement Program for Bipolar Disorder* (STEP-BD) era a maior de todas (Goldberg et al., 2009). De um total de 4.107 pacientes, 1.380 estavam em episódio depressivo e destes, dois terços apresentavam sintomas maníacos subsindrômicos, principalmente distraibilidade, fuga de ideias ou pensamentos acelerados e agitação psicomotora. Pacientes com quaisquer características mistas apresentavam significativamente maior idade de início precoce da doença, ciclagem rápida, transtorno bipolar tipo II, história de tentativas de suicídio e mais dias no ano anterior com irritabilidade ou elevação do humor. O curso dos pacientes com sintomas mistos é mais crônico, instável e cíclico.

O impacto potencialmente danoso do uso de antidepressivos estimulou a investigação de preditores associados à mania emergente do tratamento em pacientes com transtorno bipolar (Frye et al., 2009). Um total de 176 pacientes ambulatoriais com depressão bipolar recebeu tratamento antidepressivo associado com estabilizadores do humor durante 10 semanas. Foram divididos em três grupos: resposta positiva ao tratamento antidepressivo (n=85), falta de resposta ao antidepressivo (n = 45) e mania ou hipomania emergente do tratamento (n = 46). Uma análise fatorial com os itens da YMRS encontrou quatro fatores interpretáveis independentes: (1) fator 1 (ativação motora e verbal): aumento de energia e atividade motora, pressão por falar e alteração da linguagem; (2) fator 2 (conteúdo do pensamento/*insight*): conteúdo do pensamento e *insight*; (3) fator 3 (agressividade): comportamento agressivo; (4) fator 4 (aparência): aparência. Dentre os sintomas maníacos, apenas o fator 1 (ativação motora/verbal) esteve relacionado à mania emergente do tratamento.

Para avaliar as características clínicas da depressão bipolar foi criada a *Bipolar Depression Rating Scale* (BDRS) (Berk et al., 2004), que contém 20 itens sobre variáveis clínicas da depressão, e cuja estrutura foi projetada para cobrir características mistas e sintomas atípicos. Uma análise de componentes principais (PCA) da BDRS identificou os *clusters* depressivo e misto com sintomas distintos em 60 pacientes com depressão bipolar (Chang et al., 2009). A PCA separou os sintomas depressivos anedonia, achatamento afetivo, redução do engajamento social, da energia/atividade e da motivação, distúrbios do sono, falta de sentido, humor depressivo, ansiedade, dificuldades de concentração e memória do grupo sintomas mistos: aumento do impulso motor, aumento da fala, labilidade, irritabilidade, agitação, ideação suicida, distúrbios do apetite e sintomas psicóticos. Novamente, o risco de suicídio se cossegregou com sintomas hipomaníacos, tanto na esfera cognitiva como de ativação psicomotora e labilidade emocional, que passam despercebidas ao se investigar somente sintomas depressivos típicos.

Em 2009, Cavanagh et al. publicaram a primeira escala desenvolvida para avaliar estados mistos. A escala de autoavaliação também poderia ser aplicada por um avaliador. Os itens incluídos abrangeram os seguintes tópicos: atividade física, atividade verbal, processos de pensamento, nível de voz, humor, autoestima, contato social, sono, interesse sexual, hábitos alimentares, mudança de peso, significado da vida, ansiedade, capacidade de sentir prazer, passagem do tempo, planos futuros, sensibilidade à dor e capacidade de trabalho (Tabela 11). Cada item foi dividido em aspectos "depressivos" e "maníacos" endossáveis simultaneamente e centrados em torno de zero, que representaria o estado normal. A análise de confiabilidade resultou em um valor alfa de Cronbach de 0,95. A análise fatorial revelou uma solução bifatorial para os itens maníaco e deprimido que representou 61,2% da variância dos dados. Os itens da escala se distribuíram em dois fatores: o fator 1, com itens atividade física, atividade verbal, processos de pensamento e humor; o fator 2 incluiu hábitos alimentares, mudança de peso, passagem do tempo e sensibilidade à dor. Com uma escala ampla de múltiplas combinações possíveis e sem pontos de corte, os autores reforçaram achados anteriores de que os estados mistos vão além de uma somatória de sintomas maníacos e depressivos, e são estados de humor independentes.

Tabela 11   Escala de estados mistos de Cavanagh

Recomendações: Por favor, tente se lembrar do seu último episódio hipomaníaco/maníaco ou depressivo e observe se você estava ou não ciente de alguma das seguintes alterações, especialmente nos estágios iniciais do episódio. Em geral, espera-se que você circule apenas um dos itens 'A' ou 'B' em cada seção ou apenas o item '0', mas sinta-se à vontade para escolher mais de um item para cada seção, se aplicável. Por exemplo, para a Questão 1 ("Atividade física"), você pode ter se sentido mais ativo durante algum tempo, mas menos ativo durante o resto do tempo; nesse caso, você deve circular os números ao lado dos dois itens que mais se aplicam.

1. Atividade física

0 Eu não estava nem mais nem menos ativo do que o normal e acho que parecia calmo

(continua)

Tabela 11 Escala de estados mistos de Cavanagh (*continuação*)

A1 Eu estava um pouco mais ativo que o normal

A2 Eu estava moderadamente mais ativo que o normal

A3 Eu estava consideravelmente mais ativo que o normal

A4 Eu era excessivamente ativo e constantemente

B1 Eu estava um pouco menos ativo que o normal

B2 Eu estava moderadamente menos ativo que o normal

B3 Eu estava consideravelmente menos ativo que o normal

B4 Eu estava praticamente inativo e me sentia exausto

2. Atividade verbal

0 Eu iniciei conversas e conversei normalmente

A1 Conversei um pouco mais e mais rapidamente

A2 Notei um aumento moderado na quantidade e na velocidade com que falei

A3 Eu me senti muito falante

A4 Eu não conseguia parar de falar

B1 Falei um pouco menos que o normal na conversa

B2 Notei uma diminuição moderada na quantidade e na velocidade com que falei

B3 Notei uma diminuição considerável na minha fala

B4 Quase não falei nada

3. Processos de pensamento

0 Minha mente estava alerta e meu discurso era coerente e fácil de acompanhar

A1 Meus pensamentos pareciam se mover um pouco mais rápido. Às vezes eu me desviava do meu tema principal de conversa

A2 Meus pensamentos estavam indo rápido e eu regularmente me desviava do meu tema principal de conversa

A3 Meus pensamentos estavam indo muito rápido e muitas vezes eu me desviava do meu tema principal de conversa

A4 Eu estava constantemente distraído pela velocidade dos meus pensamentos

B1 Senti que houve uma ligeira desaceleração dos meus pensamentos e da minha fala

B2 Senti uma lentidão moderada nos meus pensamentos e na minha fala

B3 Notei intervalos mais longos entre as minhas frases

B4 Eu não tinha praticamente nada a dizer e minha mente parecia vazia e em branco

4. Intensidade da voz

0 O volume da minha voz estava o mesmo de sempre, falei com clareza e regulei o nível da minha voz de acordo com o ambiente

A1 Falei um pouco mais alto que o normal

A2 Falei consideravelmente mais alto que o habitual

A3 Falei muito alto, com pouca atenção para o ambiente imediato

A4 Tive vontade de gritar e fazer muito barulho

(continua)

Tabela 11 Escala de estados mistos de Cavanagh (*continuação*)

B1 Falei um pouco mais baixo do que o normal

B2 Falei tão baixo que os outros tiveram de se esforçar um pouco para ouvir

B3 Falei muito baixo, muito mais baixo do que o normal

B4 O volume da minha voz era quase impossível para os outros ouvirem

5. Humor

0 O humor que experimentei foi muito normal e neutro

A1 Meu humor estava um pouco melhor que o normal

A2 Eu me senti um pouco exultante

A3 Eu me senti exultante, emocionalmente elevado, alegre e exuberante

A4 Eu estava tão eufórico que perdi a noção da realidade

B1 Meu humor estava um pouco mais baixo que o normal

B2 Eu me senti péssimo

B3 Eu estava muito triste e muitas vezes tive vontade de chorar

B4 Eu estava completamente deprimido e tive uma sensação de total depressão e melancolia

6. Autoestima

0 Meus sentimentos de valor próprio e estima eram os mesmos de sempre

A1 Minha autoestima aumentou ligeiramente

A2 Minha autoestima aumentou consideravelmente

A3 Senti que era muito admirado e respeitado por outras pessoas e que eu tinha talentos ou habilidades específicas

A4 Eu tinha ideias grandiosas das quais não conseguia ser dissuadido

B1 Minha autoestima diminuiu um pouco

B2 Minha autoestima diminuiu consideravelmente

B3 Minha estimativa do meu próprio valor e habilidades era extremamente baixa

B4 Eu me odiava e me sentia inútil. Meu senso de identidade estava tão distorcido que eu não conseguia ver nenhuma maneira de melhorar minha situação

7. Contato

0 Tive um contato emocional normal com as pessoas

A1 Me senti sociável e procurei conhecer pessoas

A2 Eu escolhi conhecer pessoas, mas muitas vezes fiquei irritado e argumentativo com elas

A3 Eu me sentia muito sociável e extrovertido, mas me comportava de maneira dominadora com os outros

A4 Eu sempre quis estar com as pessoas, mas elas não gostaram do meu comportamento dominador

B1 Eu tinha pouca vontade ou capacidade de estar com as pessoas e era um pouco retraído

B2 Eu não tinha vontade de estar com as pessoas. Eu me retraí em grau moderado

B3 Eu me senti isolado, mas emocionalmente indiferente com os outros, até mesmo para amigos e familiares, e eu estava afastado de todos

B4 Eu me senti totalmente isolado e não queria nenhum contato humano. Eu estava me afastando até dos aspectos mais importantes da vida

(continua)

2 · Evolução histórica da caracterização dos estados mistos — 51

Tabela 11 Escala de estados mistos de Cavanagh (*continuação*)

8. Sono

0 Meu sono foi normal

A1 Tive dificuldade em adormecer à noite
A2 Tive dificuldade em adormecer e acordei frequentemente
A3 Meu sono foi extremamente perturbado e isso impactou bastante a forma como me senti durante o dia
A4 Minha incapacidade de dormir adequadamente era uma preocupação importante e isso afetou tudo o que eu fiz

B1 Demorei mais para adormecer à noite
B2 Muitas vezes acordei durante a noite, mas dormi mais do que o normal
B3 Acordei antes do horário habitual de manhã, mas dormi mais no geral e me senti cansado durante o dia
B4 Eu queria dormir a maior parte do tempo

9. Interesse sexual

0 Meu nível de interesse e atividade sexual era o mesmo de sempre

A1 Houve um ligeiro aumento no meu nível de interesse e atividade sexual
A2 Houve um aumento moderado no meu nível de interesse e atividade sexual
A3 Houve um aumento acentuado no meu nível de interesse sexual e impulsividade na atividade sexual
A4 Eu era desinibido e me sentia erotizado constantemente

B1 Houve uma ligeira diminuição no meu nível de interesse e atividade sexual
B2 Houve uma diminuição moderada no meu nível de interesse e atividade sexual
B3 Houve uma diminuição acentuada no meu nível de interesse e atividade sexual
B4 Eu não tinha nenhum interesse por sexo e sentia repulsa pela ideia

10. Hábitos alimentares

0 Meus hábitos alimentares eram praticamente os mesmos do habitual para mim, em quantidade, regularidade e velocidade de alimentação

A1 Meu apetite diminuiu ligeiramente. Eu estava comendo um pouco menos que o normal
A2 Senti moderadamente menos vontade de comer do que o habitual e comi mais devagar
A3 Tive que me forçar a comer e minha ingestão de alimentos foi muito reduzida
A4 Eu não tinha nenhuma necessidade de comida e comia muito pouco ou nada

B1 Meu apetite aumentou ligeiramente e comi mais, mais rápido e com mais frequência
B2 Senti um desejo moderadamente maior por comida em relação ao habitual e comi mais rapidamente
B3 Eu comia muito mais e com mais frequência do que é habitual para mim
B4 Eu estava completamente preocupado com a comida, com um aumento acentuado na quantidade, frequência e rapidez com que comia

11. Mudança no peso

0 Eu pesava quase o mesmo que o normal para mim

(continua)

Tabela 11 Escala de estados mistos de Cavanagh (*continuação*)

A1 Eu senti que estava perdendo peso, mas não de forma visível

A2 Meu peso estava visivelmente menor que o normal

A3 Eu perdi muito peso

A4 Meu peso estava visivelmente menor do que o normal para mim. Eu estava preocupado com a quantidade de peso que havia perdido

B1 Eu senti que estava ganhando peso, mas não de forma visível

B2 Meu peso estava visivelmente maior que o normal

B3 Eu ganhei muito peso

B4 Meu peso era visivelmente maior do que o normal para mim. Eu estava preocupado com a quantidade de peso que ganhei

12. Significado

0 Não notei nenhuma mudança no que considero importante na minha vida

A1 Eu notei que certas coisas do dia a dia significavam mais para mim

A2 Eu notei mais significado em certas coisas do que normalmente

A3 Eu tinha me tornado consciente do grande significado ligado às coisas/acontecimentos/ pessoas

A4 Senti que tinha uma compreensão e/ou consciência mais profunda e estava convencido do meu papel fundamental no esquema das coisas

B1 Eu tinha algumas dúvidas sobre o que é significativo na minha vida

B2 Questões relacionadas a significado e propósito eram motivo de preocupação para mim

B3 Eu estava frequentemente preocupado com o fato de não haver significado ou propósito na vida

B4 Minha vida parecia completamente sem sentido ou propósito

13. Ansiedade

0 Não me senti nem mais nem menos ansioso, inseguro ou tenso do que o normal

A1 Eu me senti menos ansioso do que o normal

A2 Eu me senti muito menos ansioso do que o normal

A3 Eu me senti de fato mais relaxado e muito menos preocupado com as coisas

A4 Eu me senti extremamente calmo e tranquilo

B1 Me senti mais ansioso que o normal

B2 Senti que estava em um estado de ansiedade que era difícil de controlar e que interferiu no meu dia a dia

B3 Meus sentimentos de ansiedade e sensação de inquietação interior, nervosismo e pânico frequentemente interferiram na minha vida diária

B4 Sentimentos de pânico estiveram presentes com tanta frequência que interferiam constantemente na minha vida diária

14. Sentimentos de pressão

0 Senti que não havia mais ou menos pressão sobre mim do que o habitual

(continua)

Tabela 11 Escala de estados mistos de Cavanagh (*continuação*)

A1 Eu estava me colocando sob um pouco menos pressão do que o normal

A2 Não me senti sob pressão

A3 Eu me senti desligado das minhas responsabilidades

A4 Não tive nenhum sentimento de pressão e me senti completamente separado e desapegado de qualquer senso de responsabilidade

B1 Eu estava me submetendo um pouco mais de pressão do que o normal

B2 Eu me senti sob pressão

B3 Senti um forte sentido de responsabilidade e que foi importante que eu tentasse satisfazer e responder a todas as pressões e exigências sobre mim

B4 Eu tive de continuar sob o peso de enorme pressão

15. Passagem do tempo

0 Minha percepção da passagem do tempo não foi diferente do normal

A1 O tempo parecia estar passando mais rápido que o normal

A2 Eu estava totalmente ocupado e temia não caber tudo o que queria

A3 O tempo estava passando tão rápido que me senti pressionado a acompanhar esse passo rápido

A4 O tempo passou tão rápido que não tive tempo de parar e pensar

B1 O tempo parecia estar passando mais devagar que o normal

B2 Eu me senti incapaz de preencher todo o meu tempo de forma construtiva

B3 O tempo se arrastou tanto e passou tão devagar que eu temia o futuro

B4 Senti quase como se o tempo tivesse parado e que o futuro não iria acontecer

16. Planos futuros

0 Minha capacidade de planejar o futuro era a mesma de sempre para mim

A1 Fui um pouco mais capaz do que o habitual de fazer planos para o futuro

A2 Eu estava pensando em mais planos futuros do que o normal

A3 Minha cabeça estava cheia de muitos planos e ideias

A4 Eu não conseguia parar de pensar constantemente em planos irrealistas para o futuro

B1 Ocasionalmente questionei se deveria planejar o futuro

B2 Às vezes pensei que não fazia sentido planejar o futuro

B3 Muitas vezes pensei que não fazia sentido planejar o futuro

B4 O futuro parecia completamente sem esperança para mim

17. Sensibilidade à dor

0 Minha sensibilidade à dor se manteve a mesma de sempre para mim

A1 Eu me senti um pouco menos sensível à dor do que o normal

A2 Definitivamente me senti menos sensível à dor do que o normal

A3 Minha capacidade de tolerar a dor parecia muito alta

A4 Eu me senti incapaz de sentir dor alguma vez

B1 Me senti um pouco mais sensível à dor do que o normal

B2 Eu definitivamente me senti mais sensível à dor do que o normal

B3 Minha capacidade de tolerar a dor era extremamente baixa

B4 Eu me sentia completamente dominado pela dor

(continua)

Tabela 11 Escala de estados mistos de Cavanagh (*continuação*)

18. Trabalho

O Minha capacidade de trabalho se manteve a mesma de sempre

A1 Tive a capacidade de trabalho ligeiramente aumentada
A2 Tive a capacidade de trabalho muito aumentada
A3 Minha capacidade de trabalho era extremamente alta
A4 Senti que tinha uma capacidade infinita de trabalho e poderia assumir qualquer coisa

B1 Tive a capacidade de trabalho ligeiramente diminuída
B2 Tive a capacidade de trabalho muito diminuída
B3 Minha capacidade de trabalho era extremamente baixa
B4 Eu não tinha nenhuma capacidade para o trabalho e a menor demanda me oprimia

Fonte: Cavanagh J et al., 2009.

Apesar de extremamente detalhada, refletindo todos os aspectos da vida psíquica, a escala de Cavanagh teve pouca aceitação, provavelmente pela sua extensão.

Em grandes estudos clínicos, como o estudo transversal BRIDGE (*Bipolar Disorders: Improving Diagnosis, Guidance and Education*), buscava-se identificar a bipolaridade latente em episódios depressivos (Angst J et al., 2011). Foram avaliados 5.635 adultos em episódio depressivo maior conforme o DSM-IV-TR e critérios do *Research-Based Diagnostic Criteria* (RBDC) (Tabela 12), sintomas maníacos reunidos pelos autores, a fim de identificar a "bipolaridade". Um total de 903 pacientes preencheu os critérios do DSM-IV-TR para transtorno bipolar (16%) e 2.647 (47%) de "bipolaridade" do RBDC. Usando ambas as definições, associações significativas com transtorno bipolar e bipolaridade foram observadas nesses episódios depressivos com história familiar de mania/hipomania e múltiplos episódios de humor anteriores. O critério de "bipolaridade" também identificou associações significativas com estados maníacos/hipomaníacos emergentes do tratamento com antidepressivos, com sintomas de humor mistos presentes e maiores taxas de transtornos por uso de substâncias comórbido.

A comorbidade entre mania e transtornos por uso de substâncias também foi determinada estatisticamente. Empregando as escalas YMRS, MADRS e *Scale for the Assessment of Positive Symptoms* (SAPS) (Andreasen, 1984) em 96 internados em mania do DSM-IV (Guclu et al. 2015), novamente foram encontrados três fatores interpretáveis independentes: (1) fator 1 (elevação psicomotora): aumento da atividade psicomotora, aumento da velocidade e quantidade de fala, comportamento agressivo, humor elevado, irritabilidade, sono e interesse sexual; (2) fator 2 (disforia): tristeza aparente e relatada, pensamentos suicidas, pensamentos pessimistas, tensão interna e lassidão; (3) fator 3 (psico-

Tabela 12 Critérios de depressão mista do *Research-Based Diagnostic Criteria* (RBDC)

Episódio depressivo maior e 3 ou mais dos seguintes por 1 semana:
1. Distraibilidade
2. Euforia
3. Labilidade emocional
4. Grandiosidade
5. Hiperatividade
6. Hipersexualidade
7. Aumento de impulsividade
8. Aumento de energia
9. Humor irritável
10. Pressão por falar
11. Agitação psicomotora
12. Pensamentos acelerados
13. Comportamento de risco
14. Agressividade verbal ou física

Fonte: Angst et al., 2011.

se): delírios, alucinações e falta de *insight*. Os fatores se distribuíram ao longo de dois *clusters*: (1) *cluster* 1 (elevação psicomotora): predomínio de sintomas do fator 1; (2) *cluster* 2 (disfórico-psicótico): predomínio de sintomas dos fatores 2 e 3. A prevalência de transtorno por uso de álcool no *cluster* 1 foi de 39%, e 31,6% do *cluster* 2 (disfórico-psicótico) tiveram diagnóstico de transtornos por uso de álcool e *cannabis*; deste *cluster*, 47,4% tiveram uma tentativa de suicídio ao longo da vida e 21,1% duas ou mais (Guclu et al., 2015). Os autores apontaram para o efeito sedativo de substâncias como forma de automedicação e maior gravidade da sintomatologia disfórica.

Em relação ao impacto de sintomas maníacos durante um episódio depressivo, investigou-se o significado clínico da presença específica de irritabilidade e agitação psicomotora em outro estudo observacional (Judd et al., 2012). Foram recrutados 142 indivíduos com TB tipos I e II. Os sintomas maníacos subsindrômicos durante os episódios depressivos maiores bipolares eram altamente prevalentes (76%) e foram associados a um aumento significativo da gravidade da depressão e da disforia no episódio atual, maior duração do episódio e mais ideação e comportamento suicida (passado, atual e durante o tempo de acompanhamento). Irritabilidade e agitação psicomotora foram os sintomas maníacos subsindrômicos mais prevalentes (57 e 39%, respectivamente), responsáveis pela maioria dos efeitos negativos associados aos sintomas maníacos subsindrômicos. Esse estudo demonstrou que a presença de um ou mais sintomas maníacos subsindrômicos parece ser a apresentação modal de episódios depressivos maiores bipolares e um marcador de gravidade. Em particular, alertaram que os pacientes com sintomas de irritabilidade evidente e/ou agitação psicomotora devem ser monitorados de perto para evitar desfechos clínicos graves, como episódios afetivos mais longos, exacerbação de sintomas maníacos, mania sindrômica e maior risco de suicídio.

Contribuindo para o estudo de sintomas mistos de maior significado clínico em termos de resposta terapêutica, um estudo observacional prospectivo avaliou os sintomas maníacos específicos mais presentes na depressão mista (Pae et al., 2012). Foram analisados 72 pacientes tratados em um ensaio clínico randomizado (ziprasidona *vs.* placebo) e determinou-se quais sintomas maníacos foram preditores de resposta ao tratamento. A apresentação mais comum foi uma tríade clínica de fuga de ideias (60%), distraibilidade (58%) e humor irritável (55%). O humor irritável foi preditor positivo de resposta ao tratamento com antipsicóticos. O estudo evidenciou que as distinções diagnósticas com base no DSM entre TDM e TB tipo II não predizem a resposta ao tratamento.

Nesta década, foi se solidificando o conhecimento sobre a raridade dos estados mistos diagnosticados pelo DSM-IV e sobre a importância clínica dos sintomas hipomaníacos na história de vida dos pacientes, distinguindo-os dos deprimidos puros. A investigação acerca dos estados mistos girava em torno da comparação com diferentes definições utilizadas. Usando os critérios de Cassidy e Benazzi para estados mistos maníaco e depressivo, respectivamente, compararam-se episódios de depressão e mania puras com depressão e mania mistas com controles sem depressão ou mania (Dodd et al., 2010). O estudo era observacional prospectivo de 24 meses em participantes com TBI ou transtorno esquizoafetivo conforme os critérios do DSM-IV-TR (n = 239). Os sintomas mistos foram definidos como: depressão mista se tivessem pelo menos três sintomas hipomaníacos concomitantes (n = 33), mania mista na presença de pelo menos dois sintomas depressivos simultâneos (n = 33). As medidas de qualidade de vida, saúde mental e física durante o período de 24 meses foram significativamente piores nos grupos mistos em comparação com os demais. Além disso, a depressão mista foi preditiva de maior sintomatologia maníaca ao longo dos 24 meses em comparação com participantes com depressão pura.

Além do número de sintomas maníacos no episódio depressivo, também foram comparados diferentes critérios diagnósticos para diferenciar subtipos de depressão mista (DMX) em estudo observacional multicêntrico. Comparou-se o diagnóstico de estado misto conforme o DSM-IV-TR, a CID-10, critérios de McElroy e o julgamento clínico (Vieta et al., 2010). Em 368 pacientes internados com TB tipo I em episódio depressivo maior agudo, as seguintes prevalências de episódios mistos foram estimadas: 12,9% de acordo com DS-

M-IV-TR (n = 45), 9% conforme a CID-10 (n = 31), 16,7% de acordo com os critérios de McElroy (1992) (n = 58) e 23,2% pelo julgamento clínico (n = 81). A concordância entre McElroy e CID-10 (kappa = 0,66, IC 95%, 0,54–0,77) foi significativa. Os critérios do DSM-IV-TR apresentaram apenas concordância moderada com a CID-10 (Kappa = 0,65, IC de 95%, 0,52 a 0,78) e critérios de McElroy (kappa = 0,62, IC de 95%, 0,50 a 0,74). Concluíram que a definição de episódios mistos dos DSM-IV-TR e CID-10 para episódios mistos deve ser revisada para melhorar sua confiabilidade e permitir diagnosticar e tratar adequadamente.

Avaliações dimensionais refletem bem a natureza do transtorno bipolar, e nesse sentido se investigou o *continuum* bipolar-misto, comparando as características de três grupos, classificados de acordo com padrões de episódios maníacos ou mistos, passados e atuais (Pacchiarotti et al., 2011). Nesse estudo, 134 pacientes com TB tipo I internados foram divididos de acordo com seu padrão de episódios excitatórios ao longo da vida em três grupos: (1) episódios exclusivamente maníacos puros; (2) episódios maníacos puros e mistos e (3) exclusivamente episódios maníacos mistos. Pacientes do grupo 3 tiveram taxas mais altas de polaridade predominante depressiva e menos história de sintomas psicóticos ao longo da vida, receberam mais antidepressivos durante a vida e durante os 6 meses anteriores ao episódio índice. Esse mesmo grupo teve mais tentativas de suicídio e comorbidades do que os pacientes do grupo 1. Concluíram que os critérios do DSM-IV-TR não eram adequados para classificar corretamente esses pacientes e isso poderia afetar profundamente o tratamento. Por fim, o conceito de "mixicidade" deveria ser estendido além do transtorno bipolar I para outros subtipos de transtorno bipolar.

ESTADOS MISTOS NA ERA PÓS-DSM-5

Com base nos estudos anteriores ao DSM-5 (American Psychiatric Association, APA, 2013) chegou-se ao consenso de que o episódio misto definido pelo DSM-IV (APA, 2000) era demasiadamente rígido e não possuía adequada sensibilidade e especificidade para o diagnóstico de depressão mista. As pesquisas confirmaram a elevada presença de sintomas maníacos subsindrômicos superpostos aos episódios depressivos maiores tanto no TDM quanto no TB. Além disso, pacientes com depressão mista parecem ter curso clínico e desfechos de tratamento diferentes, em comparação com episódios depressivos sem sintomas maníacos concomitantes (depressão pura), como resposta antidepressiva pobre e mais favorável com antipsicóticos e anticonvulsivantes. Como resultado de todo esse corpo de evidências foi proposta uma modificação na definição dos estados mistos no DSM-5 (APA, 2013).

No DSM-5, o antigo "episódio misto" do DSM-IV-TR foi abolido e a descrição dos estados mistos foi inserida nos especificadores clínicos, tanto do TB quanto do TDM. Dessa maneira, o TDM apresentaria o episódio depressivo maior com seus respectivos especificadores; o TB I apresentaria os episódios maníaco, hipomaníaco e depressivo maior com seus respectivos especificadores; e o TB II apresentaria os episódios hipomaníaco e depressivo maior com seus respectivos especificadores.

O especificador "com características mistas" definido pelo DSM-5 se caracteriza pela presença de pelo menos três sintomas do polo oposto ao episódio de humor predominante (Tabela 13), excluindo do especificador os *DIP symptoms*: distraibilidade (D), irritabilidade (I) e agitação psicomotora (P), com a justificativa de que tais sintomas eram inespecíficos, comuns ao episódio (hipo)maníaco e depressivo (APA, 2013).

Tabela 13 Especificador "com características mistas" do DSM-5

(Hipo)mania mista	Depressão mista
Episódio (hipo)maníaco com três ou mais dos seguintes sintomas:	Episódio depressivo com três ou mais dos seguintes sintomas:
1. Humor disfórico ou depressivo acentuado.	1. Humor expansivo ou elevado.
2. Interesse ou prazer diminuído.	2. Autoestima aumentada ou grandiosidade.
3. Retardo psicomotor.	3. Mais falante que o habitual ou pressão por falar.
4. Fadiga ou perda de energia.	4. Fuga de ideias ou sensação subjetiva de que os pensamentos estão acelerados.
5. Sentimento de inutilidade ou de culpa excessiva ou inapropriada.	5. Aumento de energia ou de atividade dirigida a objetivos (socialmente, no trabalho ou na escola).
6. Pensamentos recorrentes de morte (não somente medo de morrer), ideação suicida recorrente sem plano específico, tentativa de suicídio ou plano específico para cometer suicídio.	6. Envolvimento aumentado ou excessivo em atividades de alto potencial de consequências ruins (p. ex., compras desenfreadas, indiscrições sexuais, investimentos em negócios insensatos).
	7. Redução da necessidade de sono (sentir-se repousado, apesar de dormir menos que o habitual).

Fonte: American Psychiatric Association, 2013.

Assim, diferentemente de todas as edições anteriores do DSM, no DSM-5 o especificador "com características mistas" pode ser aplicado a qualquer transtorno do humor, ou seja, ao TB I (episódios maníacos, hipomaníacos ou depressivos), ao TB II (episódios hipomaníacos ou depressivos) e ao TDM (episódios depressivos) (APA, 2013).

Um dos grandes problemas do DSM-5 foi exatamente a exclusão dos sintomas DIP (distraibilidade, irritabilidade e agitação psicomotora) e da ansiedade como sintomas dos quadros mistos. Estes, no entanto, não são apenas potencialmente úteis na avaliação e na identificação de estados mistos, mas parecem ser os sintomas nucleares e os que mais se correlacionaram com a sua fisiopatologia (Swann, 2017). A descrição de que os sintomas ansiosos estão associados aos episódios depressivos (Katz et al., 1993) e também aos episódios maníacos (Swann et al., 1986) havia sido identificada em estudos do século passado. Entretanto, a associação da ansiedade com estados mistos é proeminente em todos os tipos de episódio. Ela se correlaciona com a gravidade da depressão em episódios maníacos, com a gravidade da mania em episódios depressivos e com a gravidade dos estados mistos (Swann et al., 2009). Estudos prévios à publicação do DSM-5, a exemplo da extensa literatura apresentada nos capítulos anteriores, demonstraram que a exclusão dos DIP symptoms não era corroborada por evidências científicas e, pelo contrário, representava a essência dos sintomas mistos (Swann et al., 2009; Swann, 2017; Judd et al., 2012; Pae et al., 2012).

No mesmo ano do lançamento do DSM-5, a Força-tarefa de Estados Mistos publica seu primeiro levantamento sobre a estrutura sintomatológica, curso e diagnóstico dos estados mistos (Swann et al., 2013). Utilizam o termo polaridade dominante maníaca para descrever as manias mistas, nas quais dois sintomas depressivos já possuem implicações terapêuticas, e a polaridade dominante depressiva nas depressões mistas, que pode ter a apresentação inicial já na adolescência, antes da primeira mania ou hipomania. Independentemente da polaridade, quadros mistos surgem na presença de dois ou três sintomas de polaridade oposta. Em termos de sintomas, a ansiedade é predominante na mania e na depressão mistas, associada com tensão e agitação psicomotora, dependendo da gravidade. Independentemente de toda a literatura vigente à época, optaram por sugerir e sistematizar os critérios propostos pelo DSM-5, definindo-os para pesquisa e uso clínico.

A década passada foi pautada pelos estudos de depressão mista. A primeira revisão acerca do tema baseou-se na revisão dos artigos usados pelo DSM-5 como referência para a conceitualização dos critérios de depressão mista (Koukopoulos et al., 2014). A definição mais consistente de depressão mista abrangeria condições de intenso sofrimento psíquico, constituídas por humor deprimido, tensão interna, inquietação e agitação psicomotora sem objetivo. Também identificaram que, apesar disso, o DSM-5 definiu um critério arbitrário com sintomas maníacos/hipomaníacos que são muito pouco comuns dentre os sintomas que realmente surgem em estados depressivos mistos, como, por exemplo, humor elevado, grandiosidade e aumento de atividade dirigida a objetivos. A proposta do DSM-5 teria sido baseada, quase inteiramente, em um desejo especulativo de separar mania e depressão, salientando o afastamento entre esses polos e propondo que manifestações raras de sobreposição de sintomas de ambos representariam os estados mistos. Os autores concluíram que o DSM-5 tem base científica fraca e não identifica a maior parte dos estados depressivos mistos, podendo ser prejudicial em razão das diferenças terapêuticas inerentes a essas condições. Críticas à parte, os especificadores do DSM-5, em particular sintomas mistos, permitiram avançar na pesquisa acerca dessa sintomatologia em quaisquer estados afetivos, sejam depressões, manias ou hipomanias. Daqui em diante, cabe aos cientistas utilizar os critérios e determinar seus limites e desvantagens (Swann et al., 2013). Os estudos citados a seguir procuraram explorar o impacto e as características clínicas da nova definição de estados mistos.

Em um dos primeiros estudos acerca dos sintomas excluídos pelo DSM-5 (agitação, irritabilidade e ansiedade), que era naturalístico prospectivo de 1.035 pacientes em mania, sintomas mistos ocorreram em 34% dos pacientes (Young e Eberhard, 2015). Esses três sintomas aconteceram em mais de 90% dos casos dos pacientes que tinham pelo menos três sintomas depressivos; comparando com os sem mania mista, esses sintomas eram mais graves, 38% tinham tentativas de suicídio, comparado com 9% dos que não preenchiam os critérios, e havia maior insatisfação com a resposta ao tratamento de parte dos psiquiatras que tratavam desses pacientes (Young e Eberhard, 2015).

Nessa época, vários pesquisadores se empenharam em analisar sensibilidade, especificidade e validade interna do especificador "com características mistas" do DSM-5. A revisão no conceito de estados mistos no DSM-5 pretendia resolver as limitações dos atuais sistemas categoriais, mas acabou por reduzir ainda mais a sensibilidade diagnóstica e se mostrou de pouca utilidade clínica, assim como o DSM-IV/DSM-IV-TR (Koukopoulos et al., 2013; Maj et al., 2015). Os maiores problemas nos critérios do DSM-5 compreendem: (1) a necessidade de um tipo de episódio predominante durante um estado misto; (2) a exclusão de sintomas como ansiedade, irritabilidade, distraibilidade e agitação psicomotora, que têm papel central na psicopatologia dos estados mistos, mas foram arbitrariamente excluídos pela força-tarefa do manual sob alegação de que são sintomas que ocorrem nos dois polos (depressão e mania), sendo que estados mistos são distúrbios originados da superposição de sintomas dos dois polos; (3) a separação nosológica rígida entre transtorno depressivo maior e transtorno bipolar, contribuindo ainda mais para dificultar o reconhecimento dos estados mistos.

A maior parte dos estudos de análise fatorial utilizou amostras de pacientes com TBI em mania, puros e/ou mistos, a partir dos sintomas das escalas YMRS, HAMD-17 ou HAMD-21 e MADRS. Um dos fatores encontrados foi o de psicose, por se tratar de pacientes em mania, geralmente internados, de carga positiva para comportamento bizarro, conteúdo incomum, alucinações, desorientação, desorganização conceitual, maneirismos e postura mantida, distraibilidade e autonegligência. Ao contrário dos estudos da década anterior, os autores encontraram o fator mixicidade, caracterizado pela carga positiva para tendência suicida, excitação, hiperatividade motora, tensão e ansiedade, e carga negativa para retardo psicomotor (Pacchiarotti et al., 2013). Outro fator encontrado é o de depressão, composto por depressão, culpa, retardo psicomotor, retraimento emocional e afeto embotado. Os demais fatores são de mania eufórica (humor elevado e grandiosidade) e carga negativa para depressão, culpa, tendência suicida, preocupação somática, tensão e ansiedade e disforia (hostilidade, falta de cooperação e persecutoriedade). O fator mixicidade esteve significativamente associado à comorbidade com abuso de substâncias ao longo da vida, história familiar de suicídio, polaridade predominante depressiva, mais episódios mistos ao longo da vida, mais ideação suicida ao longo da vida, maior uso de antidepressivos ao longo da vida, maior frequência de tratamentos com antidepressivos inibidores seletivos da recaptação de serotonina ao longo da vida, menor frequência de tratamentos com antidepressivos tricíclicos, menor número de episódios maníacos, menor frequência de temperamento hipertímico e temperamento ansioso ao longo da vida.

Outros estudos de análise fatorial encontraram fatores associados com aumento de impulsividade, distúrbios do sono e sintomas somáticos. No maior deles, realizado em uma amostra semelhante com as mesmas escalas (YMRS e MADRS), 2.179 pacientes internados em um episódio maníaco (puro e misto), de acordo com o DSM-IV, foram avaliados (Swann et al., 2013). O fator sono incluía sono reduzido, apetite reduzido e dificuldade de concentração, e o fator impulsividade/julgamento continha aumento do interesse sexual, aparência e crítica. Em virtude do elevado tamanho da amostra, foi possível agrupar os fatores em *clusters* de sintomas. Os dois *clusters* mais associados à mania mista foram os que tinham predomínio de depressão. Pacientes classificados como tendo episódios maníacos mistos são heterogêneos; parte agrupa indivíduos maníacos com sintomas depressivos clássicos e outra parte inclui pacientes com irritabilidade e agressividade. Novamente fica claro, nesses estudos de análise fatorial, que mania e depressão estão dentro de um *continuum* e que os sintomas depressivos devem ser considerados uma propriedade dimensional ao longo dos episódios maníacos, e não como polos separados e antagônicos.

A ansiedade sempre está presente em alguns dos fatores da análise fatorial, mas também se observaram sintomas somáticos. Avaliando mania mista, Perugi et al. (2013) encontraram seis fatores interpretáveis, destacando-se ansiedade (ansiedade psíquica, ansiedade somática), distúrbio do sono/ansiedade/transtorno de linguagem-pensamento (insônia, ansiedade psíquica, distúrbio de linguagem-pensamento) e lentificação psicomotora/sintomas somáticos/culpa (sentimentos de culpa, lentificação e sintomas somáticos). Na análise de *clusters* dos seis fatores foram identificados os seguintes grupos: "depressão mista agitada-irritável", "mania mista psicótica", "mania mista ansiosa-irritável-psicótica" e "depressão mista psicótica-lentificada". Os autores utilizaram na mesma amostra a escala BPRS para uma nova análise fatorial e encontraram fatores semelhantes, entretanto dois deles continham sintomas psicóticos (Perugi et al., 2014). O fator depressão agrupava os sintomas depressão, culpa, suicídio, ansiedade e tensão. Com base nos fatores obtidos, os autores classificaram os pacientes em seis *clusters*: um grupo "sintomas positivos", que compreendeu 20,3% da amostra; o grupo "mania", com 14,4% dos pacientes; o grupo "desorientação-comportamento motor incomum", representando 6,9% da amostra; o grupo "depressão", 23,8%; o grupo "sintomas negativos", 18,3%; e o grupo "ansiedade", que correspondeu a 16,3% da amostra. Mesmo em franco episódio maníaco, apenas uma pequena parte apresentava exclusivamente sintomas maníacos, a maioria agrupava diversos sintomas dos dois polos em diferentes intensidades.

Ampliando a análise de *clusters* para sintomas da entrevista SADS-C em pacientes maníacos mistos, além dos fatores mania, depressão e psicose, o fator ansiedade foi composto de fobias, ansiedade psíquica, agitação, obsessões/compulsões e autocensura (Filgueiras et al., 2014). Dois continham risco de suicídio, o fator "depressão" (avaliação negativa, desânimo, humor deprimido, preocupação, preocupação com a saúde física, fadiga, ansiedade somática, falta de apetite, despersonalização, perda de interesse/anedonia e tendências suicidas) e o fator "suicídio" (tendências suicidas, humor diurno e funcionamento prejudicado). Outro fator comumente encontrado em amostras de mania mista é a "insônia" (insônia inicial, insônia terminal e insônia geral).

Outra análise fatorial foi realizada com as escalas YMRS e BPRS em 50 pacientes internados em um episódio maníaco de acordo com a CID-10 (Shah et al., 2017). Havia dez fatores interpretáveis independentes: (1) fator 1 (mania pura): humor exaltado, humor elevado, aumento da atividade motora, fala, grandiosidade, hiperatividade motora, conteúdo, distraibilidade, conteúdo incomum do pensamento, excitação e maneirismo; (2) fator 2 (mania disfórica): depressão, suicidalidade, culpa, retraimento emocional e ansiedade; (3) fator 3 (mania hostil): aparência, irritabilidade, hostilidade, comportamento agressivo, distúrbios de linguagem e pensamento e falta de cooperação; (4) fator 4 (*delirious mania*): tensão, desorientação, autonegligência e comportamento bizarro; (5) fator 5 (mania psicótica incongruente com o humor): desorganização conceitual e afeto embotado; (6) fator 6 (ausência de *insight*): falta de crítica; (7) fator 7 (alucinação): alucinações; (8) fator 8 (estupor maníaco): sono e lentificação psicomotora; (9) fator 9 (mania psicótica congruente com o humor): queixas somáticas e desconfiança; (10) fator 10 (aumento de libido): interesse sexual aumentado. A maioria dos fatores encontrados nesse estudo também apareceu de alguma forma em outros estudos de análise fatorial. Entretanto, uma novidade foi o aparecimento do fator 4 (*delirious mania*), que não havia sido descrito em nenhum estudo de análise fatorial. Tal quadro seria compatível com a superposição de um episódio de mania a um estado confusional agudo (*delirium*). Estudos demonstraram alta incidência de desorientação, confusão mental e *delirium* em pacientes maníacos internados, que ficavam mais tempo hospitalizados do que pacientes maníacos sem esses sintomas (Klerman et al., 1981; Mann et al., 1986). Portanto, o fator "*delirious mania*", embora subnotificado na literatura, parece ser uma entidade válida ao descrever a fenomenologia da mania. O quadro de "*delirious mania*" pode ser uma condição potencialmente letal, caracterizada por sintomas psicóticos graves, catatônicos e confusão mental, presente em 15% das manias agudas e que responde a eletroconvulsoterapia e elevadas doses de lorazepam (Jacobowski et al., 2013).

Na Itália, Tavormina et al. (2014) descreveram o conceito de "mixicidade" como uma combinação dinâmica de sintomas maníaco-depressivos sobrepostos de intensidade crescente. Nessa época, publicaram a escala autoaplicável de avaliação Giuseppe Tavormina – *Mixed States Rating Scale* (GT–MSRS) (Tavormina, 2014). Os sintomas mistos dentro de episódios depressivos são os mais insidiosos de depressão-inquietação-irritabilidade sobrepostas, e podem causar aumento do risco de suicídio (Akiskal, 2005). A presença de uma nova escala de avaliação, focada principalmente nos sintomas clinicamente observados dos estados mistos, é importante no avanço sobre a fenomenologia desses sintomas. Dois estudos de validação confirmaram sua utilidade e praticidade (Tavormina, 2015; Tavormina et al., 2017).

Em uma análise secundária do *International Mood Disorders Collaborative Project*, características mistas foram estudadas no TDM (n = 506), no TB tipo I (n = 216) e no TB tipo II (n = 130), conforme o DSM-5 (McIntyre et al., 2015). Definiram depressão com características mistas (DMX) por uma pontuação ≥ 1 em três ou mais itens da YMRS em episódio depressivo maior, e mania/hipomania com características mistas (HMX) pela pontuação ≥ 1 em três ou mais itens na MADRS ou na HAMD- 17 durante um episódio de mania ou hipomania. As prevalências de depressão mista durante um episódio depressivo maior

Tabela 14 Escala GT – MSRS (*Mixed States Rating Scale*)

Houve algum período durante os últimos 3 meses em que você frequentemente esteve e/ou apresentou/sentiu:

1. Hiperatividade (euforia) alternando rapidamente com períodos de retardo psicomotor (apatia)? Se sim, por quantos dias/semanas?

2. Humor deprimido acompanhado de irritabilidade e/ou tensão interna? Se sim, por quantos dias/semanas?

3. Abuso de substâncias (álcool e/ou drogas)? Se sim, por quantos dias/semanas?

4. Distúrbios do apetite? Se sim, por quantos dias/semanas?

5. Sensação de desespero e ideação suicida?

6. Anedonia e apatia generalizada?

7. Delírios e alucinações?

8. Atividade hiper ou hipossexual? Se sim, por quantos dias/semanas?

9. Insônia (ou fragmentação do sono) ou hipersonia? Se sim, por quantos dias/semanas?

10. Capacidade reduzida de concentração e hiperatividade mental? Se sim, por quantos dias/semanas?

11. Distúrbios gastrointestinais (colite, gastrite), dores de cabeça e vários sintomas somáticos (tensão muscular; taquicardia)? Se sim, por quantos dias/semanas e quais desses sintomas?

Pode-se considerar que entre 18 e 20 anos (se tiver mais de 20 anos; se for mais jovem, considere "durante os últimos anos") você era (escolha apenas uma dessas três a seguir):

a) Uma pessoa de temperamento muito animado, hiperativa e extremamente alegre;

b) Uma pessoa que sempre tendeu a ser tensa e irritada;

c) Uma pessoa que sempre tendeu a ser taciturna, solitária e melancólica, mas também com sintomas de ansiedade (pânico, fobia entre pessoas, claustrofobia).

Pontuação:

· Estado misto leve: 2 a 6 pontos.

· Estado misto moderado: 7 a 12 pontos.

· Estado misto grave: 13 a 19 pontos.

Observação: pontuação dupla nas perguntas 1, 2, 3, 4, 8, 9, 10 e 11 se os sintomas estavam presentes em pelo menos 50% do mês.

do TDM, do TB tipo I e do TB tipo II foram de 26, 34 e 33%, respectivamente. Mania e hipomania com características mistas foram observadas em 20 e 5% de TBI e II, respectivamente. Na depressão mista, o estado depressivo era mais grave e havia uma taxa mais alta de transtorno por uso de álcool/substâncias no TB, mas não no TDM. Os indivíduos com especificador "com características mistas" eram mais propensos a ter doença cardíaca coexistente, sugestiva de um padrão distinto de comorbidade e neurobiológico. Esse estudo é uma exceção pelas elevadas prevalências de sintomas mistos encontrados utilizando critérios do DSM-5. Existem mais evidências em contrário. Por exemplo, a amostra do estudo multicêntrico BRIDGE anteriormente citado de 2.811 deprimidos foi objeto de inúmeras publicações investigando sintomas depressivos mistos de acordo com o DSM-5, o BRIDGE-II-MIX Study (Perugi et al., 2015). Comparativamente, utilizaram os critérios do RBDC (Tabela 2) (Angst J et al., 2011). Apenas 212 pacientes (7,5%) preencheram os critérios do DSM-5 para um episódio depressivo maior com características mistas e 818 (29,1%) pelo RBDC. Os sintomas maníacos/hipomaníacos mais frequentes foram humor irritável (32,6%), labilidade emocional (29,8%), distraibilidade (24,4%), agitação psicomotora (16,1%), impulsividade (14,5%), agressividade (14,2%), pensamentos acelerados (11,8%) e pressão de fala (11,4%). Euforia (4,6%), grandiosidade (3,7%) e hipersexualidade (2,6%) foram os sintomas mistos mais raros no episódio depressivo. Na análise de regressão logística multivariada, o estado misto avaliado pelos critérios do RBDC foi associado a um maior número de variáveis, incluindo diagnóstico de transtorno bipolar, história familiar de mania, tentativas de suicídio ao longo da vida, duração do episódio atual > 1 mês, características atípicas, início precoce, história de (hipo)mania induzida por antidepressivos e comorbidade ao longo da vida com ansiedade, transtornos por uso de álcool e substâncias, transtorno de déficit de atenção e hiperatividade e transtorno de personalidade *borderline*. Assim, o estudo concluiu que o estado misto depressivo definido pelo DSM-5 é bastante restritivo e pouco frequente na prática clínica. Os critérios do RBDC identificaram quatro vezes mais pacientes com episódio depressivo maior como tendo características mistas e evidenciaram associações estatisticamente mais robustas com várias características do transtorno bipolar.

Quando se avaliou diretamente o significado clínico desses sintomas chamados *DIP*, excluídos do DSM-5 (distraibilidade, irritabilidade e agitação psicomotora) na caracterização de estados depressivos mistos, uma série de preditores ficou evidente. De 49 pacientes internados em episódio depressivo maior, 34 apresentaram pelo menos um "sintoma DIP" (Malhi et al., 2016). Pacientes que apresentaram distraibilidade eram mais propensos a serem diagnosticados com TB do que TDM; a irritabilidade implicou na maior chance de ter depressão com sintomas de ansiedade associados, e a agitação psicomotora esteve associada a um número significativamente maior de períodos de sintomas (hipo) maníacos ao longo da vida em comparação com aqueles que não desenvolveram agitação. Os autores concluíram que todos os três sintomas excluídos do DSM-5 são, na verdade, características cardinais dos estados mistos, uma vez que "mergulham dentro da depressão" para criar um estado misto.

Vários autores contestaram a exclusão *a priori* dos sintomas superpostos, alegando que a definição de depressão mista se tornaria um construto com baixa sensibilidade (Angst et al., 2011; Faedda et al., 2015), mas o intuito foi impulsionar novas pesquisas. Partindo-se disso, comparou-se depressão mista *vs.* depressão pura em 153 pacientes ambulatoriais com depressão bipolar, utilizando duas definições com três sintomas superpostos, incluindo-os e excluindo-os (Kim et al., 2016). A prevalência da definição inclusiva de depressão mista foi três vezes maior (22,9 *vs.* 7,2%) quando comparada com a definição excludente. A depressão mista se correlacionou significativamente mais com comorbidade de transtornos de ansiedade ao longo da vida, mais irritabilidade no momento e menos uso atual de antidepressivos. A agitação psicomotora teve prevalência global de apenas 17,0%, ao passo que a irritabilidade e a distraibilidade foram observadas em mais de 50% dos pacientes nessa amostra.

Corroborando com os achados de elevada frequência desses sintomas centrais dos estados mistos, 211 pacientes com características mistas do TDM foram submetidos a um ensaio clínico de lurasidona comparada ao placebo (Targum et al., 2016). A definição adotada foi de episódio depressivo maior com dois ou três sintomas maníacos do DSM-5. A pressão de fala e a fuga de ideias (pensamentos acelerados) ocorreram em aproximadamente 65% dos pacientes, e uma diminuição da necessidade de sono em 40% deles. Contudo, aproximadamente 60% também apresentaram irritabilidade e distraibilidade, embora esses sintomas não tenham sido contabilizados como parte do diagnóstico de depressão mista. Os achados vêm de encontro às críticas de exclusão dos sintomas irritabilidade e distraibilidade pelo DSM-5 e falam a favor de diferenças na resposta terapêutica, porque essa subpopulação de deprimidos pode se beneficiar de tratamentos alternativos aos antidepressivos.

A amostra de pacientes bipolares da *Stanley Foundation Bipolar Network* (n = 907) foi seguida durante 7 anos e avaliada pelo *Inventory of Depressive Symptomatology-Clinician-Rated Version* (IDS-C) (Tabela 15) (Rush et al., 1986) e pela YMRS em cada visita (Miller et al., 2016). A depressão mista, definida pela pontuação no IDS-C $\geq$ 15 e YMRS > 2 e < 12 na mesma visita, foi observada em 43,5% das visitas com depressão e em 64,4% dos pacientes. As mulheres eram significativamente mais propensas do que os homens a apresentar sintomas hipomaníacos superpostos à depressão (40,7% em comparação com 34,4%). Novamente, com base nos critérios de depressão mista do DSM-5 as taxas foram baixas (6,3% das visitas). Chamam a atenção a realidade clínica e a cronicidade dos pacientes com TB, pois quase dois terços tiveram depressão mista em mais de 40% das consultas ambulatoriais.

Além das elevadas prevalências, as diferenças clínicas e terapêuticas entre depressão pura e mista também são muito importantes. Utilizando uma base de dados de mais de 130 mil pacientes com depressão maior, foram identificados 652 como tendo depressão com sintomas mistos, definidos pela presença de hipomania no mês da avaliação (McIntyre RS et al., 2017). Os pacientes

Tabela 15 Sintomas do *Inventory of Depressive Symptomatology-Clinician-Rated Version* (IDS-C)

1. Insônia inicial
2. Insônia intermediária
3. Insônia terminal
4. Hipersonia
5. Humor triste
6. Humor irritável
7. Humor ansioso
8. Reatividade de humor
9. Variação de humor
10. Qualidade de humor
11. Apetite diminuído
12. Aumento do apetite
13. Peso diminuído
14. Peso aumentado
15. Dificuldade de concentração
16. Distúrbio na autoimagem
17. Distúrbio na perspectiva futura
18. Ideação suicida
19. Problemas interpessoais
20. Baixa energia/fatigabilidade
21. Anedonia
22. Baixo interesse sexual
23. Lentificação psicomotora
24. Agitação psicomotora
25. Queixas somáticas
26. Excitação simpática (taquicardia, sudorese, tremores, extremidades frias)
27. Sintomas de pânico/fóbicos
28. Sintomas gastrointestinais

Fonte: Rush et al., 1986.

deveriam ter seguimento nos 12 meses prévios e seguintes, e foram excluídos bipolares tipo I. Comparou-se a grande amostra de deprimidos considerados puros com os mistos e os resultados surpreendem. O grupo com depressão mista teve mais tendência suicida (2 *vs.* 0,5%), transtornos de ansiedade (46 *vs.* 34%) e transtornos por uso de substâncias (15 *vs.* 6%, todos ps < 0,001). Em relação aos tratamentos recebidos, mais indivíduos com depressão mista foram tratados com antidepressivos (83 *vs.* 71%), estabilizadores de humor (50 *vs.* 2%), antipsicóticos atípicos (39 *vs.* 5%) e polifarmácia com múltiplas classes de medicamentos (72 *vs.* 22%, todos ps < 0,001). Indivíduos com depressão mista tiveram maiores taxas de hospitalizações (24 *vs.* 10%). Além do maior risco de suicídio, maior gravidade clínica e taxas mais elevadas de comorbidades, a dificuldade no tratamento desses pacientes salta aos olhos, sugerida pela polifarmácia e pelo extenso uso de antidepressivos, que não são recomendados. Evidentemente, a identificação de regimes de tratamento ideais para essa população representa um grande desafio terapêutico.

A primeira revisão de sintomas mistos, que incluía uma proposta de diretrizes de tratamento, alertou para o fato de que até 20% dos indivíduos com TDM irá preencher critérios diagnósticos de TB I ou TB II em algum momento da vida, e que muitos destes desenvolvem inicialmente um episódio depressivo com sintomas maníacos antes de uma hipomania isolada (Stahl SM et al., 2017). A depressão mista (uni e bipolar) foi associada a: história familiar de transtornos do espectro bipolar; suicídio; viradas (hipo)maníacas induzidas por antidepressivos; ciclagem rápida; início precoce; longa duração da doença; pior prognóstico; maior gravidade da depressão; resistência a antidepressivos; sexo feminino; comorbidade com ansiedade, transtornos por uso de substâncias e transtornos de controle de impulsos.

Reforçando a gravidade observada em todos esses estudos comparativos entre episódios puros e mistos, várias diferenças significativas foram encontradas em uma amostra grande de 3.099 pacientes ambulatoriais, sendo 1.921 com TDM e 1.178 com TB, na qual se compararam as características clínicas dos pacientes em episódio depressivo maior, mania ou hipomania com e sem características mistas de acordo com critérios de Koukopoulos (Koukopoulos et al., 2013; Perugi et al., 2015; Tondo L et al., 2018). Na depressão mista, faziam parte os sintomas agitação, irritabilidade ou labilidade afetiva e na hipo/mania, disforia, irritabilidade ou labilidade afetiva. As prevalências foram de TB-II (35,8%) > TB-I (23,2%) ou TDM (16,8%), e especificamente no TB foram semelhantes na depressão (30,6%) e na hipo/mania mistas (29,3%). Os indivíduos com quadros mistos eram significativamente mais propensos a apresentarem: (1) outros episódios mistos no passado (8,39 e 0,54%); (2) escores mais elevados de irritabilidade e agitação; (3) mais abuso de pelo menos uma substância (21,1 e 5,93%); (4) viradas de humor para episódios mistos após o uso de antidepressivos; (5) mais tentativas de suicídio (30,3 e 8,98%) e ideação suicida (46,8 e 19,4%); (6) diagnóstico de TDM/eutimia mudado para TB (23,2 e 6,67%); (7) pontuações mais altas de sintomas de mania quando deprimidos ou pontuações mais altas de depressão quando em (hipo)mania; (8) serem solteiros ou separados, e com menos filhos; (9) serem mais diagnosticados com TB do que com TDM; (10) estarem desempregados; (11) apresentarem maior risco de TB, suicídio e divórcio em parentes de primeiro grau; (12) serem do sexo feminino; (13) idade de início mais precoce das depressões. A depressão mista difere da não mista por apresentar um curso clínico menos favorável e episódios mistos repetidos. Tinham mais sintomas *DIP*, irritabilidade e agitação psicomotora. Possivelmente, representam um subtipo clínico distinto e prevalente de depressão, com prognóstico e resposta terapêutica diferentes.

Existem diferenças nas prevalências encontradas usando critérios do RBDC, que incluem um número mais completo de sintomas (hipo)maníacos, do que adotando critérios mais restritivos de Koukopoulos et al. (2013), referindo-se a estados mistos como depressão agitada. Nesse sentido, buscou-se investigar a presença de agitação psicomotora em uma amostra de 2.925 indivíduos com TB-DSM-IV do *UK Bipolar Disorder Research Network* e avaliar determinantes da sua presença ou não (Serra F et al., 2019). A prevalência geral de agitação psicomotora durante o pior episódio depressivo no TB foi de 32% (n = 946), sendo ligeiramente maior no TB II (36,8%) em comparação com TB I (30,3%). Sua presença foi preditora de insônia (OR 2,119, P < 0,001), falta de concentração (OR 1,966, P = 0,027), redução da libido (OR 1,960, P < 0,001), ideação suicida (OR 1,861, P < 0,001), atividade lentificada (OR 1,504, P = 0,001), e falta de apetite (OR 1,297, P = 0,029). Ao longo da evolução, estiveram significativamente associados com agitação psicomotora a comorbidade com transtorno do pânico (OR 2,000, P < 0,001), tentativas de suicídio (OR 1,399, P = 0,007) e mania disfórica (OR 1,354, P = 0,017). Sintomas somáticos na depressão foram significativamente maiores e sugerem tratar-se de estados mistos, segundo os autores. Os critérios utilizados não foram os de sintomas mistos, mas o significado diagnóstico e clínico da presença da agitação psicomotora reforça as críticas à sua exclusão dos critérios do DSM-5.

De qualquer modo, a "depressão agitada" vista como uma depressão mista é bastante comum em ambulatórios da atenção primária, mas também em terciários e unidades de internação (Sampogna et al., 2020). Nesses casos, a agitação psicomotora não é o sintoma mais prevalente para a caracterização diagnóstica, mas sim a combinação de humor deprimido com outros sintomas hipomaníacos. Dois subtipos de depressão mista foram propostos: a clássica depressão agitada, caracterizada por ansiedade e inquietação com agitação motora, e um segundo tipo, caracterizado principalmente por tensão psíquica interna (ansiedade psíquica: medo, preocupação e expectativa apreensiva), pensamentos congestionados ou acelerados, labilidade do humor, prolixidade ou pressão por falar, sem agitação psicomotora (Sampogna et al., 2020). Muitas características sociodemográficas e clínicas foram associadas com depressão mista, como sexo feminino, mais episódios mistos ao longo da vida e mais tentativas de suicídio. A síndrome depressiva mista não é uma condição transitória, um componente que denota passagem de mania para depressão ou vice-

-versa, mas pode persistir por várias semanas, meses ou anos. O quadro clínico é caracterizado por humor disfórico, labilidade emocional, agitação psíquica e/ou motora, pressão por falar, pensamentos aglomerados ou acelerados e insônia inicial ou intermediária. Tentativas de suicídio impulsivas também são frequentes. As reclamações mais frequentemente relatadas por membros da família incluem irritabilidade dos pacientes, explosões verbais, agressão física e hipersexualidade.

Em 2018, Sani et al. publicaram um artigo de validação psicométrica da versão atualizada da Escala de Depressão Mista de Koukopoulos (KMDRS) (Sani et al., 2014). Entendem que a "depressão mista" apresenta excitação psicomotora ou interna acentuada, juntamente com outros sintomas depressivos graves. De acordo com os autores, a ativação dentro da depressão pode se refletir em agitação física, mas, principalmente, em acentuada instabilidade de humor, raiva ou tensão interna. Essa acentuada raiva e labilidade/reatividade diferencia esses pacientes dos deprimidos clássicos, nos quais geralmente predomina retardo psicomotor, anedonia e anergia (Parker et al., 2013). Os autores constataram que a KMDRS era uma escala de classificação confiável e válida para a avaliação do construto depressão mista. A análise fatorial identificou dois componentes que captam os principais sintomas da depressão mista: um fator raiva/tensão/impulsividade e um fator excitação psicomotora. Foi demonstrada boa validade preditiva para a discriminação de pacientes que atendem aos critérios diagnósticos de depressão mista. Foram identificadas pontuações de corte para gravidade leve, moderada e acentuada dos sintomas.

Tabela 16 Escala de Depressão Mista de Koukopoulos (KMDRS)

Preenche critérios para um episódio depressivo maior e apresenta pelos menos três dos seguintes:
1. Expressão do sofrimento
0 = expressões lacônicas de sofrimento depressivo;
1 = descrições exageradas e prolongadas de sofrimento;
2 = declarações dramáticas de sofrimento e desespero;
3 = explosões de reclamação e crises de choro.
2. Vivacidade da expressão facial
0 = expressão facial reduzida;
1 = expressão facial manifestando emoções claramente;
2 = expressão vivaz de emoções;
3 = expressão dramática de emoções.

(continua)

Tabela 16 Escala de depressão mista de Koukopoulos (KMDRS) (*continuação*)

3. Quantidade de discurso

0 = fala lentificada;

1 = fala normal;

2 = falante, conversa não comprometida;

3 = claramente logorreico; a conversa está comprometida.

4. Labilidade emocional

0 = ausente;

1 = mudanças de humor limitadas a mudar de tristeza para raiva;

2 = mudanças ainda ocorrem dentro de tristeza para raiva, mas as emoções são mais intensas;

3 = mudanças de humor deprimido para euforia.

5. Atividade psicomotora

Certifique-se de que a hiperatividade/inquietação motora seja visível (ou realmente tenha ocorrido) e não seja apenas um sentimento subjetivo. (Você tem estado tão agitado e inquieto que não consegue ficar parado? Você tem de ficar andando para cima e para baixo?)

0 = retardo psicomotor;

2 = taxa normal de psicomotricidade;

4 = inquietação evidente, mas capaz de permanecer sentado;

6 = incapaz de ficar parado, precisa andar.

6. Sentimentos subjetivos de irritabilidade e raiva não provocadas

Quão irritado, zangado ou ressentido você tem se sentido (quer tenha demonstrado ou não)? Com que intensidade você se sentiu assim? Por quanto tempo você se sentiu assim?

0 = ausente;

1 = queixas de irritabilidade por motivos menores;

2 = sente muita raiva sem nenhum motivo;

3 = sente vontade de quebrar coisas (ou sente vontade de agredir alguém).

7. Expressão comportamental de irritabilidade e raiva

Como você demonstrou raiva, aborrecimento ou irritabilidade? Você brigou? Você perdeu a paciência, jogou ou quebrou coisas? Sentiu vontade de bater em alguém?

0 = ausente;

2 = rapidamente mostra impaciência, agressões verbais ocasionais;

4 = violência ocasional contra coisas;

6 = violência ocasional contra si mesmo ou contra outros.

8. Pensamento congestionado ou acelerado

Observe relatos espontâneos antes do questionamento direto. Você teve mais pensamentos do que o normal ou mais do que pode suportar? Isso interferiu no começo do seu sono? Seus pensamentos correm pela sua mente?

0 = ausente;

1 = ruminações depressivas ou dolorosas;

2 = lotado de pensamentos ou memórias, algumas não dolorosas;

3 = pensamentos acelerados persistentes ou melodias musicais na cabeça.

(continua)

72 Estados mistos de humor

Tabela 16   Escala de depressão mista de Koukopoulos (KMDRS) (*continuação*)

9. Tensão interna

Anote o relato espontâneo antes de questionar. Esta é uma sensação particular e angustiante de tensão nervosa. Essa sensação pode ser acompanhada por uma sensação de bloqueio em suas atividades mentais. Você se sente nervoso, tenso ou estressado? Essa tensão o impede de fazer coisas, de pensar?

0 = ausente;

1 = essa sensação é relatada apenas após questionamento;

2 = essa sensação é relatada espontaneamente como uma parte angustiante da condição;

3 = o paciente relata estar tomado por uma sensação de tensão e agitação interior. A pressão arterial diastólica pode ser > 90 mmHg.

10. Tensão muscular

Você teve dificuldade em relaxar os músculos desde que ficou deprimido? Seus músculos estão tensos? Onde você sentiu a tensão? Você conseguiu relaxar?

0 = ausente;

1 = tensão muscular é relatada apenas após questionamento;

2 = leve tensão muscular recorrente com alguma capacidade de relaxar;

3 = experiência definida de tensão muscular sem capacidade de relaxar ou tensão visível (possivelmente tremores). O paciente pode queixar-se de dores musculares, especialmente no pescoço e nas costas.

11. Insônia inicial e intermediária

Você teve dificuldade em adormecer? Quanto tempo leva para adormecer depois de ir para a cama? Você acorda no meio da noite? Você adormece novamente quando acorda?

0 = ausente;

1 = queixas de dificuldade em adormecer por não mais que meia hora;

2 = queixas de dificuldade em adormecer por mais de uma hora e/ou dois ou mais despertares durante a noite;

3 = praticamente sem dormir por causa da dificuldade em adormecer e de vários despertares durante a noite.

12. Impulso suicida

Você já pensou em se matar ou se machucar? Esses pensamentos eram impulsivos, surgindo de repente? Muitas vezes em momentos de raiva? Você realmente fez alguma coisa?

0 = ausente;

2 = pensamentos suicidas possivelmente impulsivos;

4 = pensamentos suicidas definitivamente impulsivos;

6 = tentativa(s) de suicídio impulsiva(s).

13. Impulso sexual

Quando uma pessoa fica deprimida, ela tem menos desejo sexual do que o normal. Você notou ocasionalmente um aumento do desejo e/ou atividade sexual?

0 = redução da atividade e/ou desejo sexual;

1 = atividade sexual normal;

2 = hipersexualidade ocasional;

3 = hipersexualidade frequente.

(continua)

Tabela 16 Escala de depressão mista de Koukopoulos (KMDRS) (*continuação*)

14. Sintomas psicóticos
Você já pensou que outras pessoas estavam fazendo algo contra você? Você já pensou em estar no meio dos interesses dos outros? Você já ouviu barulhos ou vozes?
0 = ausente;
1 = desconfiança;
2 = ideias de referência;
3 = delírios e/ou alucinações.
Classificação:
Depressão mista ausente: 0 a 4 pontos;
Depressão mista possível: 5 a 9 pontos;
Depressão mista leve: 10 a 15 pontos;
Depressão mista moderada: 16 a 20 pontos;
Depressão mista grave: 21 pontos ou mais.

Fonte: Sani et al., 2014.

Recentemente foi publicado um questionário de sintomas mistos depressivos de autoavaliação de 12 itens, com base em evidências clínicas prévias dos estudos de Benazzi acerca dos sintomas nucleares de depressão mista (Tabela 17) (Shinzato et al., 2019). Uma análise fatorial exploratória forneceu três componentes: "instabilidade espontânea" (inquietação, distração, pensamento acelerado/excessivo, labilidade do humor, tensão interna e impulsividade), "capacidade de resposta vulnerável" (hipersensibilidade e hiper-reatividade) e "emoção/comportamento disruptivo" (agressão, irritabilidade, disforia e comportamento de risco). Essa escala foi validada e comparada com os critérios de sintomas mistos do DSM-5 e de depressão mista de Benazzi; no modelo final, oito sintomas identificaram depressão mista em mais de 40% da amostra (hiper-reatividade, tensão interna, pensamento acelerado/excessivo, impulsividade, irritabilidade, agressividade, comportamentos de risco e disforia) (Shinzato et al., 2020).

O único estudo que publicou os diagnósticos do DSM-5 dos pacientes que não foram considerados mistos pelo próprio DSM-5, mas sim pelos critérios do RBDC, investigou 600 pacientes em episódio depressivo com TDM e TB (Shim IH et al., 2019). Com base nos critérios do DSM-5, a prevalência foi de 5,8%, sendo 14,3% dos pacientes com TB e 2,2% com TDM. Utilizando os critérios de depressão mista do RBDC (Tabela 18), a prevalência geral de estados mistos aumentou para 31,7%, sendo 61,8% no TB e 19,0% no TDM. Aplicando critérios do DSM-5 na amostra diagnosticada de sintomas mistos no TDM pelo RBDC, mas não pelo DSM-5, 22% tinham sintomas ansiosos (especificador "com características ansiosas") e/ou transtorno de personalidade *borderline* (TPB), e só 52% tinham diagnóstico de transtornos do humor.

Tabela 17 Questionário de 12 itens para avaliação de depressão do estado misto (DMX-12)

Sintoma avaliado	Conteúdo do questionário
1. Hipersensibilidade	Estou mais sensível e vulnerável do que o normal aos comentários e atitudes de outras pessoas
2. Reatividade excessiva	Eu costumo reagir exageradamente a coisas triviais mais do que o habitual
3. Distração	Eu sou facilmente distraído e incapaz de me concentrar completamente em uma tarefa
4. Labilidade do humor	Meu humor muda rapidamente em pouco tempo
5. Tensão interna	Sinto-me tão tenso que não consigo relaxar
6. Disforia	Sinto-me assoberbado por sentimentos desagradáveis
7. Pensamentos acelerados/excessivos	Muitos pensamentos diferentes passam pela minha cabeça de modo rápido e infrutífero
8. Inquietação	Sinto-me inquieto e incapaz de ficar parado
9. Impulsividade	Sinto vontade de agir impulsivamente sem levar em conta as consequências
10. Irritabilidade	Irrito-me facilmente sem motivo
11. Agressão	Quando alguém discorda de mim, sinto que tenho vontade de brigar ou bater nessa pessoa
12. Comportamentos de risco	Eu tendo a correr riscos deliberadamente

Fonte: Shinzato et al., 2019.

Na amostra de TB, 31% não foram diagnosticados mistos pelo DSM-5 e receberam diagnóstico de especificador sintomas ansiosos e/ou TPB; 50% tinham apenas diagnóstico de algum transtorno do humor. Pacientes com TDM eram mais propensos do que bipolares a serem classificados como tendo depressão com ansiedade, em vez de características mistas. Isso está associado à diferença na detecção de sintomas hipomaníacos entre os dois grupos. Os sintomas hipomaníacos (irritabilidade, instabilidade emocional, agitação psicomotora e impulsividade), comuns na depressão mista, afinal foram excluídos do DSM-5 em sua maioria por causa da sobreposição destes na mania e na depressão. Na Tabela 7, encontra-se a frequência de sintomas maníacos mais comuns na depressão mista do TDM e do TB de acordo com o RBDC. Os sintomas hipomaníacos não sobrepostos incluídos no DSM-5, como pressão por falar, hiperatividade e euforia, foram mais frequentes em pacientes com TB do que no TDM. Por causa dessa diferença, é provável que aqueles com TDM tenham sido classificados como tendo depressão ansiosa, embora apresentem psicopatologia semelhante à apresentada pelos bipolares, que, entretanto, foram diagnosticados com tendo depressão mista. O especificador "com características ansiosas" guarda semelhanças com o especificador "com características mistas", uma vez que a ansiedade e a agitação psicomotora são os principais sintomas de ambas. Portanto, no diagnóstico diferencial de pacientes com ansiedade ou agitação psicomotora é preciso determinar se os pacientes apresentam características mistas ou ansiedade propriamente dita, além de identificar os demais sintomas hipomaníacos. O estudo agrega um importante sintoma aos estados mistos, a labilidade do humor, o mais frequente sintoma misto encontrado no TB e, também, no TDM. Sua presença possivelmente contribuiu para a confusão diagnóstica com transtorno de personalidade *borderline*. Os resultados desse estudo mostram a semelhança com critérios rígidos como o do DSM-IV, sugerindo que embora promissora, a modificação da categorização de estado misto do DSM-IV para o DSM-5 continua sem identificar adequadamente os portadores de estados mistos, o que foi ilustrado pela raridade da sua presença.

Tabela 18 Prevalência dos sintomas maníacos nos episódios depressivos maiores com características mistas de acordo com os *Research-Based Diagnostic Criteria* (RBDC)

	TDM (%)	TB (%)
Labilidade do humor*	90%	58%
Irritabilidade	81%	80%
Agitação psicomotora*	68%	41%
Impulsividade aumentada	67%	63%
Distraibilidade	39%	41%
Agressividade verbal ou física	38%	50%
Comportamentos de risco	33%	32%

TDM: transtorno depressivo maior; TB: transtorno bipolar; *diferença estatisticamente significativa entre os dois diagnósticos.
Fonte: Shim IH et al., 2019.

Em estudo recente, Tavormina et al. (2022) aplicaram a própria escala de sintomas mistos GT-MSRS no intuito de avaliar a estabilidade diagnóstica e a prevalência de estados mistos em 691 pacientes internados (322 homens e 369 mulheres) de 20 a 72 anos (média de 49 anos nos homens e de 45 nas mulheres). Os indivíduos foram agrupados em quatro subgrupos com base no diagnóstico de alta (avaliado pela CID-10): psicose do espectro da esquizofrenia para 114 homens e 120 mulheres; transtorno afetivo para 110 homens e 118 mulheres; transtorno de personalidade para 90 homens e 120 mulheres e "outros transtornos", que incluiu transtornos de ajustamento, transtorno obsessivo-compulsivo e abuso de substâncias, sendo 8 homens e 11 mulheres. Nessa amostra, 238 homens (74%) e 281 mulheres (76%) preencheram critérios para estados mistos. Em homens, 180 preencheram os critérios para estado misto leve, 50 para estado misto moderado e oito para estado misto grave. Nas mulheres, 195 preencheram critérios para estado misto leve, 86 para estado misto moderado e 26 para estado misto grave. Cento e vinte e dois pacientes do sexo masculino (51,3%) de todos os 238 que preencheram os critérios para estado misto receberam pelo menos um estabilizador de humor durante a internação, mas apenas 110 tiveram diagnóstico de algum transtorno afetivo (TB ou TDM) na alta. Em relação à amostra feminina, 154 pacientes (54,9%), de todas as 281 que preencheram critérios para estado misto receberam pelo menos um estabilizador de humor durante a internação, mas apenas 118 tiveram diagnóstico de um transtorno afetivo (TB ou TDM). Havia taxas elevadas de estado misto em toda a amostra com diagnóstico de transtorno de personalidade na alta.

Nosso grupo publicou achados sobre sintomas excluídos do DSM-5 no artigo "*Distractibility, anxiety, irritability, and agitation symptoms are associated with the severity of depressive and manic symptoms in mixed depression*" (Tavares et al., 2022), uma análise *post-hoc* das características clínicas de pacientes em depressão mista unipolar e bipolar anteriormente à intervenção com estimulação magnética transcraniana de um ensaio clínico duplo-cego, randomizado e controlado (Tavares et al., 2021). O estudo incluiu pacientes entre 18 e 65 anos diagnosticados com TB I (19%), TB II (31%) ou TDM (50%) em um episódio depressivo maior com características mistas de acordo com os critérios do DSM-5 modificados (incluindo os sintomas de distraibilidade, ansiedade, irritabilidade e agitação psicomotora – acrônimo DAIA). Foram incluídos sujeitos em episódio depressivo maior moderado ou grave (definido por uma pontuação na escala MADRS > 20 pontos) com características mistas (definidas por uma pontuação na escala YMRS ≥ 1 em três ou mais itens da escala). Foram excluídos pacientes cujo diagnóstico principal fosse diferente de TB ou TDM, com depressão psicótica, ideação suicida, gravidez suspeita ou confirmada ou mulheres amamentando. Transtornos de personalidade, de ansiedade e por uso de substâncias foram permitidos como comorbidades, desde que o diagnóstico principal fosse TB ou TDM. Os sintomas DAIA foram avaliados usando as seguintes definições: (i) distraibilidade foi definida como uma pontuação ≥ 2 no item 7 do YMRS (perde o objetivo do pensamento; muda de assunto com frequência; pensamentos acelerados); (ii) ansiedade foi definida como pontuação ≥ 18 na Escala de Ansiedade de Hamilton; (iii) irritabilidade foi definida como uma pontuação ≥ 4 no item 5 do YMRS (irritável em momentos durante a entrevista, episódios recentes de raiva); (iv) a agitação foi definida como uma pontuação ≥ 3 no item 2 do YMRS (energia excessiva, às vezes hiperativo, inquieto). A gravidade dos sintomas depressivos na depressão mista foi significativamente associada à presença de dois ou mais sintomas DAIA na amostra de TB, mas não na amostra de TDM. Na amostra bipolar, os sintomas de ansiedade se correlacionaram com maior gravidade dos sintomas depressivos na depressão mista. A gravidade dos sintomas maníacos na depressão mista na amostra total foi significativamente associada com três ou quatro sintomas DAIA. Na amostra bipolar, dois ou mais sintomas DAIA foram associados com escores maníacos mais graves na depressão mista, enquanto na amostra unipolar três ou mais sintomas de DAIA foram associados com escores maníacos mais graves na depressão mista. A presença de todos os quatro sintomas DAIA foi associada com maior gravidade dos sintomas maníacos na depressão mista. Nossos achados indicaram que a presença de ≥ dois sintomas DAIA está relacionada à gravidade do quadro depressivo na depressão bipolar mista, mas não na depressão unipolar mista. Em outras palavras, pacientes com depressão bipolar mista com dois ou mais sintomas DAIA manifestaram depressão mais grave do que aqueles com 0-1 sintoma. A análise de cada sintoma específico do DAIA mostrou que nossos achados foram influenciados mais pela ansiedade do que pela distraibilidade, agitação ou irritabilidade. Essa análise secundária também demonstrou que os sintomas DAIA estão relacionados com a gravidade dos sintomas maníacos avaliados pelo YMRS na depressão bipolar mista (≥ dois sintomas DAIA) e na depressão unipolar mista (≥ três sintomas DAIA). Na análise de cada sintoma específico, os quatro sintomas – distraibilidade, agitação, irritabilidade e ansiedade – foram associados a sintomas maníacos mais graves na depressão mista, ou seja, correlacionaram-se com a "agitação" da depressão mista. Nossos achados sugerem que, apesar de sua elevada prevalência em amostras mistas, os sintomas DAIA parecem estar mais intimamente relacionados à gravidade do que ao próprio diagnóstico de estado misto, pela presença tanto na depressão mista quanto na (hipo)mania mista. Embora os estudos tenham definido sintomas de DAIA usando critérios distintos, há amplo consenso na literatura de que eles são comuns em pacientes mistos e devem ser considerados no diagnóstico de depressão mista, tanto por representarem sintomas cardinais da depressão mista quanto por estarem relacionados à gravidade dos sintomas, achado que nosso estudo reforçou.

Importantes conclusões emergem dos estudos apresentados. Existe um *continuum* entre depressão pura e mania pura que é ligado dimensionalmente pelos sintomas mistos. Os sintomas prototípicos das formas puras dão lugar a quadros qualitativamente distintos destas, conferindo características sintomáticas, clínicas, familiares e de risco de suicídio distintas. Com frequência, sintomas mistos são subestimados. Comumente, os pacientes referem sintomas ansiosos ou somáticos que influenciam os médicos a prescrever apenas antidepressivos ou benzodiazepínicos. A detecção precoce dos estados mistos poderia evitar equívocos diagnósticos e terapêuticos. O impacto no tratamento é certo e a identificação destes que são considerados quadros atípicos torna-se premente.

REFERÊNCIAS

Descrições incipientes de estados mistos

Angst J, Marneros A. Bipolarity from ancient to modern times: conception, birth and rebirth. J Affect Dis. 2001;67(1-3):3-19.

Baldessarini RJ, Pérez J, Salvatore P, et al. History of bipolar manic-depressive disorder. In: Yildiz Y, Ruiz P, Nemeroff C (eds.). The bipolar book: history, neurobiology, and treatment. New York: Oxford University Press, 2015. p.3-19.

Hanson AE, Green MH. Soranus of Ephesus: methodicorum princeps. In: Haase W, Temporini H (eds.). Berlin: Walter de Gruyter, 1994. p.968-1075.

Marneros A. Origin and development of concepts of bipolar mixed states. J Affect Dis. 2001;67(1-3):229-40.

Omrani A, Holtzman NS, Akiskal HS, et al. Ibn Imran's 10th century treatise on melancholy. J Affect Disord. 2012;10:116-9.

Salvatore P, Baldessarini RJ, Centorrino F, et al. Weygandt's on the mixed states of manic-depressive insanity: a translation and commentary on its significance in the evolution of the concept of bipolar disorder. Harv Rev Psychiatry. 2002;10:255-75.

Toohey P. Some ancient histories of literary melancholia. Ill Classical Stud. 1990;15:142-63.

Estados mistos nos séculos XVIII e XIX

Baethge C, Salvatore P, Baldessarini RJ. "On cyclic insanity" by Karl Ludwig Kahlbaum, MD: a translation and commentary. Harv Rev Psychiatry. 2003;11(2):78-90.

Baldessarini RJ, Pérez J, Salvatore P, et al. History of bipolar manic-depressive disorder. In: Yildiz Y, Ruiz P, Nemeroff C (eds.). The bipolar book: history, neurobiology, and treatment. New York: Oxford University Press, 2015. p.3-19.

Hippius H, Müller-Spahn F. Los marcadores biológicos de la esquizofrenia y otras psicosis. Salud Mental. 1987;10(3): 35-41.

Kraepelin E. Manic-depressive insanity and paranoia. Edinburgh, Scotland: E&S Livingstone, 1921.

Malhi GS, Irwin L, Hamilton A, Morris G, Boyce P, Mulder R, Porter RJ. Modelling mood disorders: An ACE solution? Bipolar Disord. 2018;(20Suppl2):4-16.

Marneros A. Origin and development of concepts of bipolar mixed states. J Affect Dis. 2001;67(1-3):229-40.

Pérez J, Baldessarini RJ, Cruz N, et al. Andrés Piquer-Arrufat (1711-1772): contributions of an eighteenth-century Spanish physician to the concept of manic-depressive illness. Harv Rev Psychiatry. 2011;19:68-77.

Salvatore P, Baldessarini RJ, Centorrino F, et al. Weygandt's on the mixed states of manic-depressive insanity: a translation and commentary on its significance in the evolution of the concept of bipolar disorder. Harv Rev Psychiatry. 2002;10:255-75.

Sani G, Swann AC. Mixed states: historical impact and evolution of the concept. Psychiatr Clin North Am. 2020;43(1):1-13.

Toohey P. Some ancient histories of literary melancholia. Ill Classical Stud. 1990;15:142-63.

Estados mistos no século XX

Akiskal HS, Rosenthal RH, Rosenthal TL, Kashgarian M, Khani MK, Puzantian VR. Differentiation of primary affective illness from situational, symptomatic, and secondary depressions. Arch Gen Psychiatry. 1979;36(6):635-43.

Akiskal HS. The distinctive mixed states of bipolar I, II and III. Clin Neuropharmacol. 1992;15(Suppl 1):632-3.

Akiskal HS, et al. Gender, temperament, and the clinical picture of dysphoric mixed mania: findings from a French national study (EPIMAN). J Affect Disord. 1998;50:175-86.

American Psychiatric Association. Diagnostic and statistical manual of mental disorders. Washington: American Psychiatric Association, 1952.

American Psychiatric Association. Diagnostic and statistical manual of mental disorders. 2.ed. Washington: American Psychiatric Association, 1968.

American Psychiatric Association. Diagnostic and statistical manual of mental disorders. 3.ed. Washington: American Psychiatric Association. 1980.

American Psychiatric Association. Diagnostic and statistical manual of mental disorders. 3.ed.-Text Revision. Washington: American Psychiatric Association. 1987.

American Psychiatric Association. Diagnostic and statistical manual of mental disorders. 4.ed. Washington: American Psychiatric Association, 1994.

Angst J, Marneros A. Bipolarity from ancient to modern times. J Affect Disord. 2001;67:3-19.

Baillarger J. De la folie a double forme. Ann Med-Psychol. 1854;6:369-89.

Barroilhet SA, Ghaemi SN. Psychopathology of mixed states. Psychiatr Clin North Am. 2020;43(1):27-46.

Bauer MS, et al. Testing definitions of dysphoric mania and hypomania: prevalence, clinical characteristics and interepisode stability. J Affective Disorders. 1994;32.3:201-11.

Beigel A, Murphy DL. Assessing clinical characteristics of the manic state. Amer I Psychiat. 1971a;128:688-94.

Beigel A, Murphy DL, Bunney WE. The Manic-State Rating Scale: scale construction, reliability, and validity. Arch Gen Psychiat. 1971b;25:256-62.

Berner P, Gabriel E, Katschnig W, et al. Diagnostic criteria for schizophrenic and affective psychoses. Viena: World Psychiatric Association, 1983.

Bunney W, Goodwin FK, Murphy DL. The 'switch process' in manic-depressive illness. Arch Gen Psychiatry. 1972;27:295-317.

Carlson GA, Goodwin FK. The stages of mania. Arch Gen Psychiatry. 1973;28:221-28.

Cassidy F, Forest K, Murry E, Carroll BJ. A factor analysis of the signs and symptoms of mania. Arch Gen Psychiatry. 1998;55(1):27-32.

Cassidy F, Ahearn E, Murry E, et al. Diagnostic depressive symptoms of the mixed bipolar episode. Psychol Med. 2000;30:403-11.

Dayer A, Aubry JM, Roth L, Ducrey S, Bertschy G. A theoretical reappraisal of mixed states: dysphoria as a third dimension. Bipolar Disord. 2000;2(4):316-24.

Dell'Osso L, Placidi GF, Nassi R, et al. The manic-depressive mixed state: familial, temperamental and psychopathology characteristics in 108 female inpatients. Eur Arch Psychiatry Clin Neurosci. 1991;240:234-9.

Dilsaver SC, Chen YR, Shoaib AM, Swann AC. Phenomenology of mania: evidence for distinct depressed, dysphoric, and euphoric presentations. Am J Psychiatry. 1999;156(3):426-30.

Double DB. The factor structure of manic rating scales. J Affect Disord. 1990;18:113-9.

Falret JP. De la folie circulaire ou forme de maladie mentale caracterisee par l'alternative reguliere de la manie et de la melancolie. Bull Acad Natl Med (Paris) Oder. 1851.

Goodwin FK, Jamison KR. Manic-depressive illness. New York: Oxford University Press, 1990.

Hamilton M. A rating scale for depression. J Neurol Neurosurg Psychiatry. 1960;23(1):56.

Himmelhoch JM, Mulla D, Neil JF, et al. Incidence and signficiance of mixed affective states in a bipolar population. Arch Gen Psychiatry. 1976;33(9):1062-6.

Kotin J, Goodwin FK. Depression during mania: clinical observations and theoretical implications. Am J Psychiatry. 1972;129(6):679-86.

Koukopoulos A, Girardi P, Proietti R, et al. Diagnostic and therapeutic considerations on agitated depression understood as a mixed affective state. Minerva Psichiatr. 1989;30:283-6.

Koukopoulos A, Koukopoulos A. Agitated depression as a mixed state and the problem of melancholia. Psychiatr Clin North Am. 1999;22:547-64.

Kraepelin E. Manic-depressive insanity and paranoia. Edinburgh, Scotland: E&S Livingstone, 1921.

Kupfer DJ, Detre TP. Development and application of the KDS™-1 in inpatient and outpatient settings. Psychological Reports. 1971;29(2):607-17.

Malhi GS, Irwin L, Hamilton A, Morris G, Boyce P, Mulder R, Porter RJ. Modelling mood disorders: An ACE solution? Bipolar Disord.2018 Nov;20 Suppl 2:4-16.

Marneros A. Origin and development of concepts of bipolar mixed states. J Affect Disord. 2001;67:229-40.

Mathews M. How did pre-twentieth century theories of the aetiology of depression develop? Brighton (England): Priory Lodge Education, 2004.

McElroy SL, Keck PE, Pope HG, et al. Clinical and research implications of the diagnosis of dysphoric or mixed mania or hypomania. Am J Psychiatry. 1992;149:1633-44.

McElroy SL, Strakowski SM, Keck PE Jr, et al. Differences and similarities in mixed and pure mania. Compr Psychiatry. 1995;36:187-94.

McGuffin P, Farmer A, Harvey I. A polydiagnostic application of operational criteria in studies of psychotic illness: development and reliability of the OPCRIT system. Arch Gen Psychiatry. 1991;48:764-770.

Mentzos S. Mischzustande und mischbildhafte phasische psychosen. Enke, Stuttgart, 1967.

Murphy DL, Beigel A. Depression, elation, and lithium carbonate responses in manic patient subgroups. Arch Gen Psychiatry. 1974;31:643-8.

Perugi G, Akiskal HS, Micheli C, et al. Clinical characterization of depressive mixed state in bipolar-I patients: Pisa-San Diego collaboration. J Affect Disord. 1997a;67:105-14.

Perugi G, Akiskal HS, Micheli C, Musetti L, Paiano A, Quilici C, et al. Clinical subtypes of bipolar mixed states: validating a broader European definition in 143 cases. J Affect Disord. 1997b;43(3):169-80.

Post RM, Rubinow DR, Uhde TW, et al. Dysphoric mania: clinical and biological correlates. Arch Gen Psychiatry. 1989;46:353-8.

Schneider K. Psiopatologia clínica. São Paulo: Ed. Mestre Jou, 1978.

Secunda SK, Katz MM, Swann A, Koslow SH, Maas JW, Chuang S, et al. Mania. Diagnosis, state measurement and prediction of treatment response. Journal of affective disorders. 1985;8(2):113-21.

Secunda SK, Swann A, Katz AM, et al. Diagnosis and treatment of mixed mania. Am J Psychiatry. 1987;144:96-8.

Serretti A, Rietschel M, Lattuada E, Krauss H, Held T, Nöthen MM, Smeraldi E. Factor analysis of mania. Arch Gen Psychiatry. 1999;56(7):671-2.

Spitzer RL, Endicott J, Robins E. Research diagnostic criteria: rationale and reliability. Arch Gen Psychiatry. 1978;35(6):773-782.

Spitzer RL, Endicott J. Schedule for Affective Disorders and Schizophrenia (SADS). 3.ed. New York: New York State Psychiatric Institute, Biometrics Research, 1978.

Swann AC, Secunda SK, Katz MM, et al. Specificity of mixed affective states: clinical comparison of dysphoric mania and agitated depression. J Affect Disord. 1993;28:81-9.

Swann AC. Mixed or dysphoric manic states: psychopathology and treatment. J Clin Psychiatry. 1995;56(Suppl 3):6-10.

Winokur G. Manic-depressive illness. St. Louis: C.V. Mosby, 1969.

Young RC, Biggs JT, Ziegler VE, et al. A rating scale for mania: reliability, validity and sensitivity. Brit J Psychiat. 1978;133:429-35.

Estados mistos no século XXI

Akiskal HS, Akiskal KK, Haykal RF, Manning JS, Connor PD. TEMPS-A: progress towards validation of a self-rated clinical version of the Temperament Evaluation of the Memphis, Pisa, Paris, and San Diego Autoquestionnaire. J Affect Disord.2005 Mar;85(1-2):3-16.

Akiskal HS, Hantouche EG, Bourgeois ML, et al. Toward a refined phenomenology of mania: combining clinician-assessment and self-report in the French EPIMAN study. J Affect Disord.2001;67(1):89–96.

Akiskal HS, Azorin JM, Hantouche EG. Proposed multidimensional structure of mania: beyond the euphoric-dysphoric dichotomy. J Affect Disord.2003;73(1–2):7–18.

Akiskal HS, Benazzi F. Validating Kraepelin's two types of depressive mixed states: "depression with flight of ideas" and "excited depression". The World Journal of Biological Psychiatry.2004;5:107–113.

American Psychiatric Association. Diagnostic and statistical manual of mental disorders. 4.ed.-Text Revision. Washington, DC: American Psychiatric Association, 2000.

American Psychiatric Association. Diagnostic and statistical manual of mental disorders. 5.ed. Washington, DC: American Psychiatric Association, 2013.

Andreasen N. Scale for the assessment of positive symptoms (SAPS). University of Iowa, Iowa City, 1984.

Angst J, Cui L, Swendsen J, Rothen S, Cravchik A, Kessler RC, et al. Major depressive disorder with subthreshold bipolarity in the National Comorbidity Survey Replication. Am J Psychiatry. 2010;167(10):1194-201.

Angst J, et al. Prevalence and characteristics of undiagnosed bipolar disorders in patients with a major depressive episode: the BRIDGE study. Arch Gen Psychiatry. 2011;68(8):791-8.

Asberg M, Montgomery SA. A comprehensive psychopathological rating scale. Acta Psychiatrica Scandinavica. 1978;271:5.

Association for Methodology and Documentation in Psychiatry (AMDP). Das AMDP system: Manual zur Dokumentation Psychiatrischer Befunde. 5.ed. Berlin: Springer, 1981.

Bech P, Bolwig TG, Kramp P, Rafaelsen OJ. The Bech – Rafaelsen Mania Scale and the Hamilton Depression Scale. Acta Psychiatr Scand. 1979;59:420-30.

Bech P. Rating scales for mood disorders: applicability, consistency and construct validity. Acta Psychiatr Scand Suppl. 1988;345:45-55.

Benazzi F. Age at onset of bipolar II depressive mixed state. Psychiatry Res.2001;103(2-3):229-35.

Benazzi F, Akiskal HS. Delineating bipolar II mixed states in the Ravenna-San Diego collaborative study: the relative prevalence and diagnostic significance of hypomanic features during major depressive episodes. J Affect Disord.2001;67:115-22.

Benazzi F. Which could be a clinically useful definition of depressive mixed state? Prog Neuropsychopharmacol Biol Psychiatry.2002;26:1105–11.

Benazzi F, Akiskal HS. Refining the evaluation of bipolar II: beyond the strict SCID-CV guidelines for hypomania. J Affect Disord.2003;73:33–38.

Benazzi F, Akiskal H. Irritable-hostile depression: further validation as a bipolar depressive mixed state. J Affect Disord.2005;84(2):197–207.

Benazzi F, Akiskal HS. Psychometric delineation of the most discriminant symptoms of depressive mixed states. Psychiatry Res. 2006;141(1):81-8.

Benazzi F. A tetrachoric factor analysis validation of mixed depression. Prog Neuropsychopharmacol Biol Psychiatry. 2008a;32(1):186-92.

Benazzi F. Reviewing the diagnostic validity and utility of mixed depression (depressive mixed states). Eur Psychiatry. 2008b;23:40-8.

Berk M, Malhi GS, Mitchell PB, et al. Scale matters: the need for a Bipolar Depression Rating Scale (BDRS). Acta Psychiatr Scand Suppl. 2004;(422):39-45.

Bertschy G, Gervasoni N, Favre S, Liberek C, Ragama-Pardos E, Aubry JM, Gex-Fabry M, Dayer A. Phenomenology of mixed states: a principal component analysis study. Bipolar Disord. 2007;9(8):907-12.

Bertschy G, Gervasoni N, Favre S, Liberek C, Ragama-Pardos E, Aubry JM, et al. Frequency of dysphoria and mixed states. Psychopathology. 2008;41(3):187-93.

Biondi M, Picardi A, Pasquini M, et al. Dimensional psychopathology of depression: detection of an 'activation' dimension in unipolar depressed outpatients. J Affect Disord. 2005;84(2):133-9.

Butcher JN, Dahlstrom GW, Graham JR, Tellegen A, Kaemmer B. MMPI-2 Manual for Administration and Scoring. Minneapolis, MN: University of Minnesota Press, 1989.

Carroll BJ. Psychopathology and neurobiology of manic-depressive disorders. In: Carroll BJ, Barrett JE (eds.). Psychopathology and the Brain. New York: Raven Press, 1991. p. 265-85.

Cassidy F. Anxiety as a symptom of mixed mania: implications for DSM-5. Bipolar Disord. 2010;12:437-9.

Chang JS, Ahn YM, Yu HY, Park HJ, Lee KY, Kim SH, Kim YS. Exploring clinical characteristics of bipolar depression: internal structure of the bipolar depression rating scale. Aust N Z J Psychiatry. 2009;43(9):830-7.

Disalver SC, Chen YR, Shoaib AM, Swann AC. Phenomenology of mania: evidence for distinct depressed, dysphoric and euphoric presentations. American Journal of Psychiatry. 1999;156:426-30.

Dilsaver SC, Benazzi F. Treating depressive mixed states in bipolar disorders. J Clin Psychiatry. 2008;69:e23.

Dodd S, Kulkarni J, Berk L, et al. A prospective study of the impact of subthreshold mixed states on the 24-month clinical outcomes of bipolar I disorder or schizoaffective disorder. J Affect Disord. 2010;124:22-8.

Fawcett J. Diagnosis, traits, states, and comorbidity in suicide. In: Dwivedi Y (ed.). The neurobiological basis of suicide. Boca Raton (FL): CRC Press/Taylor & Francis, 2012 [Chapter 1].

Feighner JP, Robins E, Guze SB, Woodruff Jr. RA, Winokur G, Munoz R. Diagnostic criteria for use in psychiatric research. Arch Gen Psychiatry. 1972;26:57-63.

First MB, Spitzer RL, Gibbon M, Williams JBW. Structured Clinical Interview for DSM-IV Axis I Disorders - Clinician Version (SCID-CV). Washington: American Psychiatric Press, 1997.

Frye MA, Helleman G, McElroy SL, et al. Correlates of treatment-emergent mania associated with antidepressant treatment in bipolar depression. Am J Psychiatry. 2009;166(2):164-72.

Goldberg JF, Perlis RH, Bowden CL, et al. Manic symptoms during depressive episodes in 1,380 patients with bipolar disorder: findings from the STEP-BD. Am J Psychiatry.2009;166:173-81.

González-Pinto A, Ballesteros J, Aldama A, Pérez de Heredia JL, Gutierrez M, Mosquera F, González-Pinto A. Principal components of mania. J Affect Dis. 2003;76:95-102.

Guclu O, Senormancı O, Aydin E, et al. Phenomenological subtypes of mania and their relationships with substance use disorders. J Affect Disord. 2015;174:569-73.

Gupta SC, Sinha VK, Praharaj SK, et al. Factor structure of manic symptoms. Aust N Z J Psychiatry. 2009;43(12):1141-6.

Hantouche EG, Allilaire JP, Bourgeois ML, Azorin JM, Sechter D, Chatenêt-Duchêne L, Lancrenon S, Akiskal HS. The feasibility of self-assessment of dysphoric mania in the French national EPIMAN study. J Affect Disord. 2001;67(1-3):97-103.

Hanwella R, de Silva VA. Signs and symptoms of acute mania: a factor analysis. BMC Psychiatry. 2011;11(1):137.

Harvey PD, Endicott JM, Loebel AD. The factor structure of clinical symptoms in mixed and manic episodes prior to and after antipsychotic treatment. Bipolar Disord. 2008;10(8):900-6.

Judd LL, Akiskal HS, Schettler PJ, et al. The long-term natural history of the weekly symptomatic status of bipolar I disorder. Arch Gen Psychiatry. 2002;59:530-7.

Judd LL, et al. Prevalence and clinical significance of subsyndromal manic symptoms, including irritability and psychomotor agitation, during bipolar major depressive episodes. J Affect Disord. 2012;138(3):440-8.

Koukopoulos A, Sani G, Albert MJ, et al. Agitated depression: spontaneous and induced. In: Goodwing FK, Marneros A (eds.). Bipolar disorder. Cambridge: Cambridge University Press, 2004.

Koukopoulos A, Albert MJ, Sani G, et al. Mixed depressive states: nosologic and therapeutic issues. Int Rev Psychiatry. 2005;17:21-37.

Koukopoulos A, Koukopoulos A. Agitated depression as a mixed state and the problem of melancholia. Psychiatr Clin North Am. 1999;22(3):547-64.

Koukopoulos A, Sani G, Koukopoulos AE, Manfredi G, Pacchiarotti I, Girardi P. Melancholia agitata and mixed depression. Acta Psychiatr Scand Suppl.2007;(433):50-7.

Kraepelin E. Manic-depressive insanity and paranoia. Edinburgh, Scotland: E&S Livingstone, 1921.

Kumar R, Sinha BN, Chakrabarti N, Sinha VK. Phenomenology of mania - a factor analysis approach. Indian J Psychiatry.2001;43(1):46-51.

Lecrubier Y, Sheehan DV, Weiller E, Amorim P, Bonora I, Sheehan KH, et al. The Mini International Neuropsychiatric Interview (MINI). A short diagnostic structured interview: reliability and validity according to the CIDI. European Psychiatry. 1997;12(5):224-31.

Marneros A. Origin and development of concepts of bipolar mixed states. J Affect Dis. 2001;67(1-3):229-40.

Murphy DL, Pickar D, Alterman I. Methods for the quantitative assessment of depressive and manic behavior. In: Burdoch EI, Sudilovsky A, Gershon S. (eds.). Quantitative techniques for the evaluation of the behavior of psychiatric patients. New York: Marcel Dekker; 1982. p. 355-93.

Pacchiarotti I, Mazzarini L, Kotzalidis GD, et al. Mania and depression. Mixed, not stirred. J Affect Disord. 2011;133:105-13.

Pae CU, et al. Mixed depression: a study of its phenomenology and relation to treatment response. J Affect Disord. 2012;136(3):1059-61.

Pancheri P, Biondi M, Gaetano P, Picardi A. Costruzione della 'SVARAD', una scala per la valutazione rapida dimensionale. Riv Psichiatria. 1999;34:72-83.

Perugi G, Maremmani I, Toni C, et al. The contrasting influence of depressive and hyperthymic temperaments on psychometrically derived manic subtypes. Psychiatry Res. 2001;101(3):249-58.

Perugi G, Medda P, Reis J, et al. Clinical subtypes of severe bipolar mixed states. J Affect Disord. 2013;151(3):1076-82.

Perugi G, Medda P, Swann AC, et al. Phenomenological subtypes of severe bipolar mixed states: a factor analytic study. Compr Psychiatry. 2014;55(4):799-806.

Perugi G, et al. Mixed features in patients with a major depressive episode: the BRIDGE-II-MIX study. J Clin Psychiatry. 2015;76(3):e351-8.

Rossi A, Daneluzzo E, Arduini L, et al. A factor analysis of signs and symptoms of the manic episode with Bech-Rafaelsen Mania and Melancholia Scales. J Affect Disord. 2001;64(2-3):267-70.

Rush AJ, Giles DE, Schlesser MA, et al. The Inventory for Depressive Symptomatology (IDS): preliminary findings. Psychiatry Res. 1986;18(1):65-87.

Sato T, Bottlender R, Kleindienst N, Moller HJ. Syndromes and phenomenological subtypes underlyng acute mania: a factor analytic study of 576 manic patients. Am J Psychiatry. 2002;159:968-74.

Sato T, Bottlender R, Kleindienst N, Moller HJ. Irritable psychomotor elation in depressed inpatients: a factor validation of mixed depression. J Affect Dis. 2005;84:187-96.

Spitzer RL, Endicott J. Schedule for affective disorders and schizophrenia: Change version. New York: Biometrics Research, New York State Psychiatric Institute, 1978.

Swann AC, Janicak PL, Calabrese JR, et al. Structure of mania: depressive, irritable, and psychotic clusters with different retrospectively-assessed course patterns of illness in randomized clinical trial participants. J Affect Disord. 2001;67:123-32.

Swann AC, Moeller FG, Steinberg JL, et al. Manic symptoms and impulsivity during bipolar depressive episodes. Bipolar Disord. 2007;9:206-12.

Swann AC, Steinberg JL, Lijffijt M, Moeller GF. Continuum of depressive and manic mixed states in patients with bipolar disorder: quantitative measurement and clinical features. World Psychiatry. 2009;8(3):166-72.

Ventura J, Lukoff D, Nuechterlein KH, Liberman RP, Green MF, Shaner A. Manual for the expanded brief psychiatric rating scale. Int J Methods Psychiatr Res. 1993;3:227-44.

Vieta E, Morralla C. Prevalence of mixed mania using 3 definitions. J Affect Disord. 2010;125:61-73.

Williams JBW, Terman M, Link MJ, Amira L, Rosenthal NE. Hypomania Interview Guide (including hyperthymia). Current Assessment Version (HIGH-C). Clinical Assessment Tools Packet, Center for Environmental Therapeutics, Norwood, NJ, 1994.

World Health Organization. The ICD-10 classification of mental and behavioural disorders: Diagnostic criteria for research. Geneva: World Health Organization, 1993.

Zimmermann P, Brückl T, Nocon A, Pfister H, Lieb R, Wittchen HU, Holsboer F, Angst J. Heterogeneity of DSM-IV major depressive disorder as a consequence of subthreshold bipolarity. Arch Gen Psychiatry. 2009;66(12):1341-52.

Estados mistos na era pós-DSM-5

American Psychiatric Association. Diagnostic and statistical manual of mental disorders. 4.ed.-Text Revision. Washington, DC: American Psychiatric Association, 2000.

American Psychiatric Association. Diagnostic and statistical manual of mental disorders. 5.ed. Washington: American Psychiatric Association, 2013.

Angst J, et al. Prevalence and characteristics of undiagnosed bipolar disorders in patients with a major depressive episode: the BRIDGE study. Arch Gen Psychiatry. 2011;68(8):791-8.

Faedda GL, Marangoni C, Reginaldi D. Depressive mixed states: a reappraisal of Koukopoulos' criteria. J Affect Disord. 2015;176:18-23.

Filgueiras A, Nunes ALS, Silveira LAS, et al. Latent structure of the symptomatology of hospitalized patients with bipolar mania. Eur Psychiatry. 2014;29(7):431-6.

Jacobowski NL, Heckers S, Bobo WV. Delirious mania: detection, diagnosis, and clinical management in the acute setting. J Psychiatr Pract. 2013 ;19(1):15-28.

Judd LL, Schettler PJ, Akiskal H, Coryell W, Fawcett J, Fiedorowicz JG, Solomon DA, Keller MB. Prevalence and clinical significance of subsyndromal manic symptoms, including irritability and psychomotor agitation, during bipolar major depressive episodes. J Affect Disord. 2012;138(3):440-8.

Katz MM, Wetzler S, Cloitre M, Swann A, Secunda S, Mendels J, Robins E. Expressive characteristics of anxiety in depressed men and women. J Affect Disord. 1993;28(4):267-77.

Kim H, Kim W, Citrome L, Akiskal HS, Goffin KC, Miller S, et al. More inclusive bipolar mixed depression definition by permitting overlapping and non-overlapping mood elevation symptoms. Acta Psychiatr Scand. 2016;134(3):199-206.

Klerman GL. The spectrum of mania. Compr Psychiatry. 1981;22:11-20.

Koukopoulos A, Sani G, Ghaemi SN. Mixed features of depression: why DSM-5 is wrong (and so was DSM-IV). Br J Psychiatry. 2013;203:3-5.

Koukopoulos A, Sani G. DSM-5 criteria for depression with mixed features: a farewell to mixed depression. Acta Psychiatr Scand. 2014;129:4-16.

Maj M. "Mixed" depression: drawbacks of DSM-5 (and other) polythetic diagnostic criteria. J Clin Psychiatry. 2015;76:e381-2.

Malhi GS, Fritz K, Allwang C, Burston N, Cocks C, Devlin J, et al. Are manic symptoms that 'dip' into depression the essence of mixed features? J Affect Disord. 2016;192:104-8.

Mann SC, Caroff SN, Bleier HR, Welz WK, Kling MA, Hayashida M. Lethal catatonia. Am J Psychiatry. 1986;143:1374-81.

McIntyre RS, Soczynska JK, Cha DS, Woldeyohannes HO, Dale RS, Alsuwaidan MT, et al. The prevalence and illness characteristics of DSM-5-defined "mixed feature specifier" in adults with major depressive disorder and bipolar disorder: Results from the International Mood Disorders Collaborative Project. J Affect Disord. 2015;172:259-64.

McIntyre RS, Ng-Mak D, Chuang CC, Halpern R, Patel PA, Rajagopalan K, et al. Major depressive disorder with subthreshold hypomanic (mixed) features: A real-world assessment of treatment patterns and economic burden. J Affect Disord. 2017;210:332-7.

Miller S, et al. Mixed depression in bipolar disorder: Prevalence rate and clinical correlates during naturalistic follow-up in the Stanley Bipolar Network. Am J Psychiatry. 2016;173(10):1015-23.

Pacchiarotti I, Nivoli AM, Mazzarini L, Kotzalidis GD, Sani G, Koukopoulos A, et al. The symptom structure of bipolar acute episodes: in search for the mixing link. J Affect Disord. 2013;149(1-3):56-66.

Pae CU, Vöhringer PA, Holtzman NS, Thommi SB, Patkar A, Gilmer W, Ghaemi SN. Mixed depression: a study of its phenomenology and relation to treatment response. J Affect Disord. 2012;136(3):1059-61.

Parker G, McCraw S, Blanch B, Hadzi-Pavlovic D, Synnott H, Rees AM. Discriminating melancholic and non-melancholic depression by prototypic clinical features. J Affect Disord. 2013;144(3):199-207.

Perugi G, Medda P, Reis J, et al. Clinical subtypes of severe bipolar mixed states. J Affect Disord. 2013;151(3):1076-82.

Perugi G, Medda P, Swann AC, et al. Phenomenological subtypes of severe bipolar mixed states: a factor analytic study. Compr Psychiatry. 2014;55(4):799-806.

Perugi G, et al. Mixed features in patients with a major depressive episode: the BRIDGE-II-MIX study. J Clin Psychiatry. 2015;76(3):e351-8.

Rush AJ, Giles DE, Schlesser MA, et al. The Inventory for Depressive Symptomatology (IDS): preliminary findings. Psychiatry Res. 1986;18(1):65-87.

Sampogna G, Del Vecchio V, Giallonardo V, Luciano M, Fiorillo A. Diagnosis, clinical features, and therapeutic implications of agitated depression. Psychiatr Clin North Am. 2020;43(1):47-57.

Sani G, Vöhringer PA, Napoletano F, Holtzman NS, Dalley S, Girardi P, et al. Koukopoul' diagnostic criteria for mixed depression: a validation study. J Affect Disord. 2014;164:14-8.

Sani G, Vöhringer PA, Barroilhet SA, Koukopoulos AE, Ghaemi SN. The Koukopoulos Mixed Depression Rating Scale (KMDRS): An International Mood Network (IMN) validation study of a new mixed mood rating scale. J Affect Disord. 2018;232:9-16.

Serra F, Gordon-Smith K, Perry A, et al. Agitated depression in bipolar disorder. Bipolar Disord. 2019;21(6):547-55.

Shah S, Aich TK, Subedi S. A factor analytical study report on mania from Nepal. Indian J Psychiatry. 2017;59(2):196-201.

Shim IH, Lee J, Kim MD, Jung YE, Min KJ, Kwon YJ, et al. The prevalence and diagnostic classification of mixed features in patients with major depressive episodes: A multicenter study based on the DSM-5. Int J Methods Psychiatr Res. 2019;28(3):e1773.

Shinzato H, Koda M, Nakamura A, Kondo T. Development of the 12-item questionnaire for quantitative assessment of depressive mixed state (DMX-12). Neuropsychiatr Dis Treat. 2019;15:1983-91.

Shinzato H, Zamami Y, Kondo T. The 12-Item Self-Rating Questionnaire for Depressive Mixed State (DMX-12) for Screening of Mixed Depression and Mixed Features. Brain Sci. 2020;10(10):678.

Stahl SM, Morrissette DA, Faedda G, et al. Guidelines for the recognition and management of mixed depression. CNS Spectr. 2017;22:203-19.

Swann AC, Secunda SK, Katz MM, et al. Lithium treatment of mania: clinical characteristics, specificity of symptom change, and outcome. Psychiatry Res. 1986;18(2):127-41.

Swann AC, et al. Continuum of depressive and manic mixed states in patients with bipolar disorder: quantitative measurement and clinical features. World Psychiatry. 2009;8(3):166-72.

Swann AC, Lafer B, Perugi G, et al. Bipolar mixed states: an international society for bipolar disorders task force report of symptom structure, course of illness, and diagnosis. Am J Psychiatry. 2013b;170(1):31-42.

Swann AC, Suppes T, Ostacher MJ, et al. Multivariate analysis of bipolar mania: retrospectively assessed structure of bipolar I manic and mixed episodes in randomized clinical trial participants. J Affect Disord. 2013;144(1-2):59-64.

Swann AC. Mixed features: evolution of the concept, past and current definitions, and future prospects. CNS Spectr. 2017;22(2):161-9.

Targum SD, et al. Major depressive disorder with subthreshold hypomania (mixed features): Clinical characteristics of patients entered in a multiregional, placebo-controlled study. Prog Neuropsychopharmacol Biol Psychiatry. 2016;68:9-14.

Tavares DF, Suen P, Santos CGR, Moreno DH, Lane Valiengo LDC, Klein I, et al. Treatment of mixed depression with theta-burst stimulation (TBS): results from a double-blind, randomized, sham-controlled clinical trial. Neuropsychopharmacology. 2021;46(13):2257-65.

Tavares DF, Suen P, Moreno DH, Vieta E, Moreno RA, Brunoni AR. Distractibility, anxiety, irritability, and agitation symptoms are associated with the severity of depressive and manic symptoms in mixed depression. Braz J Psychiatry. 2022;44(6):576-83.

Tavormina G. Treating the bipolar spectrum mixed states: a new rating scale to diagnose them. Psychiatr Danub. 2014;26(suppl 1):S6-9.

Tavormina G. Rating scale for mixed states: 35 cases report. Psychiatr Danub. 2015;27(suppl 1):S155-59.

Tavormina G, et al. Clinical utilization and usefullness of the rating scale of mixed states, (GT-MSRS)- a multicenter study. Psychiatr Danub. 2017;29(suppl 3):S365-67.

Tondo L, Vazquez GH, Pinna M, et al. Characteristics of depressive and bipolar patients with mixed features. Acta Psychiatr Scand. 2018;138:243-52.

Young AH, Eberhard J. Evaluating depressive symptoms in mania: a naturalistic study of patients with bipolar disorder. Neuropsychiatr Dis Treat. 2015;11:1137-43.

3
Estados mistos nas classificações atuais

MANUAL DIAGNÓSTICO E ESTATÍSTICO DE TRANSTORNOS MENTAIS – 5ª EDIÇÃO REVISADA (DSM-5-TR)

A literatura acumulada na década anterior ao lançamento do DSM-5 forneceu a base para as modificações nos critérios de estados para sintomas mistos. A elevada prevalência, sua presença no TDM e nos TBI e II exigiam estudos sistemáticos com critérios que permitissem à comunidade científica uma linguagem comum. De fato, a partir desses critérios novas pesquisas surgiram, geralmente críticas aos critérios extremamente restritivos de sintomas mistos e contrários ao que a literatura apontava como sendo a sintomatologia nuclear (ver Capítulo 2). No DSM-5, o quadro denominado "episódio misto" do DSM-IV-TR, que correspondia a uma mania mista, foi eliminado em troca dos chamados especificadores clínicos. Consequentemente, haverá redução da visibilidade dos estados mistos em geral na prática clínica diária, até porque o especificador não é codificável, implicando o risco de simplesmente não ser anotado por clínicos em geral (Cerbo, 2021). Todos os subtipos dos transtornos do humor do DSM IV/DSM-IVTR foram substituídos por essa terminologia e a categoria foi dividida em duas separadas, "Transtornos bipolares e relacionados" e "Transtornos depressivos" (APA, 2013). Além dos especificadores de curso e gravidade e dos subtipos clínicos atípico, psicótico e catatônico preexistentes, foram acrescentados dois novos, os sintomas ansiosos e os mistos, os únicos que podem "especificar" a hipomania (Tabela 19). Dessa maneira, sintomas mistos e ansiosos passam a ser observados em cada paciente e podem ser investigados cientificamente, independentemente do tipo de transtorno (TDM, TBI e TBII) e do episódio (depressão, mania ou hipomania). Essas modificações foram mantidas na revisão da quinta edição do manual (DSM-5-TR) (Tabela 19) (American Psychiatric Association; 2022).[*]

Tabela 19 Especificadores clínicos do DSM-5-TR

TB tipo I	**Episódio maníaco:** Com características ansiosas Com características mistas Com características psicóticas (congruentes ou incongruentes com o humor) Com características catatônicas
	Episódio hipomaníaco: Com características ansiosas Com características mistas
	Episódio depressivo: Com características ansiosas Com características mistas Com características melancólicas Com características atípicas Com características psicóticas (congruentes ou incongruentes com o humor) Com características catatônicas
TB tipo II	**Episódio hipomaníaco:** Com características ansiosas Com características mistas
	Episódio depressivo: Com características ansiosas Com características mistas Com características melancólicas Com características atípicas Com características psicóticas (congruentes ou incongruentes com o humor) Com características catatônicas
TDM	**Episódio depressivo:** Com características ansiosas Com características mistas Com características melancólicas Com características atípicas Com características psicóticas (congruentes ou incongruentes com o humor) Com características catatônicas

TDM: transtorno depressivo maior; TB: transtorno bipolar.
Fonte: American Psychiatric Association, 2022.

Os critérios diagnósticos do DSM-5/DSM-5-TR para sintomas mistos foram definidos pela presença de três ou mais sintomas de polaridade oposta (Tabela 20) (APA, 2022). Sintomas presentes em ambos os critérios diagnósticos de depressão e (hipo)mania foram excluídos, a saber: irritabilidade, agitação psicomotora, distraibilidade, alterações de sono e ansiedade. Esse aspecto não levou em conta os dados empíricos acumulados ao longo dos anos e foi baseado exclusivamente em opiniões, tornando o DSM-5 muito restritivo, a ponto de diagnosticar depressão mista somente em um de quatro pacientes (Perugi et al., 2015). O principal argumento era a falta de especificidade desses sintomas, mas excluí-los sem evidências de que os demais sintomas sejam suficientemente sensitivos também é problemático. Sem evidências empíricas, o desejo de evitar um diagnóstico exagerado também não possui validade científica (Perugi, 2019).

Em pacientes que preenchem simultaneamente critérios de depressão (Tabela 21) e de mania (Tabela 22), o diagnóstico deve ser de episódio maníaco, com sintomas mistos, dada a maior gravidade e impacto da mania (APA, 2022). Em relação à hipomania, o DSM-5-TR também faz ressalvas, pois o item "Outros Transtornos Bipolares e Relacionados" permite o diagnóstico de "hipomania com sintomas insuficientes e episódios depressivos maiores", que seriam 4 dias consecutivos de humor elevado com um ou dois sintomas do critério B (Tabela 22) ou humor irritável com dois ou três do critério B, desde que não sejam superpostos ao episódio depressivo. Se estiverem superpostos a um episódio depressivo, o diagnóstico será de episódio depressivo maior com características mistas (APA, 2022). Efetivamente, uma depressão mista só pode compreender três sintomas (hipo)maníacos concomitantes, porque a ocorrência de quatro já transformaria a depressão mista em uma (hipo)mania mista (Tabela 20).

Tabela 20 Especificador "com características mistas" do DSM-5-TR

(Hipo)mania mista	Depressão mista
Episódio (hipo)maníaco com 3 ou 4 dos seguintes sintomas:	Episódio depressivo com 3 dos seguintes sintomas:
(1) Humor disfórico ou depressivo;	(1) Humor expansivo ou elevado;
(2) Interesse ou prazer diminuído;	(2) Autoestima inflada ou grandiosidade;
(3) Retardo psicomotor observável;	(3) Mais falante que o habitual ou pressão por falar;
(4) Fadiga ou perda de energia;	(4) Fuga de ideias ou sensação subjetiva de que os pensamentos estão acelerados;
(5) Sentimento de inutilidade ou de culpa excessiva ou inapropriada;	
(6) Pensamentos recorrentes de morte (não somente medo de morrer), ideação suicida recorrente sem plano específico, tentativa de suicídio ou plano específico para cometer suicídio.	(5) Aumento de energia ou de atividade dirigida a objetivos (socialmente, no trabalho ou na escola);
	(6) Envolvimento aumentado ou excessivo em atividades de alto potencial de consequências negativas (p. ex., compras desenfreadas, indiscrições sexuais, investimentos em negócios insensatos);
	(7) Redução da necessidade de sono (sentir-se repousado, apesar de dormir menos que o habitual).

Fonte: American Psychiatric Association, 2022.

90 Estados mistos de humor

Tabela 21 Critérios diagnósticos para episódio depressivo maior do DSM-5-TR

Cinco (ou mais) dos seguintes sintomas estiveram presentes durante um período de pelo menos 2 semanas e representam uma alteração em relação ao funcionamento anterior (pelo menos um dos sintomas é humor deprimido ou perda de interesse ou prazer):

1. Humor deprimido na maior parte do dia, quase todos os dias, conforme indicado por relato subjetivo ou observação feita por outras pessoas;
2. Interesse ou prazer acentuadamente diminuídos em todas ou quase todas as atividades;
3. Perda de peso ou ganho de peso; diminuição ou aumento do apetite;
4. Insônia ou hipersonia;
5. Agitação ou retardo psicomotor;
6. Fadiga ou perda de energia;
7. Sentimentos de inutilidade ou culpa excessiva/inadequada;
8. Diminuição da concentração;
9. Pensamentos recorrentes de morte, ideação suicida, tentativa de suicídio ou plano específico para cometer suicídio.

Fonte: American Psychiatric Association, 2022.

Tabela 22 Critérios diagnósticos para episódio maníaco/hipomaníaco do DSM-5-TR

A. Humor persistentemente elevado, expansivo ou irritável e aumento persistente da energia ou atividade;

B. Durante o período de alteração do humor e energia/atividade, **três ou mais** dos seguintes sintomas (quatro se o humor for irritável) estão presentes:

1. Autoestima inflada ou grandiosidade;
2. Diminuição da necessidade de sono;
3. Mais falante do que o habitual ou pressão por falar;
4. Fuga de ideias ou pensamentos acelerados;
5. Distraibilidade;
6. Aumento da atividade dirigida a objetivos (seja socialmente, no trabalho ou na escola, ou sexualmente) ou agitação psicomotora;
7. Envolvimento excessivo em atividades com alto potencial de consequências negativas (p. ex., compras desenfreadas, indiscrições sexuais ou investimentos empresariais tolos).

Fonte: American Psychiatric Association, 2022.

Não existe base científica incontestе para o requisito do DSM-5/DSM-5-TR de pelo menos três sintomas do polo oposto para a definição dos episódios mistos e a exclusão dos critérios comuns a ambos, depressão e (hipo)mania. Eles devem ser considerados temporários, por não refletirem evidências empíricas. Ao invés disso, a literatura apoia um ponto de corte de dois sintomas da polaridade oposta durante um episódio depressivo ou maníaco/hipomaníaco (Cassiy et al., 1998; Gonzáles-Pinto et al., 2004; Perlis et al., 2011; Angst et al., 2011, Ghaemi et al., 2022). Esse limiar se correlacionou com validadores diagnósticos de diferentes cursos de doença, prognóstico, comorbidades e resposta ao tratamento (Barroilhet e Ghaemi, 2020).

Os sintomas concomitantes aos episódios depressivos e (hipo)maníacos foram excluídos no DSM-5/DSM-5-TR *a priori*: alterações de sono (insônia ou hipersonia), alterações do apetite/peso (reduzido ou aumentado), alterações da concentração (desatenção ou distraibilidade), irritabilidade, agitação psicomotora e ansiedade. As evidências científicas vêm demonstrando que tais sintomas deveriam ser mantidos na contabilização de sintomas necessários para a identificação de apresentações mistas, uma vez que a ativação psicomotora é a característica central dos quadros mistos (ver Capítulos 2 e 5) (Katz et al. 1993; Swann, 2017; Ghaemi et al., 2022). Por exemplo, a associação da ansiedade com estados mistos já foi demonstrada em todos os tipos de episódio e se correlaciona com a gravidade da depressão em episódios maníacos, com a gravidade da mania em episódios depressivos e com a gravidade dos estados mistos como um todo (Swann et al., 2009). Além disso, a falta de identificação adequada de sintomas hipomaníacos pode levar ao equívoco diagnóstico do especificador sintomas mistos no lugar dos sintomas mistos (Shim et al., 2019).

Os critérios do especificador sintomas mistos também são controversos, porque incluem, na depressão mista, sintomas maníacos típicos e excluem sintomas excitatórios superpostos, frequentemente reportados (ver Capítulo 5) (Pacchiarotti et al., 2020). Inúmeras características diferenciam a depressão pura da mista, inclusive a resposta antidepressiva errática. Outras variáveis correlacionam a DMX à maior gravidade, comparada à depressão pura, como maior número de episódios, resistência aos antidepressivos e ciclagem (não somente para hipomania, mas também sintomas mistos), elevada taxa de comorbidades psiquiátricas, por exemplo, ansiosas, relacionadas ao uso de substâncias e transtorno de personalidade *borderline*, maior risco de suicídio e pior qualidade de vida e funcionamento (Pacchiarotti et al., 2020). A inclusão dos sintomas mistos em episódios depressivos trouxe uma enorme oportunidade de avançar no estudo dos transtornos depressivos em geral e bipolares em particular, com o qual o DSM-5/DSM-5-TR inseriu características dimensionais e abriu uma janela de oportunidade no aprofundamento do conhecimento sobre psicopatologia, bases genéticas, fisiopatologia e terapêutica.

CLASSIFICAÇÃO INTERNACIONAL DE DOENÇAS – 11ª EDIÇÃO (CID-11)

A Organização Mundial da Saúde (OMS) lançou, em 2018, a 11ª edição da Classificação Estatística Internacional de Doenças e Problemas Relacionados com a Saúde (CID-11) (World Health Organization, 2018). A categoria diagnóstica estados mistos permaneceu inalterada em relação à edição anterior, inclusive no que diz respeito à exclusividade no TB tipo I (Tabela 23), podendo apresentar ou não sintomas psicóticos.

Para harmonizar com o DSM-5, a CID-11 adotou a posição mais fácil com base na presença simultânea de critérios depressivos e maníacos (abordagem combinatória), em vez de tentar identificar critérios específicos para diferentes subtipos de episódios mistos (Perugi, 2019). De acordo com os critérios da CID-11, o TB tipo I, episódio atual misto (6A60.9 e 6A60.A), "é caracterizado pela presença de vários sintomas maníacos proeminentes e vários sintomas depressivos proeminentes consistentes com os observados em episódios maníacos e episódios depressivos, que ocorrem simultaneamente ou se alternam muito rapidamente (de um dia para o outro ou no mesmo dia). Os sintomas devem incluir um estado de humor alterado consistente com um episódio maníaco e/ou depressivo (ou seja, humor deprimido, disfórico, eufórico ou ex-

Tabela 23 Transtornos de humor na CID-11

Transtornos bipolares e doenças relacionadas
6A60.0 – Transtorno bipolar tipo I, episódio atual maníaco, sem sintomas psicóticos
6A60.1 – Transtorno bipolar tipo I, episódio atual maníaco, com sintomas psicóticos
6A60.2 – Transtorno bipolar tipo I, episódio atual hipomaníaco
6A60.3 – Transtorno bipolar tipo I, episódio atual depressivo leve
6A60.4 – Transtorno bipolar tipo I, episódio atual depressivo moderado, sem sintomas psicóticos
6A60.5 – Transtorno bipolar tipo I, episódio atual depressivo moderado, com sintomas psicóticos
6A60.6 – Transtorno bipolar tipo I, episódio atual depressivo grave, sem sintomas psicóticos
6A60.7 – Transtorno bipolar tipo I, episódio atual depressivo grave, com sintomas psicóticos
6A60.8 – Transtorno bipolar tipo I, episódio atual depressivo, gravidade não especificada
6A60.9 – Transtorno bipolar tipo I, episódio atual misto sem sintomas psicóticos
6A60.A – Transtorno bipolar tipo I, episódio atual misto com sintomas psicóticos
6A60.B – Transtorno bipolar tipo I, atualmente em remissão parcial, episódio mais recente maníaco ou hipomaníaco
6A60.C – Transtorno bipolar tipo I, atualmente em remissão parcial, episódio mais recente depressivo
6A60.D – Transtorno bipolar tipo I, atualmente em remissão parcial, episódio mais recente misto
6A60.E – Transtorno bipolar Tipo I, atualmente em remissão parcial, episódio mais recente não especificado
6A60.F – Transtorno bipolar tipo I, atualmente em remissão completa
6A60.Y – Outro transtorno bipolar tipo I
6A60.Z – Transtorno bipolar tipo I não especificado

(continua)

Tabela 23 Transtornos de humor na CID-11 (*continuação*)

6A61.0 – Transtorno bipolar tipo II, episódio atual hipomaníaco

6A61.1 – Transtorno bipolar tipo II, episódio atual depressivo leve

6A61.2 – Transtorno bipolar tipo II, episódio atual depressivo moderado, sem sintomas psicóticos

6A61.3 – Transtorno bipolar tipo II, episódio atual depressivo moderado, com sintomas psicóticos

6A61.4 – Transtorno bipolar tipo II, episódio atual depressivo grave, sem sintomas psicóticos

6A61.5 – Transtorno bipolar tipo II, episódio atual depressivo grave, com sintomas psicóticos

6A61.6 – Transtorno bipolar tipo II, episódio atual depressivo, gravidade não especificada

6A61.7 – Transtorno bipolar tipo II, atualmente em remissão parcial, episódio mais recente hipomaníaco

6A61.8 – Transtorno bipolar tipo II, atualmente em remissão parcial, episódio mais recente depressivo

6A61.9 – Transtorno bipolar tipo II, atualmente em remissão parcial, episódio mais recente não especificado

6A61.A – Transtorno bipolar tipo II, atualmente em remissão completa

6A61.Y – Outro transtorno bipolar tipo II

6A61.Z – Transtorno bipolar tipo II não especificado

6A62 – Transtorno ciclotímico

6A6Y – Outros transtornos bipolares e doenças relacionadas

6A6Z – Transtornos bipolares e doenças relacionadas não especificado

Transtornos depressivos e doenças relacionadas

6A70.0 – Transtorno depressivo, episódio único, leve

6A70.1 – Transtorno depressivo, episódio único, moderado, sem sintomas psicóticos

6A70.2 – Transtorno depressivo, episódio único, moderado, com sintomas psicóticos

6A70.3 – Transtorno depressivo, episódio único, grave, sem sintomas psicóticos

6A70.4 – Transtorno depressivo, episódio único, grave, com sintomas psicóticos

6A70.5 – Transtorno depressivo, episódio único, gravidade não especificada

6A70.6 – Transtorno depressivo, episódio único, atualmente em remissão parcial

6A70.7 – Transtorno depressivo, episódio único, atualmente em remissão completa

6A71.0 – Transtorno depressivo recorrente, episódio atual leve

6A71.1 – Transtorno depressivo recorrente, episódio atual moderado, sem sintomas psicóticos

6A71.2 – Transtorno depressivo recorrente, episódio atual moderado, com sintomas psicóticos

6A71.3 – Transtorno depressivo recorrente, episódio atual grave, sem sintomas psicóticos

6A71.4 – Transtorno depressivo recorrente, episódio atual grave, com sintomas psicóticos

6A71.5 – Transtorno depressivo recorrente, gravidade do episódio atual não especificada

6A71.6 – Transtorno depressivo recorrente, atualmente em remissão parcial

6A71.7 – Transtorno depressivo recorrente, atualmente em remissão completa

(continua)

Tabela 23   Transtornos de humor na CID-11 (*continuação*)

6A72 – Transtorno distímico
6A73 – Transtorno misto de ansiedade e depressão
6A7Y – Outros transtornos depressivos
6A7Z – Transtornos depressivos não especificados
6A34 – Transtorno disfórico pré-menstrual

Fonte: World Health Organization, 2018.

pansivo) e estar presentes na maior parte do dia, quase todos os dias, durante um período de pelo menos 2 semanas, a menos que sejam encurtados por uma intervenção terapêutica. Se o indivíduo experimentou episódios maníacos ou mistos no passado, não é necessária uma duração de 2 semanas para diagnosticar um episódio atual" (WHO, 2022). Se houver predomínio de polaridade depressiva, sintomas contrapolares devem incluir irritabilidade, pensamentos acelerados ou pensar demais, aumento da fala e agitação psicomotora. No caso do predomínio de sintomas maníacos devem estar presentes humor disfórico, crenças expressas de inutilidade ou desesperança e ideação suicida. A definição cria uma confusão entre estados mistos e ciclagem rápida e limita seu diagnóstico ao TB tipo I, contrário às evidências científicas acumuladas nas últimas décadas sobre o tema (Mahli et al., 2016; Cerbo, 2021). Por outro lado, todos os transtornos do humor, inclusive os episódios mistos, podem ser codificados adicionalmente com algumas características semelhantes aos especificadores do DSM-5 (Tabela 24) (WHO, 2022).

Tabela 24   Apresentações sintomáticas e de curso para episódios de humor nos transtornos do humor

6A80 Apresentações sintomáticas e curso para episódios de humor nos transtornos do humor
6A80.0 Sintomas ansiosos acentuados nos episódios do humor
6A80.1 Ataques de pânico nos transtornos do humor
6A80.4 Padrão sazonal de início do transtorno do humor
6A80.5 Ciclagem rápida
6E20 Transtornos mentais ou de comportamento associados a gestação, parto ou puerpério, sem sintomas psicóticos

PROPOSTAS DIAGNÓSTICAS COM BASE EM PESQUISA

O modo como diagnosticamos depende das definições adequadas, que permitam pesquisas no campo das neurociências, genéticas e terapêuticas. Encontrar biomarcadores e descobrir a fisiopatologia do transtorno bipolar depende do correto diagnóstico. Durante décadas os critérios diagnósticos do DSM permaneceram os mesmos, a despeito de novas informações científicas. Vários especialistas em transtorno bipolar propuseram critérios alternativos ao DSM-5, os *Clinical Research Diagnostic Criteria for Bipolar Illness* (CRDC-BP), com base exclusivamente nas pesquisas científicas no âmbito clínico (Ghaemi et al., 2022). Esse trabalho originou-se de critérios elaborados por uma força-tarefa da *International Society of Bipolar Disorders* (ISBD), que foi atualizado (Ghaemi et al., 2008). Os autores argumentaram que tais critérios diagnósticos com base exclusivamente em evidências empíricas terão maior validade e utilidade na identificação das causas e tratamentos do TB (Ghaemi et al., 2022). Nas tabelas a seguir estão descritos os novos critérios de todos os episódios, inclusive dos estados mistos.

Tabela 25 Critérios CRDC para mania pura

A. Um período distinto de humor persistentemente elevado, expansivo ou irritável, com duração de pelo menos 7 dias, que é claramente diferente do humor não depressivo usual.

B. Durante o período de perturbação do humor, três (ou mais) dos seguintes sintomas persistiram (quatro se o humor for apenas irritável) e estiveram presentes em um grau significativo:
1. Autoestima inflada ou grandiosidade
2. Diminuição da necessidade de sono (p. ex., sente-se descansado após apenas 3 horas de sono)
3. Mais falante do que o habitual ou pressão para continuar falando
4. Fuga de ideias ou experiência subjetiva de que os pensamentos estão correndo
5. Distraibilidade (ou seja, atenção muito facilmente atraída para estímulos externos sem importância ou irrelevantes)
6. Aumento da atividade direcionada a objetivos (seja socialmente, no trabalho ou na escola, ou sexualmente) ou agitação psicomotora
7. Envolvimento excessivo em atividades prazerosas que têm um alto potencial para consequências dolorosas (p. ex., a pessoa se envolve em compras desenfreadas, indiscrições sexuais ou investimentos empresariais tolos).

C. O aumento da atividade ou energia está presente, juntamente com os dois critérios anteriores.

D. O episódio é grave o suficiente para causar prejuízo acentuado no funcionamento social ou ocupacional, ou para necessitar de hospitalização.

E. Os sintomas não são decorrentes de uma condição médica geral.

F. Duração mais longa do episódio: diferenciar em particular menos de 2 semanas *versus* maior que 2 semanas.

CRDC: *Clinical Research Diagnostic Criteria.*
Fonte: Ghaemi et al., 2022.

96 Estados mistos de humor

Tabela 26 Critérios CRDC para mania mista

A. Juntamente com um episódio maníaco, presença de dois ou mais dos seguintes:
1. Humor deprimido
2. Anedonia
3. Fadiga ou perda de energia
4. Culpa excessiva ou inadequada
5. Pensamentos recorrentes de morte ou ideação suicida
6. Ansiedade severa
7. Irritabilidade acentuada

B. Os sintomas causam sofrimento clinicamente significativo ou prejuízo no funcionamento social ou ocupacional.

C. Os sintomas não se devem a uma condição médica geral.

D. Estado de duração do episódio mais longo: diferenciar em particular menos de 2 semanas *versus* maior que 2 semanas.

CRDC: *Clinical Research Diagnostic Criteria.*
Fonte: Ghaemi et al., 2022.

Tabela 27 Critérios CRDC para hipomania pura

A. Um período distinto de humor persistentemente elevado, expansivo ou irritável, com duração de pelo menos 2 dias, que é claramente diferente do humor não deprimido habitual.

B. Durante o período de perturbação do humor, três (ou mais) dos seguintes sintomas persistiram (quatro se o humor for apenas irritável) e estiveram presentes em um grau significativo:
1. autoestima inflada ou grandiosidade
2. diminuição da necessidade de sono (p. ex., sente-se descansado após apenas 3 horas de sono)
3. mais falante do que o habitual ou pressão para continuar falando
4. fuga de ideias ou experiência subjetiva de que os pensamentos estão correndo
5. distraibilidade (ou seja, atenção muito facilmente atraída para estímulos externos sem importância ou irrelevantes)
6. aumento da atividade direcionada a objetivos (seja socialmente, no trabalho ou na escola, ou sexualmente) ou agitação psicomotora
7. envolvimento excessivo em atividades prazerosas que têm um alto potencial para consequências dolorosas (p. ex., a pessoa se envolve em compras desenfreadas, indiscrições sexuais ou investimentos comerciais tolos).

C. O aumento da atividade ou da energia está presente, juntamente com os dois critérios anteriores.

D. O episódio está associado a uma alteração inequívoca no funcionamento que não é característica da pessoa quando não sintomática.

E. A perturbação do humor e a alteração do funcionamento são observáveis por outros.

(continua)

Tabela 27 Critérios CRDC para hipomania pura (*continuação*)

F. O episódio não é grave o suficiente para causar prejuízo acentuado no funcionamento social ou ocupacional, ou para necessitar de hospitalização, e não há características psicóticas, embora sintomas depressivos leves a moderados possam estar presentes (hipomania mista).

G. O controle inibitório – definido como a capacidade do paciente de expressar suas emoções de maneiras pessoal e socialmente apropriadas, conforme julgado pelo clínico e outros, como membros da família, durante o período de elevação do humor – está em grande parte intacto.

H. Os sintomas não são decorrentes de uma condição médica geral ou diretamente atribuível a uma droga de abuso.

I. Determine a duração do episódio mais longo: diferenciar em particular menos de 2 semanas *versus* maior do que 2 semanas.

CRDC: *Clinical Research Diagnostic Criteria*.
Fonte: Ghaemi et al., 2022.

Nos critérios de hipomania pura, o tempo mínimo para o diagnóstico foi reduzido a 2 dias, o que possui evidências empíricas, ao contrário dos 4 dias arbitrariamente incluídos como critério temporal pelo DSM-5 (Ghaemi et al., 2022). Além disso, diferenciar mania de hipomania com base na gravidade e na funcionalidade permanece subjetivo, sem levar em conta diferenças de valores culturais e pessoais. Uma característica da mania é a perda de controle inibitório, amplamente estudada pela psicologia experimental e que está associada a processos básicos de regulação emocional. Inúmeros estudos neurobiológicos identificaram a região do córtex pré-frontal e a do cíngulo como envolvidas na regulação emocional, cuja alteração estaria na base de transtornos do humor e ansiosos. Na hipomania, ao contrário da mania, o controle inibitório está preservado, o que possui maior fundamentação científica do que a gravidade subjetivamente determinada, que não está documentada empiricamente (Goodwin et al., 2002).

Segundo os autores, "a definição da depressão mista do DSM-5 reflete mais uma hipomania mista, porque euforia ou humor expansivo devem estar presentes – um estado de humor que pode se alternar com humor depressivo, mas não coexistir simultaneamente, ao contrário do humor irritável" (Ghaemi et al., 2022). Os critérios originais de DMX do DSM-5 foram mantidos, mas representam um tipo de hipomania mista (Tabela 28).

Vários pesquisadores investigaram as depressões mistas nas últimas décadas e dois tipos foram mais bem documentados. O primeiro, tipo I, é a "depressão agitada" de Koukopoulos, uma depressão mista com sofrimento depressivo dramático, grave tensão interna ou agitação psicomotora, ira, e acentuada reatividade do humor, na presença de outros sintomas maníacos, e que ocorre

Tabela 28 Critérios CRDC para hipomania mista (equivalente aos critérios do DSM-5 para transtorno depressivo maior com características mistas)

A. Todos os critérios são preenchidos para um episódio depressivo maior, juntamente com pelo menos três dos seguintes sintomas presentes quase todos os dias durante o episódio:
   1. Humor elevado, expansivo.
   2. Autoestima inflada ou grandiosidade.
   3. Mais falante do que o habitual ou pressão para continuar falando.
   4. Fuga de ideias ou experiência subjetiva de que os pensamentos estão correndo.
   5. Aumento da energia ou atividade direcionada a objetivos (seja socialmente, no trabalho ou na escola, ou sexualmente).
   6. Envolvimento aumentado ou excessivo em atividades que têm um alto potencial para consequências dolorosas (p. ex., envolver-se em compras desenfreadas, indiscrições sexuais ou investimentos comerciais tolos).
   7. Diminuição da necessidade de sono (sentir-se descansado apesar de dormir menos do que o habitual; a ser contrastado com insônia).

B. Os sintomas mistos são observáveis por outras pessoas e representam uma mudança em relação ao comportamento habitual da pessoa.

C. Os sintomas maníacos causam sofrimento clinicamente significativo ou prejuízo em áreas sociais, ocupacionais ou outras áreas importantes do funcionamento; ou representam uma mudança inequívoca do comportamento habitual.

D. Os sintomas não são decorrentes de uma doença médica geral ou diretamente atribuíveis a uma droga de abuso.

E. Os sintomas persistem por 2 semanas ou mais, como em um episódio depressivo maior.

F. Determine a duração do episódio mais longo: diferenciar em particular menos de 4 semanas *versus* maior que 4 semanas.

CRDC: *Clinical Research Diagnostic Criteria.*
Fonte: Ghaemi et al., 2022.

no TDM, mas principalmente na depressão bipolar (Koukopoulos et al., 2007; Koukopoulos e Ghaemi 2009). Teve sua escala de avaliação Koukopoulos de Depressão Mista validada e os critérios encontram-se na Tabela 30 (Sani et al., 2018). O tipo II foi baseado nos estudos de Angst et al. (2011, 2018) e define a depressão como mista na presença de pelo menos três sintomas maníacos, independentemente da duração, se de horas ou dias, durante um episódio depressivo grave (Angst et al., 2011) (Tabela 31). Os sintomas maníacos mais comuns foram humor irritável, fuga de ideias (aceleração de pensamentos, pensamentos excessivos), hipersexualidade, períodos curtos de aumento da atividade psicomotora, entre outros. Essa depressão mista foi observada em 47% de 5.635 deprimidos uni ou bipolares e foi fortemente validada por uma série de características associadas ao TB, como o risco três vezes maior de história familiar de TB e dez vezes maior de mania induzida por antidepressivos (Angst et al., 2011).

Tabela 29 Critérios CRDC para depressão bipolar pura

A. Cinco (ou mais) dos seguintes sintomas estiveram presentes durante um período de pelo menos 2 semanas e representam uma alteração em relação ao funcionamento anterior (pelo menos um dos sintomas é humor deprimido ou perda de interesse ou prazer):
  (1) Humor deprimido na maior parte do dia, quase todos os dias, conforme indicado por relato subjetivo ou observação feita por outras pessoas;
  (2) Interesse ou prazer acentuadamente diminuídos em todas ou quase todas as atividades;
  (3) Perda de peso ou ganho de peso; diminuição ou aumento do apetite;
  (4) Insônia ou hipersonia;
  (5) Agitação ou retardo psicomotor;
  (6) Fadiga ou perda de energia;
  (7) Sentimentos de inutilidade ou culpa excessiva/inadequada;
  (8) Diminuição da concentração;
  (9) Pensamentos recorrentes de morte, ideação suicida, tentativa de suicídio ou plano específico para cometer suicídio.

B. Os sintomas causam sofrimento clinicamente significativo ou prejuízo em áreas sociais, ocupacionais ou outras áreas importantes do funcionamento.

C. Os sintomas não são decorrentes de efeitos fisiológicos diretos de uma substância (p. ex., uma droga de abuso, um medicamento) ou de uma condição médica geral (p. ex., hipotireoidismo).

D. Atenção especial deve ser dada à presença de sintomas indicativos de depressão bipolar: (a) sintomas depressivos melancólicos (não reatividade do humor, retardo psicomotor acentuado, variação diurna do humor pior pela manhã, anedonia acentuada), (b) características atípicas: aumento do sono e/ou apetite, (c) características psicóticas, (d) idade precoce de início da depressão (< 20 anos), (e) um curso altamente recorrente (> cinco episódios), (f) episódios depressivos maiores breves (< 3 meses de duração), (g) história familiar positiva de transtorno bipolar.

E. Estado de duração do episódio mais longo: diferenciar em particular menos de 4 semanas *versus* maior que 4 semanas.

CRDC: *Clinical Research Diagnostic Criteria.*
Fonte: Ghaemi et al., 2022.

Os estados mistos desafiam a dicotomia unipolar-bipolar. Muitos indivíduos exibem sintomas maníacos apenas durante episódios depressivos. Apesar das características do curso da doença e da história familiar do transtorno bipolar, eles são frequentemente considerados unipolares em decorrência da falta de episódios (hipo)maníacos independentes. O diagnóstico requer a pesquisa detalhada de todos os sintomas maníaco-depressivos ao longo de toda a vida, mas nosso sistema de diagnóstico atual ainda se concentra em sintomas depressivos e maníacos "específicos", em vez de sintomas que são mais propensos a serem básicos para a doença subjacente.

100 Estados mistos de humor

Tabela 30 CRDC para depressão mista tipo I (proposto por Koukopoulos)

A. Juntamente com um episódio depressivo maior, presença de três ou mais dos seguintes:
1. Presença de agitação psicomotora (e ausência de retardo psicomotor)
2. Irritabilidade acentuada ou raiva não provocada
3. Labilidade/reatividade de humor acentuada
4. Agitação psíquica/tensão interna/ansiedade grave
5. Logorreia
6. Pensamento acelerado (independentemente do conteúdo, que pode ser ansioso, depressivo, indiferente ou neutro)
7. Descrição dramática de sofrimento e/ou frequentes crises de choro
8. Insônia (não hipersonia)
9. Ocasionalmente, aumento da libido ou hipersexualidade.

B. Os sintomas não preenchem critérios para um episódio maníaco.

C. Os sintomas causam sofrimento clinicamente significativo ou prejuízo em áreas sociais, ocupacionais ou outras áreas importantes do funcionamento.

D. Os sintomas não são decorrentes de uma doença médica geral ou diretamente atribuíveis a uma droga de abuso.

E. Os sintomas persistem por 2 semanas ou mais, como em um episódio depressivo maior.

F. Estado de duração do episódio mais longo: diferenciar em particular menos de 4 semanas *versus* maior que 4 semanas.

CRDC: *Clinical Research Diagnostic Criteria.*
Fonte: Ghaemi et al., 2022.

Tabela 31 CRDC para depressão mista tipo I (proposto por Angst & Benazzi)

A. Juntamente com um episódio depressivo maior, presença de três ou mais sintomas maníacos
1. Distraibilidade.
2. Autoestima inflada ou grandiosidade.
3. Mais falante do que o habitual ou pressão para continuar falando
4. Fuga de ideias ou experiência subjetiva de que os pensamentos estão correndo.
5. Aumento da energia ou atividade direcionada a objetivos (seja socialmente, no trabalho ou na escola, ou sexualmente).
6. Envolvimento aumentado ou excessivo em atividades que têm um alto potencial para consequências dolorosas (p. ex., envolver-se em compras desenfreadas, indiscrições sexuais ou investimentos comerciais tolos).
7. Diminuição da necessidade de sono (sentir-se descansado apesar de dormir menos do que o habitual; a ser contrastado com insônia).

B. Os sintomas maníacos não preenchem os critérios de duração para um episódio hipomaníaco, ou seja, 2 dias ou mais.

C. Os sintomas maníacos causam sofrimento clinicamente significativo ou prejuízo em áreas sociais, ocupacionais ou outras áreas importantes de funcionamento; ou representam uma mudança inequívoca do comportamento habitual.

(continua)

Tabela 31 CRDC para depressão mista tipo I (proposto por Angst & Benazzi) (*continuação*)

D. Os sintomas não são decorrentes de uma doença médica geral ou diretamente atribuíveis a uma droga de abuso.
E. Os sintomas persistem por 2 semanas ou mais, como em um episódio depressivo maior.
F. Estado de duração do episódio mais longo: diferenciar em particular menos de 4 semanas *versus* maior que 4 semanas.

CRDC: *Clinical Research Diagnostic Criteria.*
Fonte Ghaemi et al., 2022

REFERÊNCIAS

American Psychiatric Association. Diagnostic and statistical manual of mental disorders. 5.ed.--Text Revision. Washington: American Psychiatric Association, 2022.

Angst J, Azorin JM, Bowden CL, et al. Prevalence and characteristics of undiagnosed bipolar disorders in patients with a major depressive episode: the BRIDGE study. Arch Gen Psychiatry. 2011;68(8):791–8.

Angst J, Merikangas KR, Cui L, Van Meter A, Ajdacic-Gross V, Rossler W. Bipolar spectrum in major depressive disorders. Eur Arch Psychiatry Clin Neurosci. 2018;268(8):741–8.

Barroilhet SA, Ghaemi SN. Psychopathology of Mixed States. Psychiatr Clin North Am. 2020;43(1):27-46.

Cassidy F, Murry E, Forest K, et al. Signs and symptoms of mania in pure and mixed episodes. J Affect Disord. 1998;50(2):187-201.

Cerbo AD. Letter to the Editor: Convergences and divergences in the ICD-11 vs. DSM-5 classification of mood disorders. Turk Psikiyatri Derg. 2021;32(4):293-95.

Ghaemi SN, Angst J, Vohringer PA, Youngstrom EA, Phelps J, Mitchell PB, McIntyre RS, Bauer M, Vieta E, Gershon S. Clinical Research Diagnostic Criteria for Bipolar Illness (CRDC-BP): rationale and validity. Int J Bipolar Disord. 2022;10(1):23.

Goodwin G. Hypomania: what's in a name? Br J Psychiatry. 2002;181:94-5.

Katz MM, Wetzler S, Cloitre M, et al. Expressive characteristics of anxiety in depressed men and women. J Affect Disord. 1993;28(4):267-77.

Mahli GS, Porter RJ. ICD-11 features of a mixed mood state: Bold or simply old? Aust N Z J Psychiatry. 2016;50(10):1016-7.

Pacchiarotti I, Kotzalidis GD, Murru A, Mazzarini L, Rapinesi C, Valentí M et al. Mixed features in depression: the unmet needs of Diagnostic and Statistical Manual of Mental Disorders, 5th.ed. Psychiatr Clin North Am. 2020;43(1):59-68.

Perlis RH, Uher R, Ostacher M, et al. Association between bipolar spectrum features and treatment outcomes in outpatients with major depressive disorder. Arch Gen Psychiatry. 2011;68(4):351-60.

Perugi G. ICD-11 mixed episode: Nothing new despite the evidence. Bipolar Disord. 2019.

Perugi G, Angst J, Azorin JM, et al. Mixed features in patients with a major depressive episode: the BRIDGE-II-MIX study. J Clin Psychiatry. 2015;76(3):e351-358.

Sani G, Vöhringer PA, Barroilhet SA, Koukopoulos AE, Ghaemi SN. The Koukopoulos Mixed Depression Rating Scale (KMDRS): An International Mood Network (IMN) validation study of a new mixed mood rating scale. J Affect Disord. 2018;232:9-16.

Shim IH, Lee J, Kim MD, Jung YE, Min KJ, Kwon YJ, et al. The prevalence and diagnostic classification of mixed features in patients with major depressive episodes: A multicenter study based on the DSM-5. Int J Methods Psychiatr Res. 2019;28(3):e1773.

Swann AC, et al. Continuum of depressive and manic mixed states in patients with bipolar disorder: quantitative measurement and clinical features. World Psychiatry. 2009;8(3):166-72.

Swann AC. Mixed features: evolution of the concept, past and current definitions, and future prospects. CNS Spectr. 2017;22(2):161-169.

World Health Organization. International classification of diseases for mortality and morbidity statistics (11th revision). 2018.

World Health Organization, 2022. Disponível em: https://icd.who.int/browse/2024-01/mms/en#1706773916.

4

Epidemiologia, curso e desfechos clínicos

EPIDEMIOLOGIA

A prevalência global do TB em estudos epidemiológicos na população geral é de aproximadamente 2% (Merikangas et al., 2011). Dados das últimas pesquisas mundiais de saúde mental entre 2001 e 2022, envolvendo 156.331 entrevistados em 29 países, estimaram prevalência ao longo da vida de 2,5% em homens e 2,3% em mulheres (McGrath et al., 2023). A probabilidade do primeiro episódio afetivo atingiu o pico aproximadamente aos 15 anos, e a idade mediana de início do TB foi de cerca de 20 anos (McGrath et al., 2023). Estudos populacionais sugerem que o TB II, a ciclotimia e outros transtornos do espectro bipolar subsindrômicos são mais prevalentes em mulheres, enquanto o TB I afeta igualmente homens e mulheres (Loftus et al., 2020). O início do TB em geral ocorre durante a adolescência ou no começo da idade adulta (Vieta et al., 2018). O reconhecimento e o tratamento precoces são importantes, porque a resposta à terapêutica é maior nos estágios iniciais da doença (Vieta et al., 2018). No entanto, o tempo entre um primeiro episódio depressivo e o diagnóstico do TB tem sido de aproximadamente 9 anos (Fritz et al., 2017). Uma revisão sistemática com metanálise de 276.221 pessoas estimou prevalência global de 1,06% para TB I e 1,57% para TB II (Clemente et al., 2015). A prevalência do espectro bipolar nos Estados Unidos foi estimada em 4,4% (Tabela 32) (Merikangas et al., 2011).

Em estudos epidemiológicos que avaliaram o espectro bipolar, a prevalência de TBI ao longo da vida variou de 0,5 a 3,3%, do TBII, de 0,3 a 8,4%, e de todos os transtornos do espectro bipolar foi estimada em 3,3 a 10,9% (incluindo TB I, TB II, ciclotimia e outros transtornos bipolares e doenças relacionadas) (Tabela

32). O TB foi subestimado nos principais estudos populacionais globalmente, pois a maioria foi transversal, com resultados obtidos a partir de entrevista por leigos treinados. Especialmente em relação às estimativas acerca da hipomania, um dos maiores desafios diagnósticos em Psiquiatria, dificilmente são confiáveis se obtidas por leigos (Simpson et al., 2002).

Os achados mais importantes provêm de dois estudos de coortes jovens nas populações gerais de Zurique e Munique, seguidas dos 19/20 aos 49/50 anos e dos 14-25 aos 33 anos, respectivamente. Várias entrevistas com psicólogos e psiquiatras treinados ao longo do seguimento estimaram incidências de todo o espectro bipolar em 10,9 e 9,3%, de acordo com o DSM-IV, respectivamente. Chamou a atenção que, do total de sujeitos com TDM, ambos os estudos encontraram taxas semelhantes do TDM com sintomas hipomaníacos, tanto o *National Comorbidity Survey Replication* (NCS-R) (40%), um estudo epidemiológico da população norte-americana, quanto o estudo prospectivo *Early Developmental Stages of Psychopathology* (EDSP), de Munique, de 41,4% (Angst et al., 2010; Zimmermann et al., 2009). As prevalências ao longo da vida e a incidência em 10 anos de TDM puro foram de, respectivamente, 10,2 e 13,9%, e de TDM com sintomas hipomaníacos subsindrômicos, de 6,7 e 9,3%. Esses grupos apresentavam diferenças significativas comparando com o TDM puro. No NCS-R observou-se: idade de início mais jovem, mais episódios de depressão ao longo da vida e taxas mais altas de comorbidade com ansiedade e uso de substâncias, além de história familiar de TB semelhante entre TBII e TDM com sintomas hipomaníacos. Além disso, a gravidade clínica era menor que no grupo com TBII. As taxas de tentativas de suicídio foram de 31% no TDM puro, 41% no TDM com sintomas hipomaníacos subsindrômicos e 50% no TB tipo II. O estudo EDSP revelou que, no TDM com sintomas hipomaníacos, havia aumento de história familiar de mania, significativamente mais tabagismo e transtornos por uso de álcool (na depressão pura as taxas foram as mesmas que nos controles), síndrome do pânico mais de duas vezes maior (12,3% *vs.* 4,7% na depressão pura) e taxas mais elevadas de atos criminosos (furto, tráfico de drogas, trapaças financeiras, prostituição etc.), comparando com a depressão pura, que não se diferenciou de controles. Os autores advogaram que a inclusão da hipomania subclínica no curso da depressão maior teria um impacto de longo alcance em uma série de pesquisas científicas, da epidemiologia à genética, cujo progresso depende da validade dos diferentes fenótipos de transtornos de humor. Mais importante ainda, tal modificação de conceitos levaria a mudanças importantes no tratamento de pacientes não diagnosticados com bipolaridade subclínica.

As enormes diferenças encontradas nas prevalências e incidências do TB, além de evidenciarem as dificuldades metodológicas, chamam a atenção para a dimensionalidade dos quadros maníaco-depressivos. Por exemplo, o que se considera TB subsindrômico no World Mental Health Survey Study (WMHS) pode representar tão somente um TBII menos grave que o encontrado em amostras terciárias, de mais difícil identificação e sujeito a ser diagnosticado como transtorno depressivo, comportamental ou de personalidade.

Tabela 32 Prevalência ao longo da vida do transtorno bipolar em estudos na população geral

Estudo	N	Tipo	TB I (%)	TB II (%)	Espectro bipolar (%)
EAC-SP	1.646	transversal	1,0	0,7	8,3
Megacity SP	5.037	transversal	0,9	0,2	2,1
NCS-R	9.282	transversal	1,0	1,1	4,4
NESARC	43.093	2001	3,3	2,3	6,6
	34.653	2004			
Zurique	4.547/591	Coorte (anos) 19/20 – 39/40	0,5	5,5 (hipomania unipolar = 3,3)	10,9
Munique	2.210	Coorte (anos) 14/24 –24/33	2,1 (mania unipolar: 1,5)	1,9 (hipomania unipolar = 3,6)	9,3
Geral			0,5 – 3,3	0,3 – 8,4	3,3 – 10,9

EAC-SP: Estudo de Área de Captação – Ipq/HCFMUSP. Megacity – SP: São Paulo Megacity Mental Health Survey. NCS-R: National Comorbidity Survey Replication. NESARC: National Epidemiologic Survey on Alcohol and Related Conditions.
Fontes: Merikangas et al., 2011; Moreno e Andrade, 2010, Angst et al., 2003; Bega et al., 2012.

Em amostras populacionais, os estados mistos praticamente não foram investigados. A grande exceção foi o último estudo epidemiológico norte-americano NESARC-III (*National Epidemiologic Survey on Alcohol and Related Conditions*), que utilizou critérios do DSM-5 e estimou prevalência-vida de 15,5% do especificador sintomas mistos no TDM de 36.309 adultos; controlando por gravidade, os sintomas mistos se correlacionaram com idade de início precoce, curso e funcionamento comprometidos, e risco de suicídio (Hasin et al., 2018).

Os transtornos de humor (TB e TDM) mistos são provavelmente um subgrupo diferente em termos de resposta clínica ao tratamento, parâmetros sociodemográficos, curso (frequência de recorrências, polaridade predominante etc.) e história familiar (Vázquez et al., 2018). Segundo dados de revisão, a prevalência de características mistas variou de 4 a 59% no TB e de 0 a 34% no TDM (McIntyre et al., 2013; Hergueta et al., 2013; Verdolini et al., 2015). Essas variações extremamente amplas se devem, provavelmente, à baixa sensibilidade do especificador "com características mistas" adotado pelo DSM-5 (5%) (Takeshima et al., 2015). Em uma revisão sistemática de 17 estudos em 13 regiões do mundo (N = 19.198), a prevalência de sintomas mistos conforme o DSM-5 foi de 30 e 33,5%, respectivamente, na hipomania e na depressão mistas (Vazquez et al., 2018). Em estudos clínicos mais recentes, as taxas de sintomas mistos no TDM-DSM-5 oscilaram entre 1,7 e 21,3% (Shim et al., 2019; Grover e Adarsh, 2023). Comparando 600 pacientes em episódio depressivo bipolar e unipolar (transtorno depressivo maior – TDM), avaliou-se a prevalência de sintomas mistos DSM-5, mas também incluindo todos os sintomas de mania pelo RBDC (aumento de energia, pressão para falar, labilidade afetiva, irritabilidade, aumento de impulsividade, hipersexualidade, entre outros) (ver Capítulo 2, Tabela 12) (Shim et al., 2019). A prevalência geral da depressão mista (TB + TDM) segundo o DSM-5 foi rara, 5,8%, e subiu para 31,7% com o critério amplificado, associado a pelo menos três sintomas do RBDC. Separadamente, as taxas de depressão mista foram de 19 e 61% no TDM e no TB, respectivamente.

Quanto a características demográficas, em pacientes com TB tipo II, o sexo feminino foi mais prevalente na DMX que na depressão pura (Akiskal e Benazzi, 2004), e em estados/sintomas mistos em geral o sexo feminino também é mais prevalente (Stahl et al., 2017; Sampogna et al., 2020). Comparando com indivíduos em episódios puros, a idade de início foi mais precoce, especialmente na DMX, mas não na mania mista (Stahl et al., 2017; Swann et al., 2020).

Apesar de este livro não tratar especificamente de crianças e adolescentes, tendo em vista que o TB se inicia nessa fase da vida, achamos importante apresentar as estimativas de prevalência. Em crianças e adolescentes, estados/ sintomas mistos são a apresentação clínica mais comum (Janiri et al., 2021). Comparado com estudos de adultos com TB, jovens com TB passam mais tempo sintomáticos e com ciclagem mista/rápida, sintomas subsindrômicos e mais oscilações de humor, dificultando o diagnóstico diferencial com outros transtornos, por ser difícil detectar episódios distintos. Além disso, sintomas mistos e desregulação emocional na infância foram preditores psicopatológicos independentes do diagnóstico prospectivo de TB em adolescentes (Guidetti et al., 2024). Uma revisão sistemática de 11 estudos anteriores ao DSM-5 levantou uma prevalência de mania mista de 55,2% (IC 95%: 40,1–70,3) (Janiri et al., 2021). Chamaram a atenção elevados índices de comorbidades com transtorno de déficit de atenção e hiperatividade (TDAH: 42 a 100%), transtornos ansiosos (70%, sendo 44% com dois ou mais transtornos ansiosos), álcool/drogas (22%), transtorno opositivo desafiador (88 a 100%) e transtorno de conduta (25 a 37%), mas não foi avaliado risco de suicídio. Em relação à depressão mista em adolescentes, existem poucos estudos, mas as prevalências também foram elevadas. Em uma amostra de 100 adolescentes com episódio depressivo maior, 80% apresentaram sintomas (hipo)maníacos (Dilsaver et al., 2009). Cerca de 65% de uma grande amostra de adolescentes com depressão do TDM ou TB atenderam aos critérios de estado misto, em comparação com apenas cerca de 35% das crianças e adolescentes que tinham apenas depressão (Frazier et al., 2017). Adolescentes deprimidos com sintomas mistos tinham maior prevalência de transtorno de estresse pós-traumático (47,6%), e significativamente mais raiva e sintomas psicóticos; distinguiam-se de não mistos pela maior gravidade de alguns sintomas maníacos da escala de avaliação de mania do Kiddie-SADS (Frazier et al., 2017) (Tabela 33).

Tabela 33 Sintomas maníacos do Kiddie-SADS em adolescentes com episódio depressivo maior do transtorno bipolar, do transtorno depressivo maior e com depressão mista

Sintomas (%)	Bipolares	**DMX**	Depressão pura
Energético de modo incomum	20,3	44,7	0,7
Irritabilidade/raiva	52,2	71,1	24,7
Aceleração de pensamentos	24,6	52,6	5,5
Julgamento pobre	13,0	57,9	6,9
Distraibilidade	26,1	42,1	11,0
Labilidade do humor	37,7	81,6	15,9

DMX: depressão mista.
Fonte: Frazier et al., 2017.

Comparando diferenças entre os sexos de adolescentes em um episódio depressivo maior uni ou bipolar com sintomas mistos do DSM-5, os autores observaram maior prevalência e gravidade de todos os sintomas depressivos no sexo feminino (fadiga excessiva, baixa autoestima, choro, ansiedade e dificuldade de autorregulação emocional); no sexo masculino, havia significativamente mais aumento da atividade motora e pressão de discurso (Apicella et al., 2023). As comorbidades mais prevalentes foram transtornos ansiosos (25%), dificuldades de aprendizagem (10,5%), transtornos alimentares e relacionados ao uso de substâncias (6,57%) e TDAH (5,3%). Embora as comorbidades tenham sido bem menos prevalentes que na maior parte dos estudos, mais de 50% apresentavam ideação suicida ativa (52,0 *vs.* 64,7% nos sexos masculino e feminino, respectivamente), e comportamentos autolesivos não suicidas estavam presentes em 36 e 52,9%, respectivamente. Levando-se em conta as características clínicas mais prevalentes (labilidade emocional, irritabilidade, distraibilidade), a cronicidade e o predomínio de sintomas mistos (sem episódios distintos que identificariam o TB), o perfil das comorbidades, os comportamentos de autoagressão e relacionados ao suicídio, pode-se entender as elevadas taxas de confusão diagnóstica nessa faixa etária.

CURSO CLÍNICO

De modo geral, os sintomas mistos estão associados com idade de início mais precoce, um curso mais recorrente que não mistos, e quando há menos episódios, são de mais longa duração; a duração dos episódios mistos é maior que de episódios de depressão ou mania e há maior risco de as recorrências serem mistas (Swann et al., 2020; Pini et al., 2023). Kraepelin (p. 113, 2021) descreveu estados mistos como "fenômenos temporários no curso da doença" e como "ataques mórbidos independentes", mais persistentes como "formas desfavoráveis da insanidade maníaco-depressiva". Também observava uma repetição de estados mistos semelhantes sintomatologicamente, mesmo em episódios separados por anos. Predominavam em fases mais tardias da doença, depois de vários episódios de mania e depressão, mas que o diagnóstico diferencial era difícil nos casos em que episódios mistos aconteciam repetidamente desde o primeiro "ataque".

Desde a década de 1970 surgiram evidências científicas de que estados mistos são comuns e estão associados a um curso recorrente e mais complexo (Benazzi et al., 2001; Akiskal et al., 2003; Zimmermann et al., 2009). Uma sucessão de estudos investigou características de pacientes com episódios depressivos com diferentes linhas de corte de sintomas maníacos concomitantes necessários ao diagnóstico. Um número crescente de sintomas maníacos durante episódios depressivos foi associado com idade de início precoce, episódios mais frequentes, maior taxa de comorbidades, tentativas de suicídio e história familiar de transtorno bipolar (Benazzi et al., 2007; Azorin et al., 2009; Tavormina et al., 2013, 2019; Perugi et al., 2014; Shim et al., 2015; Seo et al., 2016). Os sintomas depressivos durante a mania se correlacionaram com propriedades semelhantes, conforme dados do estudo populacional NESARC (Agosti e Stewart, 2008).

Alguns autores avaliaram indivíduos que manifestaram sintomas hipomaníacos/maníacos exclusivamente durante um episódio depressivo, mas apresentaram características "validadoras" de TB, como início precoce, episódios frequentes e história familiar positiva de transtorno bipolar, à semelhança de bipolares I ou II (Benazzi et al., 2001; Akiskal et al., 2005). Embora os fenômenos de hipomania intradepressiva e "ativação" dentro da depressão tenham sido mais comuns na depressão bipolar, ambos seguiram uma distribuição uniforme do TB ao TDM, falando a favor da dimensionalidade do diagnóstico (Biondi et al., 2005; Benazzi, 2006). Além disso, observou-se que a maioria dos pacientes cujos sintomas hipomaníacos ocorreram apenas durante uma depressão posteriormente desenvolveu episódios hipomaníacos ou maníacos independentes (Fiedorowicz et al., 2012). A presença de sintomas mistos ao longo da vida no TDM e no TB significa que os pacientes ciclam com episódios mistos e puros alternados, não somente com (hipo)mania e depressão. Além disso, esses sintomas mistos podem se manifestar com predomínio de sintomas ansiosos e atípicos (Angst et al., 2007; Olfson et al., 2017).

Estudos populacionais prospectivos apoiaram tal observação, de que as recorrências não se limitam a episódios depressivos e (hipo)maníacos, mas a episódios mistos evidenciados por ansiedade proeminente ou agitação psicomotora (Olfson et al., 2017; Carta et al., 2008; Angst et al., 2008). O estudo NESARC consistiu em entrevistas diagnósticas separadas por 3 anos, que permitiram analisar prospectivamente episódios de mania e depressão (Olfson et al., 2017). Na segunda entrevista, a mania se correlacionou significativamente com episódio depressivo maior (OR: 1,7; IC 95%: 1,3–22) e qualquer transtorno ansioso (OR: 1,8; 1,4-2,2), mas não com transtornos por uso de substâncias (TUS). Episódios depressivos se correlacionaram significativamente após 3 anos com episódios de mania (OR: 2,2; 1,7–2,9) e transtornos ansiosos (OR: 1,7; 1,5–2,0), e não com TUS. Indivíduos com episódios de mania tiveram risco relativo igual de desenvolver episódios depressivos ou transtornos ansiosos, e os autores apontaram para a necessidade de investigar a relação da mania com transtornos ansiosos. A maior parte dos estudos epidemiológicos encontrou prevalências de TB e transtornos ansiosos (TA) em 50 a 60% dos sujeitos; em amostras clínicas, as taxas foram de 40 a 50% (Spoorthy et al., 2019). É interessante que mesmo no TB em remissão 35% apresentaram um TA comórbido, conforme uma metanálise (Pavlova et al., 2017). Certamente, sintomas mistos não foram investigados, mas a presença de "episódios ansiosos" poderia sugerir que os pacientes manifestaram episódios mistos-ansiosos ao longo do curso do TB, e não um TA primário.

Nessa direção, outro estudo populacional investigou a prescrição de antidepressivos na depressão subsindrômica e seus preditores; a prevalência atual foi de 5%; 19,7% tomaram antidepressivos e 24,1%, benzodiazepínicos; houve correlação significativa com transtorno do pânico e transtorno de ansiedade generalizada, e esses diagnósticos estiveram estritamente relacionados a um MDQ (*Mood Disorder Questionnaire*) positivo, indicativo de transtorno bipolar; a correlação de MDQ positivo com uso de antidepressivos, na ausência desses TA, foi negativa (Carta et al., 2008). Na falta do adequado rastreio dos sintomas hipomaníacos, o diagnóstico foi de sintomas ansiosos ao invés de sintomas mistos em estudo com 600 pacientes com episódios depressivos de TDM e TB (Shim et al., 2019). A depressão agitada foi investigada no estudo da coorte de Zurique e, pelo fato de ter sido encontrada em episódios depressivos do TDM e do TB, os autores concluíram que ela não era característica do TB (Angst et al., 2008). No TB, ela cursava com depressão retardada, enquanto no TDM só havia depressões agitadas. Outra conclusão plausível é de que o TB cursa com depressões puras e mistas/agitadas, e no TDM sintomas hipomaníacos subclínicos foram minimizados.

Os achados falam a favor da relevância da ansiedade e da agitação psicomotora como importantes características diagnósticas das formas mistas (Cassidy, 2010; Koukopoulos et al., 2013). Na prática clínica, encontramos tais recorrências com retorno de sintomas mistos-ansiosos, alterações em ritmos circadianos, insônias, irritabilidade, comportamentos impulsivos, entre outros sintomas. Frequentemente, surgem como piora ou retorno de um quadro depressivo, que deixou de responder aos antidepressivos e costuma ser considerado uma depressão resistente, ao invés de ciclagem para sintomas mistos-ansiosos, que não fazem parte dos critérios do DSM-5, mas são comuns na prática clínica. Essas recorrências são consideradas apenas comorbidades durante a vida em um TB ou TDM diagnosticados, mas não parte integrante da doença maníaco-depressiva. A comorbidade com transtornos ansiosos foi mais prevalente em quadros de mania mista comparada com mania não mista e episódios depressivos em ambos os estudos epidemiológicos, NESARC e Zurique (Agosti e Stewart, 2008; Angst et al., 2008). Essa comorbidade, mas também com transtornos por uso de substâncias, se correlacionou com piores desfechos e maior procura por serviços de saúde (Goldstein et al., 2008).

Além dos sintomas ansiosos, a depressão atípica, definida por aumento de apetite/peso, hipersonia e fadiga extrema, também se correlacionou com características clínicas, comorbidades e curso semelhantes aos sintomas mistos na mesma amostra do NESARC (Blanco et al., 2012). Na amostra do estudo de Zurique, Angst et al. (2007) compararam quatro tipos de episódios de depressão maior pelo DSM-IV: combinação de depressão melancólica e atípica, depressão atípica pura, melancólica pura e episódio inespecífico. Taxas de incidência cumulativa nos quatro grupos foram de 4,1, 7,1, 3,5 e 8,2%, respectivamente. Havia mais mulheres nos grupos combinados e deprimidos atípicos, e uma associação longitudinal de depressão melancólica e atípica em quase metade dos casos (OR: 11,9). Em outras palavras, ao longo do tempo houve ciclagens entre os dois tipos de depressão, assim como depressões puras podem ciclar com os episódios já mencionados, com ansiedade e agitação psicomotora proeminentes.

Características clínicas e de curso foram estudadas em 3.099 pacientes ambulatoriais, sendo 1.921 com TDM e 1.178 com TB conforme o DSM-5, com e sem características mistas de depressão e (hipo)mania (Tondo et al., 2018). Os critérios das formas mistas foram: depressão agitada–irritada: agitação, irritabilidade, labilidade afetiva, pensamentos congestionados ou fala pressionada, com ausência de retardo psicomotor nos episódios depressivos maiores; ou (hipo)mania disfórica: disforia, irritabilidade, angústia ou labilidade de humor proeminente na (hipo)mania. Ambas foram igualmente prevalentes, em 30,6 e 29,3%, respectivamente, com a seguinte distribuição: TB-II (35,8%) > TB-I (23,2%) ou TDM (16,8%). Em termos de curso, os quadros mistos se correlacionavam significativamente mais com: (1) outros episódios mistos no passado (8,39 e 0,54%); (2) viradas de humor para episódios mistos após o uso de antidepressivos; (3) mais tentativas de suicídio (30,3 e 8,98%) e ideação suicida (46,8 e 19,4%); (4) diagnóstico de TDM/eutimia alterado para TB (23,2 e 6,67%); (5) idade de início mais precoce das depressões. Comparando com a depressão pura, a depressão mista possui um curso clínico menos favorável e episódios mistos repetidos (Tondo et al., 2018). O grande estudo BRIDGE-II-MIX confirmou várias alterações de curso, com resultados semelhantes em termos de idade de início mais precoce, episódios mais curtos e mais frequentes e maior risco de suicídio comparando com depressões puras (Brancati et al., 2019).

Comparando TBI de início precoce (antes dos 21 anos) e tardio (> 30 anos), o primeiro foi mais prevalente no sexo masculino, tinha mais sintomas mistos no primeiro episódio, maior duração da doença, mais comorbidades com pânico e transtornos por uso de substâncias, e mais sintomas psicóticos incongruentes com o humor; comparando com TBI de início tardio, no TBI de início precoce a mania mista como primeiro episódio da doença e o transtorno de pânico durante a vida foram preditores de polaridade mista na primeira internação (Pini et al., 2023). Por outro lado, comparando 161 pacientes com TB de início tardio (depois dos 50 anos) com outros de início anterior aos 50 anos, os primeiros tinham mais TBII, episódios depressivos, sintomas mistos e temperamento depressivo e ansioso prévio pela TEMPS-A, além de escores mais elevados pela MSRS; em contrapartida, os que não tinham idade de início tardia eram mais bipolares tipo I, com mais comorbidades endócrinas e metabólicas e temperamento hipertímico (Orsolini et al., 2022). Sendo um estudo retrospectivo, não podemos descartar a hipótese de que houvesse episódios mistos-ansiosos alternados com episódios depressivos puros anteriores à primeira (hipo)mania relatada.

O conceito de polaridade predominante vem sendo incorporado às características de curso a longo prazo, utilizado como preditor de resposta terapêutica e caracterização das amostras clínicas (Carvalho et al., 2014). Além da polaridade predominante maníaca (PPM), depressiva (PPD) e indefinida (PPI), determinada pela presença de pelo menos dois a três de episódios ao longo da vida em um tipo de episódio, recentemente uma "tendência mista" foi observada em 22,7% de 701 pacientes (Fico et al., 2023). A "tendência mista" foi definida pela presença de pelo menos 25% de episódios mistos durante a vida. Apresentavam uma correlação positiva significativa com PPI, TBI, tentativas de suicídio durante a vida, comportamento autoagressivo e número de episódios ao longo da vida.

As definições originais de estados mistos foram desenvolvidas antes da distinção entre TB e TDM, quando se utilizava a terminologia doença ou psicose maníaco-depressiva e todas as formas de depressão estavam incluídas nessa nosologia. TB e TDM foram separados em categorias distintas no século passado e uma ponte entre ambos foi criada no DSM-5 por meio da presença de sintomas mistos no TDM. A discussão sobre a depressão mista sem hipomania ou mania espontâneas durante a vida pertencer ao TDM ou ao TB suscitou duas possibilidades: (1) a ocorrência de mania ou hipomania ao longo da vida significa um diagnóstico de TB. Nesse caso, a hipomania manifestada exclusivamente durante um episódio depressivo também deveria ser considerada TB (Benazzi e Akiskal, 2001; Akiskal e Benazzi, 2003), especialmente pela presença de validadores de bipolaridade, como alta prevalência de história familiar positiva de TB, curso recorrente semelhante ao TB e elevada incidência de "conversão diagnóstica" para TB nas avaliações prospectivas (Fiedorowicz JG et al., 2012); (2) alternativamente, esses indivíduos apresentam exclusivamente TDM, uma vez que não tiveram episódios hipomaníacos ou maníacos ao longo da vida. Nesse caso, pode-se argumentar fortemente que TB e TDM fariam parte de uma mesma entidade nosológica, com curso (recorrência, características mistas, idade de início precoce) determinado dimensionalmente (Swann et al., 2013).

A consistência dos estados mistos foi avaliada em estudos prospectivos. Em 247 pacientes em mania (97 mistos) acompanhados por 24 meses após a hospitalização, depois de episódios de mania mista havia 12 vezes mais estados mistos subsequentes e 6,5 vezes mais episódios depressivos do que posteriormente a uma mania (Baldessarini et al., 2010). Em contraste, os episódios de mania pura foram seguidos por dez vezes mais mania e seis vezes mais hipomania do que os estados mistos. Comparando prospectivamente a evolução de pelo menos dois episódios de mania pura e mista, verificou-se que a recorrência foi consistente com o episódio índice, independentemente dos critérios (Cassidy et al., 2001). Finalmente, em observação de 2 anos os estados mistos depressivos também se mantiveram estáveis (Sato et al., 2004). Esses estudos destacam a estabilidade dos episódios mistos e não mistos do TB.

Em relação à estabilidade diagnóstica, contudo, o problema reside no diagnóstico correto. Em uma amostra de 691 pacientes internados, diagnosticados retrospectivamente pela CID-10/DSM-5, 75% apresentavam sintomas mistos conforme a entrevista de estados mistos de Tavormina (Tavormina et al., 2014), mas um terço teve alta com diagnóstico de transtornos do espectro da esquizofrenia, um terço com transtornos do humor e 30% com transtornos de personalidade, em que pese mais da metade ter sido tratada com estabilizadores do humor (Cervone et al., 2022). Quadros mistos foram a principal causa de internação psiquiátrica.

Os pacientes suscetíveis a estados mistos diferem daqueles que não são, com mais episódios, aumento da probabilidade de suicídio, taxas mais altas de condições relacionadas ao estresse ou dependência de substâncias e pior resposta aos tratamentos, com agravamento do prognóstico e maior prejuízo em geral (Swann et al., 2020).

Risco de suicídio

As depressões mistas combinam a desesperança e o negativismo com a impulsividade e a ativação da mania, levando a maior risco de suicídio, comparando às não mistas (Swann et al., 2007, 2009). A ansiedade contribuiu como agravante (Swann et al., 2020). O aumento do risco de suicídio e o próprio suicídio são alguns dos desfechos mais graves dos sintomas mistos, presentes em praticamente todos os estudos (Tondo et al., 2020). Muitos pesquisadores observaram aumento do risco de suicídio em deprimidos quando sintomas mistos estão presentes (Oquendo et al., 2000; Maj et al., 2006; Rihmer et al., 2008; Goldberg et al., 2009; Song et al., 2012; Maron et al., 2012; Fawcett et al., 2012; Swann et al., 2013; Isometsa et al., 2014; Shim et al., 2015; Shim et al., 2019; Pallaskorpi et al., 2017; Persons et al., 2018; Tondo et al., 2018; Brancati et al., 2019; Serra et al., 2019). Curiosamente, resultados em contrário, ou que também atribuíram maior risco à depressão grave, utilizaram a *Altman Self-Rating Mania Scale* (ASRM) (Altman et al., 1997) para determinar sintomas maníacos associados à depressão (Fiedorowicz et al., 2019, Persons et al., 2022; Au et al., 2024; Freitag et al., 2024). A ASRM é uma escala de autorrelato de cinco itens que avalia sintomas de mania na semana anterior: se esteve mais feliz, mais seguro de si, falou mais ou esteve mais ativo que habitualmente; esses sintomas são típicos de hipomania ou mania puras, mas dificilmente refletem uma depressão mista. Além disso, já concluímos que são necessárias escalas mais abrangentes para determinar sintomas (hipo)maníacos e discriminar mais adequadamente a sua presença (Shim et al., 2019). Nos dois estudos que realizaram uma análise de classes latentes, as classes sintomas mistos e depressão grave (para um ponto de corte de 6 da ASRM, tiveram escores de 5,68 e 5,69, respectivamente) estavam significativamente associadas ao risco de suicídio e os principais sintomas da classe mista foram choro, agitação psicomotora, alterações no padrão do sono e do apetite (Au et al., 2024; Freitag et al. 2024). Em estudos de sintomas mistos não DSM-5, esses deprimidos mais graves teriam sido diagnosticados como tal. Em um dos únicos que atribuiu todo o risco excessivo aos estados depressivos, e não a sintomas mistos, a prevalência desses quadros foi de 15% (Fiedorowicz, 2019). Possivelmente, diferenças metodológicas, entre elas uma pesquisa insuficiente acerca dos sintomas maníacos, levaram aos resultados discrepantes, pois somente mulheres com TBI tiveram risco aumentado na vigência de sintomas mistos (Fiedorowicz et al., 2019).

Um estudo observacional prospectivo de 35 anos identificou preditores de suicídio consumado em 4.441 pacientes psiquiátricos internados com diferentes diagnósticos de acordo com o DSM-IV (Sani G et al., 2011). No período de observação, 96 pacientes cometeram suicídio. As taxas foram semelhantes em ambos os sexos e maiores no TB que no TDM. Foram preditores de suicídio consumado o tratamento de longo prazo com antidepressivos, história prévia de tentativas de suicídio, pensamento suicida atual e estado civil solteiro. O suicídio tendeu a ocorrer após um período médio de cerca de 14 anos de duração da doença. Os sintomas no período anterior ao suicídio foram avaliados por meio de entrevistas com médicos ou familiares dos pacientes. Em ordem decrescente, os mais comuns foram tensão interna, pensamentos acelerados/congestionados, comportamento agressivo, culpa, agitação psicomotora, persecutoriedade e alucinações. Segundo os autores, independentemente do diagnóstico, os pacientes que cometeram suicídio pareciam apresentar sintomatologia depressiva mista de fundo e propuseram que o tratamento com estabilizadores de humor a longo prazo poderia reduzir as taxas de suicídio consumado (Sani et al., 2011).

Em uma das publicações do *BRIDGE-II-MIX Study*, o risco de suicídio foi observado diretamente em 22,34% de 2.811 deprimidos que tentaram suicídio (Popovic et al., 2015). A análise comparou características de um episódio depressivo maior com e sem história de tentativas de suicídio. No primeiro grupo, 72% eram mulheres, 20% tinham história de (hipo)mania em parentes de primeiro grau, 15% tinham características psicóticas e 9,2% sintomas atípicos. Entre os achados significativos havia um OR de 1,9-2,0, ou seja, risco duas vezes maior nos que tentaram suicídio, de ciclagem para (hipo)mania por antidepressivos, resistência aos antidepressivos, labilidade do humor e irritabilidade. A análise multivariada evidenciou maior risco de suicídio associado à presença de comportamentos de risco, agitação psicomotora, impulsividade, comorbidade com transtornos de personalidade *borderline* e com transtornos por uso de substâncias. No grupo "com tentativa de suicídio", a prevalência de sintomas mistos conforme o DSM-5 foi de 11,9% (N = 75), ao passo que quase quatro vezes mais pacientes (39,8%) preencheram os critérios do RBDC (Tabela 2) para um episódio depressivo misto (Popovic et al., 2015). Esse artigo reforça as dificuldades metodológicas na avaliação de amostras de pacientes e as implicações terapêuticas e de prevenção na necessária discriminação de sintomas hipomaníacos.

O risco de suicídio foi investigado em uma grande amostra (N = 3.284) de indivíduos com TB e TDM de um centro especializado em transtornos do humor da Sicília (Baldessarini et al., 2019). A taxa de atos suicidas (suicídio consumado e tentativas) foi de 20,6% nos pacientes com TB (22,5% no TBI e 17,5% no TBII), quatro vezes maior que no TDM (5,26%). A regressão logística encontrou cinco fatores independentes associados ao risco de suicídio: admissão hospitalar, mais depressão na entrada do estudo, diagnóstico de TB, idade de início anterior aos 25 anos e sintomas mistos. A prevalência de sintomas mistos foi 1,7 vez maior, de 29,5% nos que tiveram atos suicidas e 17,4% nos que não tinham comportamento suicida. O suicídio é um evento complexo, com múltiplos fatores a serem considerados, inclusive distúrbios cronobiológicos e desesperança, que foram determinados em 127 pacientes em episódio depressivo maior do TB (tipo I ou II). Destes, 32,3% tiveram ideação suicida clinicamente significativa associada a TB tipo I em depressão com características mistas (DMX) (Palagini et al., 2021). Sintomas mistos estiveram presentes em 75,6% dos pacientes com risco de suicídio e em 29% dos que não apresentavam. Comparando com indivíduos sem ideação suicida, tinham significativamente mais sintomas depressivos, desesperança e alteração nos ritmos circadianos do sono, das atividades e da vida social. A disritmicidade do sono e da vida social foi o principal preditor de ideação suicida e planos suicidas. As alterações cronobiológicas também impactaram o componente emocional da desesperança, contribuindo indiretamente para ideações e planos suicidas. Esses achados revelaram uma relação íntima entre quebra dos ritmos biológicos e episódios depressivos mistos, bem como reforçaram a necessidade do rastreamento sistemático de alterações cronobiológicas e disritmicidade em geral quando se considera o risco de suicídio em indivíduos com depressão mista. Em estudos anteriores, os autores haviam observado que os pacientes com DMX apresentavam maior gravidade da insônia e da dessincronização dos ritmos biológicos comparados com pacientes sem DMX, que se correlacionaram com os temperamentos depressivo, irritável e ciclotímico (Palagini et al., 2019, 2020). Pacientes com DMX que sofriam de insônia grave relataram maior gravidade dos sintomas depressivos e risco de suicídio do que aqueles sem insônia; além disso, a insônia se correlacionou com desregulação emocional, impulsividade e risco de suicídio; a DMX ainda se correlacionou significativamente com a gravidade da insônia e da dessincronização dos ritmos cronobiológicos (Palagini et al., 2019). Por fim, em uma metanálise sobre comportamentos suicidas e distúrbios cronobiológicos, especificamente a atividade média diária, o diagnóstico de transtorno do ritmo circadiano (atraso da fase do sono) e a amplitude determinada na actigrafia estiveram associados ao risco de suicídio (Walsh et al., 2024).

As abordagens transdiagnósticas visam identificar os fatores que ocorrem independentemente dos construtos diagnósticos que podem desempenhar um papel no início e/ou manutenção de diferentes transtornos. De acordo com tais abordagens, os fatores de risco para um transtorno específico também podem conferir risco para outros transtornos, especialmente aqueles que compartilham os mesmos sintomas. Em vez de examinar os fatores de risco para cada transtorno específico, esse paradigma sugere que uma melhor abordagem para entender a fisiopatologia seria enfocar os fatores transdiagnósticos que podem contribuir para o desenvolvimento de muitas formas psicopatológicas (Insel et al., 2010; Fernandez et al., 2016). A investigação de características mistas no contexto de diferentes transtornos do humor viria de encontro a tal abordagem, da mesma maneira que as alterações dos ritmos biológicos nos transtornos do humor (Çalıyurt et al., 2017). Alterações cronobiológicas foram descritas no TDM e no TB (Talih et al., 2018). Apesar disso, as mudanças nos ritmos biológicos na depressão com características mistas de TDM ou TB ainda não foram adequadamente investigadas (Quante et al., 2015; Tazawa et al., 2019).

Os estados mistos se correlacionam significativamente com idade de início precoce, episódios frequentes e/ou instabilidade afetiva prolongada, com aumento dos transtornos relacionados ao estresse e ao uso de substâncias (Swann et al., 2020). Os mecanismos subjacentes a essa relação entre a suscetibilidade à instabilidade comportamental relacionada ao episódio e um curso de doença desfavorável de longo prazo são alvos potenciais para diagnóstico e tratamento. O curso clínico também reflete a hiperexcitabilidade inerente à instabilidade resultante da sintomatologia mista.

Estados mistos no período perinatal

O período perinatal inclui toda a gravidez e as primeiras 4 semanas após o parto (DSM-5) ou até o primeiro ano após o parto (definição comumente usada em pesquisa e prática clínica). O período próximo ao parto é universalmente considerado o momento mais vulnerável para o surgimento de transtornos psiquiátricos em mulheres (Koukopoulos et al., 2020). Entretanto, a literatura sobre alterações psiquiátricas perinatais concentrou-se principalmente na depressão pós-parto (não mista) e na psicose pós-parto. Os sintomas excitatórios que, muitas vezes, acompanham estados depressivos perinatais têm recebido menos atenção.

O estado de humor afetivo menos estudado durante o período perinatal é certamente o estado misto. Contudo, episódios de depressão maior com sintomas de natureza excitatória vêm sendo relatados nas últimas décadas (Maj et al., 2003; Koukopoulos et al., 2007; Sharma et al., 2014). A diferença mais marcante foi encontrada entre as síndromes depressivas caracterizadas por sintomas inibitórios e aquelas marcadas por desinibição, que são de polaridade oposta. Sintomas como humor irritável, instabilidade de humor, tensão interna, distraibilidade, agitação psicomotora, impulsividade, agressividade, pensamentos acelerados, pressão de fala, insônia precoce, descrição dramática de sofrimento ou crises de choro são frequentemente observados em pacientes diagnosticadas com episódio depressivo maior (Koukopoulos et al., 2005; Sani et al., 2014). Em contraste, sintomas maníacos de euforia, grandiosidade e hipersexualidade foram menos frequentes no periparto (Maj et al., 2006; Goldberg et al., 2009; Perugi et al., 2015).

Os episódios de humor durante eventos reprodutivos (isto é, transição pré--menstrual, perinatal e menopausa) podem ser particularmente sensíveis a flutuações hormonais intensas (Soares et al., 2008), o que poderia influenciar as vias neuroquímicas ligadas à depressão (Schmidt et al., 1998; Bloch et al., 2000). O reconhecimento precoce e o diagnóstico clínico de sintomas excitatórios perinatais são pré-requisitos importantes para o tratamento adequado e a prevenção dos possíveis impactos negativos no desenvolvimento infantil (Rusner et al., 2016). Dadas as altas taxas de estados afetivos mistos em mulheres (Benazzi et al., 2003) e as altas taxas de recorrências de humor no período perinatal (Sharma et al., 2008; Viguera et al., 2007), aliadas às alterações do ciclo sono-vigília, acredita-se que esta seja uma fase crítica para o aparecimento de estados afetivos mistos.

Partindo-se dessa premissa, Koukopoulos et al. (2020) conduziram uma revisão sistemática da literatura em busca de estudos que tenham avaliado a presença de sintomatologia mista no período do periparto. Foram utilizados os critérios de Koukopoulos para a definição de estado misto. Os autores encontraram evidências que corroboram que episódios mistos podem ocorrer durante o período perinatal em mulheres com TB previamente diagnosticado ou naquelas sem história prévia de transtorno de humor (Sharma et al., 2014). O critério que limita o pós-parto a 4 semanas, de acordo com o DSM-5, parece ser insuficiente (Sharma et al., 2014). Além disso, episódios depressivos mistos ou hipomaníacos mistos parecem ser mais prevalentes em mulheres bipolares grávidas do que em não grávidas (Viguera et al., 2001). Um estudo realizado por Viguera et al. (2007) estimou o risco de recorrências de episódios de humor em mulheres com TB que continuaram ou descontinuaram o tratamento com estabilizadores de humor durante a gravidez em um estudo de coorte clínico observacional prospectivo. A maioria das recorrências foi depressiva ou disfórica/mista (74%), especialmente no início da gravidez, e superada em muito pelos episódios maníaco-hipomaníacos. A prevalência depressiva-disfórica *vs.* maníaco-hipomaníaca tornou-se ainda mais proeminente após a descontinuação do tratamento estabilizador de humor, em comparação com a continuação do tratamento. Os preditores de recorrência incluíram diagnóstico de TB II, início mais precoce, mais recorrências/ano, doença recente, uso de antidepressivos e uso de anticonvulsivantes em vez de lítio (Viguera et al., 2008).

No estudo internacional BRIDGE (Azorin et al., 2012), foram demonstradas taxas mais altas de TB no primeiro episódio de depressão pós-parto em comparação com o primeiro episódio de depressão não pós-parto. Mulheres com primeiro episódio de depressão pós-parto apresentaram significativamente mais sintomas psicóticos, características atípicas e depressão mista. Elas tinham idade de início mais jovem, mais episódios anteriores, episódios de curta duração, parentes de primeiro grau com TB, mudanças durante o uso de antidepressivos e sazonalidade dos episódios de humor. Além disso, as mulheres com depressão pós-parto no primeiro episódio pontuaram significativamente mais alto no grupo elação/exaltação da escala de rastreio de hipomania (HCL-32) (Azorin et al., 2012).

Em 276 mulheres com TB não tratadas durante a gravidez, 75% desenvolveram episódios de humor após o parto, sendo os depressivos os mais frequentes (79%), seguidos pelos maníacos do DSM-IV-TR (13%), mistos (4%) e hipomaníacos (3%) (Maina et al., 2014). Uma história de sintomas psicóticos durante o pós-parto foi associada à depressão em 22,4% das pacientes, à mania em 67,8% e a episódios mistos em 87,5%. Idade de início mais jovem, TB I e sintomas psicóticos foram associados a episódios pós-parto (hipo)maníacos ou mistos (Maina et al., 2014).

Em um estudo recente com foco na prevalência de depressão mista durante o período pós-parto, Çelik et al. (Çelik et al., 2016) incluíram 63 mulheres. Foram aplicados o Inventário de Depressão de Beck, a Escala de Depressão Pós-natal de Edimburgo (EPDS), o Questionário de Transtornos do Humor e o HCL-32 modificado. Os escores do Questionário de Transtorno de Humor das mulheres "depressivas", de acordo com os escores de corte da EPDS, foram significativamente maiores do que os das mulheres com escores de EPDS inferiores ao ponto de corte. Os escores de hipomania modificados foram significativamente maiores nas mulheres com escores de depressão mais elevados em comparação com aquelas com escores abaixo do ponto de corte da EPDS. De acordo com os resultados do HCL-32 modificado, 79,4% das mulheres tiveram pelo menos um sintoma, 71,4% pelo menos três sintomas e 68,3% pelo menos cinco sintomas de depressão mista. Em outras palavras, os sintomas hipomaníacos foram mais prevalentes na depressão grave, reforçando que a depressão mista seja um tipo mais grave de depressão (Çelik et al., 2016).

Se levarmos em conta que a depressão pós-parto é um dos preditores de bipolaridade (Stahl et al., 2017), as evidências científicas apontam para um elevado risco de depressões mistas no pós-parto. Esse termo abrange todos os tipos de episódios depressivos, e a psicose pós-parto todos os tipos de episódios maníacos com uma distinção clara entre ambos. A grande vulnerabilidade para a emergência de episódios afetivos no período perinatal parece estar relacionada a alterações de excitabilidade no sistema de estresse e, em particular, na atividade GABAérgica, que é influenciada pelos neuroesteroides (Maguire et al., 2009; Zheng et al., 2019). Novos estudos são necessários para determinar a fisiopatologia da depressão pós-parto, que segue sendo uma área pouco estudada nos transtornos mistos.

Recomenda-se avaliar cuidadosamente qualquer caso de depressão perinatal que levante suspeitas clínicas de bipolaridade e considerar a escala de Koukopoulos, ou outros critérios semelhantes, para identificar estados mistos. Deve-se lembrar que mesmo uma paciente que nunca tenha apresentado um episódio hipomaníaco ou maníaco no passado pode desenvolver um episódio depressivo misto unipolar, que requer tratamento específico.

REFERÊNCIAS

Agosti V, Stewart JW. Hypomania with and without dysphoria: comparison of comorbidity and clinical characteristics of respondents from a national community sample. J Affect Disord. 2008;108(1-2):177-82.

Akiskal HS, Benazzi F. Family history validation of the bipolar nature of depressive mixed states. J Affect Disord. 2003;73(1-2):113-22.

Akiskal HS, et al. Agitated "unipolar" depression re-conceptualized as a depressive mixed state: implications for the antidepressant–suicide controversy. J Affect Disord. 2005;85(3):245-58.

Angst J, Gamma A, Benazzi F, Ajdacic V, Eich D, Rössler W. Toward a re-definition of subthreshold bipolarity: epidemiology and proposed criteria for bipolar-II, minor bipolar disorders and hypomania. J Affect Disord. 2003;73(1-2):133-46.

Angst J, Gamma A, Benazzi F, Ajdacic V, Rössler W. Melancholia and atypical depression in the Zurich study: epidemiology, clinical characteristics, course, comorbidity and personality. Acta Psychiatr Scand Suppl. 2007;(433):72-84.

Angst J, Gamma A, Benazzi F, Ajdacic V, Rössler W. Does psychomotor agitation in major depressive episodes indicate bipolarity? Evidence from the Zurich Study. Eur Arch Psychiatry, Clin Neurosci. 2009;259:55-63

Au JS, Martinez de Andino A, Mekawi Y, Silverstein MW, Lamis DA. Latent class analysis of bipolar disorder symptoms and suicidal ideation and behaviors. Bipolar Disord. 2021;23(2):186-95.

Azorin JM, Aubrun E, Bertsch J, Reed C, Gerard S, Lukasiewicz M. Mixed states vs. pure mania in the French sample of the EMBLEM study: results at baseline and 24 months. European mania in bipolar longitudinal evaluation of medication. BMC Psychiatry. 2009;9:33.

Azorin JM, Angst J, Gamma A, et al. dentifying features of bipolarity in patients with first-episode postpartum depression: findings from the international BRIDGE study. J Affect Disord. 2012;136(3): 710-5.

Baldessarini RJ, Salvatore P, Khalsa HM, et al. Dissimilar morbidity following initial mania versus mixed-states in type-I bipolar disorder. J Affect Disord. 2010;126(1–2):299-302.

Baldessarini RJ, Tondo L, Pinna M, et al. Suicidal risk factors in major affective disorders. Br J Psychiatry. 2019;1-6.

Bega S, Schaffer A, Goldstein B, Levitt A. Differentiating between Bipolar Disorder types I and II: results from the National Epidemiologic Survey on Alcohol and Related Conditions (NESARC). J Affect Disord. 2012;138(1-2):46-53.

Benazzi F, Akiskal HS. Delineating bipolar II mixed states in the Ravenna-San Diego collaborative study: the relative prevalence and diagnostic significance of hypomanic features during major depressive episodes. J Affect Disord. 2001;67:115-22.

Benazzi F. The role of gender in depressive mixed state. Psychopathology. 2003;36:213–217.

Benazzi F. The continuum/spectrum concept of mood disorders: is mixed depression the basic link? Eur Arch Psychiatry Clin Neurosci. 2006;256(8):512–515.

Benazzi F. Bipolar disorder – focus on bipolar II disorder and mixed depression. Lancet. 2007;369:935-45.

Biondi M, Picardi A, Pasquini M, Gaetano P, Pancheri P. Dimensional psychopathology of depression: detection of an "activation" dimension in unipolar depressed outpatients. J Affect Disord. 2005;84(2-3):133-9.

Blanco C, Vesga-López O, Stewart JW, Liu SM, Grant BF, Hasin DS. Epidemiology of major depression with atypical features: results from the National Epidemiologic Survey on Alcohol and Related Conditions (NESARC). J Clin Psychiatry. 2012;73(2):224-32.

Bloch M, Schmidt PJ, Danaceau M, et al. Effects of gonadal steroids in women with a history of postpartum depression. Am J Psychiatry. 2000;157:924–930.

Brancati GE, Vieta E, Azorin JM, et al. Role of overlapping excitatory symptoms in major depression: are they relevant for the diagnosis of mixed state? J Psychiatr Res. 2019;115:151-7.

Çalıyurt O. Role of chronobiology as a transdisciplinary field of research: Its applications in treating mood disorders. Balkan Med J. 2017;34(6):514-21.

Çelik SB, Bucaktepe GE, Uludağ A, et al. Screening mixed depression and bipolarity in the postpartum period at a primary health care center. Compr Psychiatry. 2016;71:57-62.

Carta MG, Tondo L, Balestrieri M, Caraci F, Dell'osso L, Di Sciascio G, et al. Sub-threshold depression and antidepressants use in a community sample: searching anxiety and finding bipolar disorder. BMC Psychiatry. 2011;11:164.

Carvalho AF, McIntyre RS, Dimelis D, Gonda X, Berk M, Nunes-Neto PR, et al. Predominant polarity as a course specifier for bipolar disorder: a systematic review. J Affect Disord. 2014;163:56-64.

Cassidy F, Ahearn E, Carroll BJ. A prospective study of inter-episode consistency of manic and mixed subtypes of bipolar disorder. J Affect Disord. 2001;67(1-3):181-5.

Cervone A, D'Ostuni FP, D'Aietti E, Esposito G, Masella M, Tavormina G. Mixed States: Diagnosis, Assessment and Diagnostic Stability. Psychiatr Danub. 2022;34(Suppl 8):38-41.

Clemente AS, Diniz BS, Nicolato R, et al. Bipolar disorder prevalence: a systematic review and meta-analysis of the literature. Braz J Psychiatry. 2015;37(2):155-61.

Dilsaver SC, Benazzi F, Akiskal HS. Mixed states: the most common outpatient presentation of bipolar depressed adolescents? Psychopathology. 2005;38(5):268-72.

Fawcett J. Diagnosis, traits, states, and comorbidity in suicide. In: Dwivedi Y, editor. The neurobiological basis of suicide. Boca Raton: CRC Press/Taylor & Francis, 2012 [Chapter 1].

Fernandez KC, Jazaieri H, Gross JJ. Emotion regulation: a transdiagnostic perspective on a new RDoC domain. Cognit Ther Res.2016;40(3):426-40.

Fico G, Anmella G, De Prisco M, Oliva V, Possidente C, Bracco L, et al. The mixed tendency in bipolar disorder: An operational proposal for the integration of mixed episodes in predominant polarity. J Clin Med. 2023;12(23):7398.

Fiedorowicz JG, Endicott J, Solomon DA, et al. Course of illness following prospectively observed mania or hypomania in individuals presenting with unipolar depression. Bipolar Disord. 2012;14(6):664-71.

Fiedorowicz JG, Persons JE, Assari S, et al. Depressive symptoms carry an increased risk for suicidal ideation and behavior in bipolar disorder without any additional contribution of mixed symptoms. J Affect Disord. 2019;246:775-82.

Frazier EA, Swenson LP, Mullare T, Dickstein DP, Hunt JI. Depression with mixed features in adolescent psychiatric patients. Child Psychiatry Hum Dev. 2017;48(3):393-9.

Freitag S, Au JS, Liu DY, Mekawi Y, Lamis DA. Do bipolar disorder symptom profiles matter for suicide risk? A latent class approach to investigating differences in suicidal desire and acquired capability. Suicide Life Threat Behav. 2024;54(1):24-37.

Fritz K, Russell AMT, Allwang C, Kuiper S, Lampe L, Malhi GS. Is a delay in the diagnosis of bipolar disorder inevitable? Bipolar Disord. 2017;19(5):396-400.

Goldberg JF, Perlis RH, Bowden CL, et al. Manic symptoms during depressive episodes in 1,380 patients with bipolar disorder: findings from the STEP-BD. Am J Psychiatry. 2009;166(2):173-81.

Goldstein BI, Levitt AJ. The specific burden of comorbid anxiety disorders and of substance use disorders in bipolar I disorder. Bipolar Disord. 2008;10:67-78.

Grover S, Adarsh H. A comparative study of prevalence of mixed features in patients with unipolar and bipolar depression. Asian J Psychiatr. 2023;81:103439.

Guidetti C, Serra G, Apicella M, Andracchio E, Iannoni ME, Trasolini M, et al. Childhood clinical features preceding the onset of bipolar versus major depressive disorders during adolescence. J Atten Disord. 2024;28(5):648-63.

Hasin DS, Sarvet AL, Meyers JL, Saha TD, Ruan WJ, Stohl M, Grant BF. Epidemiology of adult DSM-5 major depressive disorder and its specifiers in the United States. JAMA Psychiatry. 2018;75(4):336 46.

Hergueta T, Weiller E. Evaluating depressive symptoms in hypomanic and manic episodes using a structured diagnostic tool: validation of a new Mini International Neuropsychiatric Interview (MINI) module for the DSM-5 'With Mixed Features' specifier. Int J Bipolar Disord. 2013;1(1):21.

Insel T, Cuthbert B, Garvey M, Heinssen R, Pine DS, Quinn K, Sanislow C, Wang P. Research domain criteria (RDoC): toward a new classification framework for research on mental disorders. Am J Psychiatry. 2010;167(7):748-51.

Isometsa E. Suicidal behavior in mood disorders-who, when, and why? Can J Psychiatry. 2014;59:120-30.

Janiri D, Conte E, De Luca I, Simone MV, Moccia L, Simonetti A, et al. Not only mania or depression: Mixed states/mixed features in paediatric bipolar disorders. Brain Sci.Mar. 2021;29;11(4):434.

Koukopoulos A, Albert MJ, Sani G, et al. Mixed depressive states: nosologic and therapeutic issues. Int Rev Psychiatry. 2005;17:21-37.

Koukopoulos A, Sani G, Koukopoulos AE, et al. Melancholia agitata and mixed depression. Acta Psychiatr Scand. 2007;115(Suppl.433):50-57.

Koukopoulos A, Sani G, Ghaemi SN. Mixed features of depression: why DSM-5 is wrong (and so was DSM-IV). Br J Psychiatry. 2013;203:3-5.

Koukopoulos AE, Angeletti G, Sani G, Janiri D, Manfredi G, Kotzalidis GD, De Chiara L. Perinatal mixed affective state: Wherefore art thou? Psychiatr Clin North Am. 2020;43(1):113-26.

Loftus J, Scott J, Vorspan F, et al. Psychiatric comorbidities in bipolar disorders: an examination of the prevalence and chronology of onset according to sex and bipolar subtype. J Affect Disord. 2020;267(267):258-63.

Maguire J, Ferando I, Simonsen C, et al. Excitability changes related to GABAA receptor plasticity during pregnancy. J Neurosci. 2009;29(30):9592-601.

Maina G, Rosso G, Aguglia A, et al. Recurrence rates of bipolar disorder during the postpartum period: a study on 276 medication-free Italian women. Arch Womens Ment Health. 2014;17(5):367-72.

Maj M, Pirozzi R, Magliano L, et al. Agitated depression in bipolar I disorder: prevalence, phenomenology, and outcome. Am J Psychiatry. 2003;160:2134-40.

Maj M, Pirozzi R, Magliano L, et al. Agitated "unipolar" major depression: prevalence, phenomenology, and outcome. J Clin Psychiatry. 2006;67(5):712-19.

Maron M, Vaiva G. Predominant polarity, mixed states and suicide. Encephale. 2012;38(Suppl 4):S155-9.

McGrath JJ, Al-hamzawi A, Alonso J, et al. Age of onset and cumulative risk of mental disorders: a cross-national analysis of population surveys from 29 countries. 2023;10(9):668-81.

McIntyre R, Tohen M, Berk M, et al. DSM-5 mixed specifier for manic episodes: evaluating the effect of depressive features on severity and treatment outcome using asenapine clinical trial data. J Affect Disord. 2013;150(2):378-83.

Merikangas KR, Jin R, He JP, Kessler RC, Lee S, Sampson NA, et al. Prevalence and correlates of bipolar spectrum disorder in the world mental health survey initiative. Arch Gen Psychiatry. 2011;68(3):241-51.

Moreno DH, Andrade LH. The lifetime prevalence, health services utilization and risk of suicide of bipolar spectrum subjects, including subthreshold categories in the São Paulo ECA study. J Affect Disord. 2005;87(2-3):231-41.

National Institute of Mental Health. Bipolar disorder. Disponível em:. https://www. nimh.nih.gov/health/statistics/bipolar-disorder. Acesso em: Mar 2024.

Olfson M, Mojtabai R, Merikangas KR, Compton WM, Wang S, Grant BF, Blanco C. Reexamining associations between mania, depression, anxiety and substance use disorders: results from a prospective national cohort. Mol Psychiatry. 2017;22(2):235-241.

Oquendo MA, Waternaux C, Brodsky B, et al. Suicidal behavior in bipolar mood disorder: clinical characteristics of attempters and nonattempters. J Affect Disord. 2000;59:107-17.

Orsolini L, Menculini G, Tempia Valenta S, Fiorani M, Rocchetti D, Salvi V, Tortorella A, Volpe U. Depressive and Anxious Temperaments as Predictors of Late Onset Bipolar Disorder? Preliminary Results of a "Real World" Exploratory Study. Front Psychiatry. 2022;13:836187.

Palagini L, Cipollone G, Masci I, Caruso D, Paolilli F, Perugi G, Riemann D. Insomnia symptoms predict emotional dysregulation, impulsivity and suicidality in depressive bipolar II patients with mixed features. Compr Psychiatry. 2019;89:46-51.

Palagini L, Miniati M, Caruso D, Massa L, Novi M, Pardini F, et al. Association between affective temperaments and mood features in bipolar disorder II: The role of insomnia and chronobiological rhythms desynchronization. J Affect Disord. 2020;266:263-72.

Palagini L, Miniati M, Caruso D, Cappelli A, Massa L, Pardini F, et al. Predictors of suicidal ideation and preparatory behaviors in individuals with bipolar disorder: The contribution of chronobiological dysrhythmicity and its association with hopelessness. J Clin Psychiatry. 2021;82(2):20m13371.

Pallaskorpi S, Suominen K, Ketokivi M, et al. Incidence and predictors of suicide attempts in bipolar I and II disorders: a 5-year follow-up study. Bipolar Disord. 2017;19:13-22.

Persons JE, Coryell WH, Solomon DA, et al. Mixed state and suicide: Is the effect of mixed state on suicidal behavior more than the sum of its parts? Bipolar Disord. 2018;20:35-41.

Persons JE, Lodder P, Coryell WH, Nurnberger JI, Fiedorowicz JG. Symptoms of mania and anxiety do not contribute to suicidal ideation or behavior in the presence of bipolar depression. Psychiatry Res. 2022;307:114296.

Perugi G, Medda P, Swann AC, et al. Phenomenological subtypes of severe bipolar mixed states: a factor analytic study. Compr Psychiatry. 2014;55(4):799-806.

Perugi G, Angst J Azorin JM, BRIDGE-II-Mix Study Group, et al. Mixed features in patients with a major depressive episode: the BRIDGE-II-MIX study. J Clin Psychiatry. 2015;76(3):e351-e358.

Persons JE, Lodder P, Coryell WH, Nurnberger JI, Fiedorowicz JG. Symptoms of mania and anxiety do not contribute to suicidal ideation or behavior in the presence of bipolar depression. Psychiatry Res. 2022;307:114296.

Pini S, Carpita B, Nardi B, Abelli M, Amatori G, Cremone I, Dell'Osso L. Admixture analysis of age of onset in bipolar disorder and impact of anxiety comorbidity. Cureus. 2024;16(3):e55803.

Popovic D, Vieta E, Azorin JM, et al. Suicide attempts in major depressive episode: evidence from the BRIDGE-II-Mix study. Bipolar Disord. 2015;17:795-803.

Quante M, Kaplan ER, Rueschman M, et al. Practical considerations in using accelerometers to assess physical activity, sedentary behavior, and sleep. Sleep health. 2015;1(4):275-84.

Rihmer A, Gonda X, Balazs J, et al. The importance of depressive mixed states in suicidal behavior. Neuropsychopharmacol Hung. 2008;10:45-9.

Rusner M, Berg M, Begley C. Bipolar disorder in pregnancy and childbirth: a systematic review of outcomes. BMC Pregnancy Childbirth. 2016;16(1):331.

Sani G, Tondo L, Koukopoulos A, et al. Suicide in a large population of former psychiatric inpatients. Psychiatry Clin Neurosci. 2011;65:286-95.

Sani G, Vöhringer PA, Napoletano F, et al. Koukopoulos diagnostic criteria for mixed depression: a validation study. J Affect Disord. 2014;164:14-8.

Sato T, Bottlender R, Sievers M, et al. Evaluating the inter-episode stability of depressive mixed states. J Affect Disord. 2004;81(2):103-13.

Schmidt PJ, Nieman LK, Danaceau MA, et al. Differential behavioral effects of gonadal steroids in women with and in those without premenstrual syndrome. N Engl J Med. 1998;338:209-16.

Seo HJ, Wang HR, Jun TY, et al. Factors related to suicidal behavior in patients with bipolar disorder: the effect of mixed features on suicidality. Gen Hosp Psychiatry. 2016;39:91-6.

Serra F, Gordon-Smith K, Perry A, et al. Agitated depression in bipolar disorder. Bipolar Disord. 2019;21(6):547-55.

Sharma V, Khan M, Corpse C, et al. Missed bipolarity and psychiatric comorbidity in women with postpartum depression. Bipolar Disord.2008;10:742-7.

Sharma V, Xie B, Campbell MK, et al. A prospective study of diagnostic conversion of major depressive disorder to bipolar disorder in pregnancy and postpartum. Bipolar Disord. 2014;16(1):16-21.

Sharma V, Mazmanian D. The DSM-5 peripartum specifier: prospects and pitfalls. Arch Womens Ment Health.2014;17(2):171-3.

Shim IH, Woo YS, Bahk WM. Prevalence rates and clinical implications of bipolar disorder "with mixed features" as defined by DSM-5. J Affect Disord. 2015;173:120-5.

Shim IH, Lee J, Kim MD, Jung YE, Min KJ, Kwon YJ, et al. The prevalence and diagnostic classification of mixed features in patients with major depressive episodes: A multicenter study based on the DSM-5. Int J Methods Psychiatr Res. 2019;28(3):e1773.

Simpson SG, McMahon FJ, McInnis MG, MacKinnon DF, Edwin D, Folstein SE, DePaulo JR. Diagnostic reliability of bipolar II disorder. Arch Gen Psychiatry. 2002;59(8):736-40.

Soares CN, Zitek B. Reproductive hormone sensitivity and risk for depression across the female life cycle: a continuum of vulnerability? J Psychiatry Neurosci. 2008;33:331–343.

Song JY, Yu HY, Kim SH, et al. Assessment of risk factors related to suicide at- tempts in patients with bipolar disorder. J Nerv Ment Dis. 2012;200:978-84.

Spoorthy MS, Chakrabarti S, Grover S. Comorbidity of bipolar and anxiety disorders: An overview of trends in research. World J Psychiatry. 2019;9(1):7-29.

Swann AC, Lafer B, Perugi G, et al. Bipolar mixed states: an international society for bipolar disorders task force report of symptom structure, course of illness, and diagnosis. Am J Psychiatry. 2013;170(1):31-42.

Swann AC, Moeller FG, Steinberg JL, et al. Manic symptoms and impulsivity during bipolar depressive episodes. Bipolar Disord. 2007;9(3):206-12.

Swann AC, Steinberg JL, Lijffijt M, et al. Continuum of depressive and manic mixed states in patients with bipolar disorder: quantitative measurement and clinical features. World Psychiatry. 2009;8(3): 166-72.

Swann AC, Lijffijt M, Simonetti A. Temporal structure of mixed states: Does sensitization link life course to episodes? Psychiatr Clin North Am. 2020;43(1):153-165.

Takeshima M, Oka T. DSM-5-defined 'mixed features' and Benazzi's mixed depression: Which is practically useful to discriminate bipolar disorder from unipolar depression in patients with depression? Psychiatry Clin Neurosci. 2015;69(2):109-16.

Talih F, Gebara NY, Andary FS, et al. Delayed sleep phase syndrome and bipolar disorder: Pathogenesis and available common biomarkers. Sleep Med Rev. 2018;41:133-40.

Tavormina G. A long term clinical diagnostic-therapeutic evaluation of 30 case reports of bipolar spectrum mixed states. Psychiatr Danub. 2013;25:190-3.

Tavormina G. Treating the bipolar spectrum mixed states: a new rating scale to diagnose them. Psychiatr Danub. 2014;26(Suppl 1):S6-9.

Tavormina G. Bipolar disorders and bipolarity: the notion of the "mixity". Psychiatr Danub. 2019;31(Suppl 3):434-7.

Tazawa Y, Wada M, Mitsukura Y, Takamiya A, Kitazawa M, Yoshimura M, et al. Actigraphy for evaluation of mood disorders: A systematic review and meta-analysis. J Affect Disord. 2019;253:257-69.

Tondo L, Vázquez GH, Pinna M, Vaccotto PA, Baldessarini RJ. Characteristics of depressive and bipolar disorder patients with mixed features. Acta Psychiatr Scand. 2018;138(3):243-52.

Tondo L, Vazquez GH, Baldessarini RJ. Suicidal behavior associated with mixed features in major mood disorders. Psychiatr Clin North Am. 2020;43(1):83-93.

Vázquez GH, Lolich M, Cabrera C, et al. Mixed symptoms in major depressive and bipolar disorders: A systematic review. J Affect Disord. 2018;225:756-60.

Verdolini N, Agius M, Ferranti L, et al. The state of the art of the DSM-5 "with mixed features" specifier. Scientific World J. 2015.

Vieta E, Salagre E, Grande I, et al. Early intervention in bipolar disorder. Am J Psychiatry. 2018;175(5):411-26.

Viguera AC, Baldessarini RJ, Tondo L. Response to lithium maintenance treatment in bipolar disorders: comparison of women and men. Bipolar Disord. 2001;3(5):245-52.

Viguera AC, Whitfield T, Baldessarini RJ, et al. Risk of recurrence in women with bipolar disorder during pregnancy: prospective study of mood stabilizer discontinuation. Am J Psychiatry. 2007;164:1817-24.

Walsh RFL, Maddox MA, Smith LT, Liu RT, Alloy LB. Social and circadian rhythm dysregulation and suicide: A systematic review and meta-analysis. Neurosci Biobehav Rev. 2024;158:105560.

Zheng W, Cai DB, Zheng W et al. Brexanolone for postpartum depression: a meta-analysis of randomized controlled studies. Psychiatry Res. 2019;279:83-9.

Zimmermann P, Bruckl T, Nocon A, et al. Heterogeneity of DSM-IV major depressive disorder as a consequence of subthreshold bipolarity. Arch Gen Psychiatry. 2009;66(12):1341-52.

5

Psicopatologia dos estados mistos

A introdução da dicotomia unipolar-bipolar, proposta por Karl Leonhard na década de 1980, jogou uma pá de cal sobre o conceito de doença maníaco-depressiva proposto por Kraepelin, dando lugar à divisão em dois grandes grupos: transtorno depressivo maior (depressão unipolar) e transtorno bipolar (Leonhard, 1979). Para Kraepelin (1921), os estados mistos eram as formas clínicas mais comuns a integrar a doença maníaco-depressiva, e o diagnóstico baseava-se no curso clínico, nas recorrências e na cronicidade, em detrimento da polaridade. Kraepelin não enfatizou a polaridade (depressão *vs.* mania) como característica central do diagnóstico, porque também observou estados mistos. O termo bipolar implica que o humor oscila entre dois polos opostos (mania e depressão) e enfatiza a primazia da polaridade sobre o curso longitudinal na definição do diagnóstico. Influenciado pela escola de Wernicke-Kleist-Leonhard, o DSM-III reforçou a precedência da polaridade sobre o curso dos transtornos de humor e criou uma definição de estado misto clinicamente rara e grave, abrangendo simultaneamente todos os sintomas dos episódios maníacos e depressivos. Sintomas mistos comuns já vistos anteriormente, como labilidade do humor, ansiedade, irritabilidade/agressividade, distraibilidade e agitação psicomotora, foram pulverizados como critérios operacionais em vários outros transtornos psiquiátricos, o que foi impulsionado pela falta de hierarquia diagnóstica no sentido jaspersiano (Jaspers, 1979). O DSM permitia diagnosticar múltiplas categorias diagnósticas em um mesmo indivíduo ao invés de levantar a hipótese de que possa se tratar de um único transtorno, nesse caso bipolar com manifestações sintomatológicas mistas. O intuito inicial foi de investigar melhor cada "comorbidade", mas, a partir daí, 40 anos se passaram e os sintomas permanecem os mesmos, sem incorporar as evidências empíricas desde então (Ghaemi et al., 2022).

De acordo com tais evidências científicas acumuladas e contrárias ao ponto de vista Leonhardiano e do DSM, a superposição de sintomas maníacos e depressivos parece ser mais regra do que exceção em portadores de transtorno bipolar (Goldberg et al., 2009; Grunze et al., 2018), e também é frequente na depressão unipolar (Angst et al., 2011; Nusslock et al., 2011; Perlis et al., 2011). Vários estudos recentes colocam em xeque a nosologia atual do DSM e apontam para a necessidade de reformulação dos critérios diagnósticos com mais atenção à psicopatologia dos estados mistos (Ghaemi et al., 2022).

Nas últimas décadas do século passado, a dificuldade de distinguir os estados mistos residia nas observações comuns de que os sintomas depressivos eram parte integrante da mania: "Contudo nós sabemos, por exemplo, que a mania frequentemente é acompanhada de depressão moderada a grave. A depressão durante a mania deveria ser conceitualizada como um estado, misto, uma mania típica, uma mania atípica, ou uma forma de mania grave (relacionada ao estágio)?" (p. 44-45, Goodwin e Jamison, 1990). Quando Carlson e Goodwin (1973) apresentaram os estágios da mania, observando a evolução fenomenológica dos pacientes internados, essa dúvida se tornou mais clara, pois no estágio mais grave o quadro clínico não guarda semelhança alguma com a "mania típica" (Tabela 34). Contudo, essa sintomatologia se revela como mista nos estudos de análise fatorial aplicada em amostras graves de pacientes internados em mania (Capítulo 3).

Uma abordagem que tem se mostrado particularmente útil na compreensão e melhor definição da estrutura fenomenológica dos estados mistos é a análise de componentes principais e a análise fatorial/*clusters*. A análise de componentes principais (*Principal Componente Analysis – PCA*) é um procedimento estatístico que visa converter um conjunto de variáveis possivelmente correlacionadas em um conjunto de valores de variáveis linearmente não correlacionadas chamadas de componentes principais. Os resultados de PCA geralmente costumam ser apresentados com pontuações (escores) de componentes, também chamados de fatores e cargas (*loadings*). A PCA é fortemente ligada à análise fatorial (*factorial analysis*) e, nesta, os sintomas clínicos são analisados em componentes subjacentes. Na análise de *clusters*, os sintomas clínicos são combinados para identificar subgrupos homogêneos de pacientes (Malhi et al., 2018). Na análise fatorial, as variáveis geram fatores e o fator de maior carga, isto é, maior força de agrupamento dos elementos, é apresentado como primeiro (fator 1) e, assim, sucessivamente, até o último fator gerado. As cargas de cada item dentro de um fator podem ser positivas (positivamente correlacionadas) ou negativas (negativamente correlacionadas).

Tabela 34 Estágios da mania

	Estágio I	Estágio II	Estágio III
Humor	Labilidade afetiva Predomina euforia, porém irritabilidade se contrariado	Mais disforia e depressão, intensa hostilidade e manifestações de raiva	Claramente disfórico, sentimento de pânico e desesperança
Cognição	Expansividade, grandiosidade, autoconfiança exagerada, pensamento ainda coerente, porém tangencial e com velocidade aumentada, aumento do interesse em temas sexuais ou religiosos	Fuga de ideias, desorganização cognitiva, delírios	Pensamento incoerente, com perda das associações, delírios bizarros e idiossincráticos, ideias de autorreferência, alucinações, desorientação temporoespacial
Comportamento	Atividade psicomotora aumentada, pressão de discurso, aumento dos gastos, uso de cigarros e do telefone	Aceleração psicomotora clara, logorreia, comportamento explosivo	Atividade psicomotora frenética e frequentemente bizarra

Fonte: Carlson e Goodwin, 1973.

A seguir, discutimos a estrutura fenomenológica dos episódios maníacos (puros e mistos) e dos episódios depressivos (puros e mistos) a partir da compilação dos estudos de análise fatorial e de *clusters* publicados até o momento. A maioria dos estudos foi apresentada em ordem cronológica no Capítulo 2

EPISÓDIOS MANÍACOS

Os episódios maníacos, puros ou mistos, partilham uma estrutura multidimensional semelhante de acordo com a análise fatorial (Tabela 35). Levando-se em conta os vários estudos realizados, os agrupamentos fatoriais mais comuns a todos eles foram (em ordem de força maior para menor): fator "sintomas maníacos", fator "sintomas depressivos" e fatores representando outros sintomas não relacionados ao humor (disforia, ativação psicomotora, psicose e ansiedade).

Fator "sintomas maníacos"

Costuma agrupar condições como humor elevado ou eufórico, autoestima inflada ou grandiosidade, pensamento acelerado/congestionado e pressão por falar (Tabela 35).

Fator "sintomas depressivos"

Ao contrário da crença comum, o episódio maníaco foi associado a um fator depressivo subjacente na maioria dos estudos, por exemplo, humor deprimido, culpa e tendência suicida (Tabela 35). Os sintomas depressivos podem ser encontrados em uma frequência que varia de 12,8 a 40% dos pacientes, dependendo da metodologia empregada (Suppes et al., 2017). Isso pode ser decorrente da falta de especificidade dos critérios diagnósticos do DSM e da CID, que são insuficientes em detectar mania mista e, também, por conta da baixa frequência de formas puras, como afirmava Kraepelin. Usando o especificador "com características mistas" do DSM-5 e do DSM-5-TR, a estimativa de sintomas depressivos em pacientes com mania/hipomania aumentou para 24 a 34% dos casos (Shim et al., 2015; McIntyre et al., 2013), apesar de ainda não serem critérios com adequada sensibilidade para sua identificação.

Fator "disforia: irritabilidade/agressividade"

O fator disforia engloba, por exemplo, irritabilidade, hostilidade, raiva subjetiva e expressa, impaciência, desconfiança e agressividade. De modo consistente, apresentou-se como um fator independente na maioria dos estudos de análise fatorial de episódios maníacos (Tabela 35), embora muitas vezes covariasse com outros sintomas, como falta de *insight* e aumento da atividade motora. Esse fator foi mais frequente na mania mista. O fator disforia esteve presente em 22,7 a 72% dos pacientes internados em mania (Bertschy et al., 2008).

Fator "ativação psicomotora"

Esse fator apresentou um padrão variável de agrupamento de sintomas. Em alguns estudos, covariou com sintomas de mania pura, a exemplo da euforia, aumento da autoestima e grandiosidade, em outros com sintomas de mania mista e, por vezes, foi um fator independente (Tabela 35). Os sintomas comuns a esse fator englobam: pensamentos acelerados, distraibilidade, pressão de fala, aumento de contato com outras pessoas, hiperatividade e aumento de atividade dirigida a objetivos. Alguns estudos encontraram sintomas dessa dimensão na direção oposta (pensamento lentificado, impulso inibido ou atividade motora inibida), todos independentes do humor deprimido, o que aponta para um subtipo de mania mista compatível com o quadro denominado "mania inibida" de Kraepelin (Rossi A et al., 2001; Sato et al., 2002; Perugi et al., 2013).

Fator "psicose"

Na maioria dos estudos, a psicose apresentou-se como um fator independente da mania, caracterizado por alucinações, delírios, paranoia (hipervigilância e desconfiança), falta de percepção, autocuidado prejudicado e comportamento bizarro/desorganizado (Tabela 35). Os sintomas psicóticos podem ser encontrados em até 70% dos pacientes em mania, geralmente internados (Perugi et al., 2013). Costumam se apresentar com igual frequência nas manias pura e mista (Sato et al., 2002) e foram mais associados ao polo maníaco do que ao depressivo (Swann et al., 2013a). Na maior parte dos estudos, a presença de sintomas psicóticos foi um marcador de gravidade da mania (Canuso CM et al., 2008; Hanwella et al., 2011). Ao contrário das alterações do conteúdo do pensamento, alterações formais do pensamento não se sobressaíram como alteradas nos episódios maníacos. Em alguns estudos, os sintomas psicóticos covariaram com sintomas psicomotores, enquanto em outros, com componentes afetivos da mania (euforia, aumento da autoestima e grandiosidade) (Tabela 35).

Fator "ansiedade"

O fator ansiedade inclui sintomas como tensão interna, sintomas somáticos, preocupação, indecisão e crises de pânico. Está correlacionado com o fator "depressão" e com a gravidade dos sintomas depressivos presentes dentro da mania (Tabela 35). Durante muito tempo, a ansiedade só era avaliada em indivíduos deprimidos e os estudos de análise fatorial contribuíram para mostrar que também está presente em episódios maníacos (mistos) e funciona como um marcador de gravidade desses estados mistos (Swann et al., 2009). A ansiedade está presente em 17 a 32% dos pacientes maníacos, e sua importância é tal que deveria ser incluída em critérios de sintomas mistos (Cassidy et al., 1998, Cassidy, 2010).

Fator "alterações do sono"

Os sintomas de alteração de sono são carregados independentemente de fatores de mania ou depressão (Tabela 35). Possivelmente, a separação entre os fenômenos "ativação noturna e redução da necessidade de sono", que são mais típicos dos episódios de mania, e o fenômeno de "insônia", mais comumente associado à depressão, não é adequadamente acessada pelos instrumentos de avaliação dos estudos (Filgueiras et al., 2014; Barroilhet et al., 2020).

Tabela 35 Estudos de análise fatorial dos componentes da mania pura e da mania mista

Estudo	Amostra	Escalas	Fatores
Beigel & Murphy (1971)	n = 12	MSRS	Fator 1 (elação-grandiosidade): humor eufórico, autoestima inflada, sentimentos de bem-estar e planos não realistas
			Fator 2 (paranoide-destrutivo): comportamento destrutivo, delírios e desconfiança
Double (1990)	n = 81	YMRS	Fator 1 (distúrbio do pensamento): falta de insight, distúrbio de pensamento-linguagem e alteração do conteúdo do pensamento
			Fator 2 (hiperatividade e comportamento agressivo): comportamento disruptivo-agressivo, irritabilidade, aumento da energia e da atividade motora
			Fator 3 (humor elevado e sintomas vegetativos): sono perturbado, interesse sexual aumentado, atividade motora aumentada e humor elevado
		MSRS	Fator 1 (distúrbio motor e da fala): mover-se de um lugar para outro, ser ativo, controle de impulsos diminuído, buscar contato com outros, saltar de um assunto para outro, procurar mais os outros e necessidade aumentada de falar
			Fator 2 (agressividade): estar chateado, estar irritado, ser argumentativo, ser muito desconfiado e fazer ameaças
			Fator 3 (elevação exagerada do humor): ideias grandiosas, delirante, mau julgamento da realidade, sentimentos de bem-estar e planos irrealistas
Cassidy et al. (1998a)	237	SMS	Fator 1 (disforia): carga positiva para humor deprimido, culpa, labilidade do humor, ansiedade e ideias de suicídio, e carga negativa para humor eufórico
			Fator 2 (aceleração psicomotora): carga positiva para pensamento acelerado, distraibilidade, pressão por falar, hiperatividade motora, aumento no contato social

(continua)

5 · Psicopatologia dos estados mistos 131

Tabela 35 Estudos de análise fatorial dos componentes da mania pura e da mania mista

Estudo	Amostra	Escalas	Fatores
Cassidy et al. (1998a)	237	SMS	Fator 3 (psicose): carga positiva para grandiosidade, psicose, falta de crítica e paranoia
			Fator 4 (aumento de atividade hedônica): carga positiva para humor eufórico, grandiosidade e aumento de impulsividade sexual
			Fator 5 (irritabilidade/agressividade): carga positiva para irritabilidade, agressividade e desconfiança
Serreti et al. (1999)	509	OPCRIT	Fator 1 (agitação psíquica e motora): atividade excessiva, necessidade reduzida de sono, fala pressionada, humor elevado, distraibilidade, aumento da sociabilidade, pensamentos acelerados, autoestima inflada e agitação psicomotora
			Fator 2 (psicose): delírios, alucinações, delírios persecutórios, delírios grandiosos
			Fator 3 (irritabilidade): disforia, humor irritável e inquietação
Dilsaver et al. (1999)	105	SADS	Fator 1 (estado depressivo): suicídio, autoavaliação negativa, indecisão, isolamento social, autorreprovação, medo, fadiga, dificuldade de pensar, perda de interesse, ansiedade, despersonalização, crises de pânico
			Fator 2 (distúrbios do sono): insônia inicial, insônia intermediária e insônia terminal
			Fator 3 (ativação maníaca): humor elevado, aumento de energia, grandiosidade e aumento de atividade dirigida
			Fator 4 (irritabilidade/paranoia): irritabilidade, raiva subjetiva, raiva expressa, desconfiança e delírios
Akiskal et al. (2001)	104	MVAS-BP	Fator 1 (expansividade): desejo sexual aumentado; serei um grande sucesso; não há problema no meu futuro; sempre em busca de algo novo e emocionante; eu sou o maior e a vida é extremamente emocionante

(continua)

132 Estados mistos de humor

Tabela 35 Estudos de análise fatorial dos componentes da mania pura e da mania mista

Estudo	Amostra	Escalas	Fatores
Akiskal et al. (2001)	104	MVAS-BP	Fator 2 (ativação): tenho grandes objetivos para alcançar, sinto-me constantemente em movimento, sinto-me carregado de intensidade, aproveito tudo, sinto-me totalmente capaz, nada pode dar errado no meu futuro, tomar decisões é muito fácil e correr riscos não me incomoda
			Fator 3 (aceleração psicomotora): os pensamentos estão acelerados; dirijo rápido, sinto vontade de ter muita energia e sinto-me melhor que já me senti
			Fator 4 (ansiedade-depressão): estou despreocupado, não me preocupo com nada e não tenho defeitos
			Fator 5 (desinibição social): as pessoas não me irritam, sinto uma conexão especial com as pessoas e nada parece me incomodar
			Fator 6 (dormir): muito ocupado para dormir
			Fator 7 (raiva): sinto raiva.
Hantouche et al. (2001)	104	MVAS-BP	Fator 1 (expansividade): desejo sexual aumentado; "Eu serei um grande sucesso"; "Não há problema no meu futuro"; "Sempre em busca de coisas novas e emocionantes"; "Eu sou o melhor" e "A vida é extremamente emocionante"
			Fator 2 (ativação): "Tenho grandes objetivos a alcançar"; "Sinto-me constantemente em movimento"; "Sinto-me carregado de intensidade"; "Aproveito tudo"; "Sinto-me totalmente capa"; "Nada pode dar errado no meu futuro"; "Tomar decisões é muito fácil" e "Correr riscos não me incomoda"
			Fator 3 (aceleração psicomotora): "Meus pensamentos estão correndo"; "A mente está rápida"; "Sinto-me com muita energia" e "Sinto-me melhor que já me senti"
			Fator 4 (depressão-ansiedade): "Sou destemido"; "Não tenho medo de nada"; "Não tenho defeitos"

(continua)

Tabela 35 Estudos de análise fatorial dos componentes da mania pura e da mania mista

Estudo	Amostra	Escalas	Fatores
Hantouche et al. (2001)	104	MVAS-BP	Fator 5 (desinibição social): "Pessoas não me incomodam"; "Sinto uma conexão especial com as pessoas" e "Nada parece me incomodar"
			Fator 6 (sono): "Estou muito ocupado para ter sono"
			Fator 7 (raiva): "Sinto raiva"; "As pessoas não me incomodam"
Kumar et al. (2001)	100	SMS	Fator 1 (aceleração psicomotora): atividade motora, discurso pressionado, pensamentos acelerados, aumento da sexualidade e aumento do contato
			Fator 2 (alteração do pensamento): psicose, paranoia, grandiosidade e falta de crítica
			Fator 3 (humor): euforia, irritabilidade, agressividade e ansiedade
Perugi et al. (2001)	153	CPRS	Fator 1 (depressão): pensamento pessimista, pensamento ou comportamento suicida, humor deprimido e outros delírios
			Fator 2 (irritabilidade-agitação): hostilidade, irritabilidade, aumento da atividade motora, agitação e falta de insight
			Fator 3 (euforia-grandiosidade): grandiosidade, euforia, pressão de fala, pensamento acelerado e humor exaltado
			Fator 4 (aceleração-insônia): aumento da atividade motora, agitação e diminuição na necessidade do sono
			Fator 5 (paranoia-ansiedade): delírios, preocupação ansiosa, delírios persecutórios
Rossi et al. (2001)	124	BRMaS BRMcS	Fator 1 (euforia-ativação): atividade motora, atividade verbal, fuga de ideias, sensibilidade aos ruídos, humor, autoestima, contato interpessoal e interesse sexual
			Fator 2 (depressão): lentidão mental, ansiedade psíquica, suicídio, humor deprimido, culpa, cansaço e dores
			Fator 3 (lentificação psicomotora): lentidão motora, lentidão verbal e lentidão emocional

(continua)

134 Estados mistos de humor

Tabela 35 Estudos de análise fatorial dos componentes da mania pura e da mania mista

Estudo	Amostra	Escalas	Fatores
Rossi et al. (2001)	124	BRMaS BRMeS	Fator 4 (hostilidade-destrutividade): hostilidade, destrutividade
			Fator 5 (alterações do sono): sono, insônia geral
Swann et al. (2001)	162	SADS-C ADRS	Fator 1 (impulsividade): pula de um assunto para outro, inquieto, impulsivo, distraído, fala muito, mau julgamento, aumento de energia, grandioso, planos não realistas e pensa muito em sexo
			Fator 2 (pessimismo ansioso): autocensura, avaliação negativa de si mesmo, preocupação, desânimo, suicídio, humor disfórico, ansiedade somática e ansiedade psíquica
			Fator 3 (hiperatividade): aumento de energia, humor elevado, atividade aumentada, hiperatividade motora e retraimento social
			Fator 4 (aparência angustiada): aparência triste, movimentos e fala lentificados, choro, desamparo-desesperança, sonolento, apatia e memória prejudicada
			Fator 5 (hostilidade): zangado, raiva externalizada, argumentativo, combativo, desconfiado, suspeito e irritabilidade evidente
			Fator 6 (delírios/psicose): delirante e insight prejudicado
Sato et al. (2002)	576	SADS	Fator 1 (humor deprimido): desesperança, perda de vitalidade, inadequação, humor deprimido, sentimento de culpa, ruminação depressiva de pensamentos, ideias de suicídio, delírios de culpa, sensação de empobrecimento e ansiedade
			Fator 2 (humor irritável): irritabilidade, agressividade, impaciência, falta de cooperação, falta de crítica
			Fator 3 (insônia): insônia global, insônia inicial, insônia intermediária e insônia terminal
			Fator 4 (inibição depressiva): pensamento lentificado, pensamento inibido, inibição psicomotora e impulso inibido

(continua)

Tabela 35 Estudos de análise fatorial dos componentes da mania pura e da mania mista

Estudo	Amostra	Escalas	Fatores
Sato et al. (2002)	576	SADS	Fator 5 (sintomas maníacos puros): autoestima inflada, euforia, contato social excessivo, fuga de ideias, aumento de impulsividade, delírios grandiosos e pensamentos acelerados
			Fator 6 (labilidade emocional/agitação): labilidade emocional, distraibilidade, inquietação motora e agitação psicomotora
			Fator 7 (psicose): delírios persecutórios, alucinações auditivas e desconfiança
González-Pinto et al. (2003)	103	YMRS HDRS-21	Fator 1 (depressão): humor deprimido, ideação suicida, culpa, obsessões e ansiedade psíquica
			Fator 2 (disforia): irritabilidade, comportamento agressivo e falta de crítica
			Fator 3 (mania): euforia, aumento de interesse sexual, redução da necessidade de sono e aparência descuidada
			Fator 4 (psicose): delírios, alucinações, obsessões e ansiedade psíquica
			Fator 5 (ativação): aceleração de pensamentos, pressão de fala e agitação psicomotora
Akiskal et al. (2003)	104	MSRS HDRS-17	Fator 1 (instabilidade-desinibição): exige contato com outras pessoas, encontra-se ativo, está instável, muda de um lugar para outro, procura bastante os outros, salta de um assunto para outro, está muito falante
			Fator 2 (paranoia-hostilidade): faz ameaças, é combativo ou destrutivo, está com raiva, apresenta-se argumentativo, desconfiança
			Fator 3 (desatenção): descuidado com o vestir/arrumar-se, veste-se inadequadamente, é distraído e tem julgamento prejudicado
			Fator 4 (grandiosidade-psicose): ideias grandiosas, faz planos não realistas, delirante
			Fator 5 (exaltação-euforia): parece feliz e alegre; verbaliza sentimentos de bem-estar
			Fator 6 (depressão): parece deprimido, verbaliza sentimentos depressivos; redução do controle dos impulsos

(continua)

136 Estados mistos de humor

Tabela 35 Estudos de análise fatorial dos componentes da mania pura e da mania mista

Estudo	Amostra	Escalas	Fatores
Akiskal et al. (2003)	104	MSRS HDRS-17	Fator 7 (hipersexualidade): está preocupado sexualmente e fala muito sobre sexo
Harvey et al. (2008)	mania pura (n = 363) mania mista (n = 71)	SADS-C HDRS-21	Análise fatorial do subgrupo mania pura: Fator 1 (energia/atividade): humor elevado, aumento de energia, aumento de atividade, hiperatividade motora e pressão de fala Fator 2 (falta de crítica): grandiosidade, julgamento prejudicado e falta de crítica Fator 3 (depressão): raiva e escore total da escala HAMD-21 Fator 4 (pensamento acelerado): pensamentos acelerados Fator 5 (redução da necessidade de sono): redução da necessidade de sono
			Análise fatorial do subgrupo mania mista: Fator 1 (energia/atividade): aumento de energia, aumento de atividade e pressão de fala Fator 2 (falta de crítica): hiperatividade, raiva e julgamento prejudicado Fator 3 (elação): humor elevado, grandiosidade e falta de crítica Fator 4 (depressão/pensamento): pensamentos acelerados e escore total da escala HAMD-21 Fator 5 (redução da necessidade de sono): redução da necessidade de sono
Picardi et al. (2008)	88	BPRS	Fator 1 (mania): hiperatividade motora, excitação, distraibilidade, humor elevado, grandiosidade e comportamento bizarro
			Fator 2 (desorganização): comportamento bizarro, afeto embotado, distanciamento afetivo, autonegligência, desorganização conceitual, desorientação, lentificação motora e preocupação somática
			Fator 3 (sintomas positivos): desconfiança, conteúdo incomum do pensamento, alucinações e maneirismos
			Fator 4 (disforia): não cooperativo, tensão, hostilidade, ansiedade, culpa, suicídio e depressão

(continua)

5 · Psicopatologia dos estados mistos **137**

Tabela 35 Estudos de análise fatorial dos componentes da mania pura e da mania mista

Estudo	Amostra	Escalas	Fatores
Gupta et al. (2009)	225	SMS	Fator 1 (psicose): psicose, grandiosidade e paranoia
			Fator 2 (irritabilidade/agressividade): irritabilidade, agressividade e falta de crítica
			Fator 3 (disforia): humor deprimido, labilidade do humor e ansiedade
			Fator 4 (pensamento acelerado): pensamento acelerado e pressão de fala
			Fator 5 (hedonismo): sexualidade aumentada, aumento do contato social e humor elevado
			Fator 6 (hiperatividade): atividade motora aumentada, redução da necessidade de sono
Hanwella et al. (2011)	131	YMRS	Fator 1 (mania irritável): carga positiva significativa para irritabilidade, aumento da atividade motora/energia e comportamento agressivo disruptivo
			Fator 2 (mania eufórica): carga positiva significativa para humor exaltado, anormalidade de linguagem/distúrbio de pensamento, aumento do interesse sexual e percepção deficiente
			Fator 3 (mania psicótica): carga positiva significativa para alterações no conteúdo do pensamento, aparência (autocuidado prejudicado), sono insatisfatório e alterações na fala
Swann et al. (2013a)	2.179	YMRS HDRS	Fator 1 (depressão): tristeza relatada, tristeza aparente, tensão interna, apetite reduzido, lassidão, incapacidade de sentir, pensamentos pessimistas, pensamentos suicidas e dificuldade de concentração
			Fator 2: humor elevado, aumento da atividade motora, fala, linguagem, conteúdo do pensamento
			Fator 3 (sono): sono reduzido, apetite reduzido e dificuldade de concentração
			Fator 4 (impulsividade/julgamento): aumento do interesse sexual, aparência e crítica
			Fator 5 (irritabilidade/hostilidade): irritabilidade e comportamento agressivo

(continua)

138 Estados mistos de humor

Tabela 35 Estudos de análise fatorial dos componentes da mania pura e da mania mista

Estudo	Amostra	Escalas	Fatores
Perugi et al. (2013)	202	HDRS-17 YMRS	Fator 1 (depressão): carga positiva de humor deprimido, sentimentos de culpa, suicídio, trabalho e atividades, ansiedade psicológica; carga negativa para humor exaltado
			Fator 2 (agitação-irritabilidade/agressividade): irritabilidade, fala, comportamento perturbador-agressivo e aumento da energia-atividade motora
			Fator 3 (psicose): *insight* pobre ou falta de crítica e conteúdo de pensamento incomum
			Fator 4 (ansiedade): ansiedade psíquica, ansiedade somática
			Fator 5 (distúrbio do sono/ansiedade/transtorno de linguagem-pensamento): insônia, ansiedade psíquica, distúrbio de linguagem-pensamento
			Fator 6 (lentificação psicomotora/sintomas somáticos/culpa): sentimentos de culpa, lentificação e sintomas somáticos
Perugi et al. (2014)	202	BPRS	Fator 1 (sintomas positivos/psicóticos): desconfiança, alucinações, conteúdo não usual do pensamento, comportamento bizarro e desorganização conceitual
			Fator 2 (mania): humor elevado, grandiosidade, hostilidade, excitação, hiperatividade e não cooperação
			Fator 3 (desorientação-comportamento motor): desorientação, lentificação motora, maneirismos, falta de cooperação e autonegligência
			Fator 4 (depressão): depressão, culpa, suicídio, ansiedade e tensão
			Fator 5 (sintomas negativos): embotamento afetivo, retraimento afetivo e lentificação psicomotora
			Fator 6 (ansiedade): ansiedade, preocupações somáticas e lentificação motora

(continua)

5 · Psicopatologia dos estados mistos **139**

Tabela 35 Estudos de análise fatorial dos componentes da mania pura e da mania mista

Estudo	Amostra	Escalas	Fatores
Filgueiras et al. (2014)	117	SADS-C	Fator 1 (depressão): avaliação negativa, desânimo, humor deprimido, preocupação, preocupação com a saúde física, fadiga, ansiedade somática, falta de apetite, despersonalização, perda de interesse/anedonia e tendências suicidas
			Fator 2 (suicídio): tendências suicidas, humor diurno e funcionamento prejudicado
			Fator 3 (insônia): insônia inicial, insônia terminal e insônia geral
			Fator 4 (mania): aumento de energia, aumento da atividade, humor elevado, menos necessidade de dormir, aumento da autoestima e raiva
			Fator 5 (psicose): comportamento bizarro, alucinações, delírios e desconfiança
			Fator 6 (ansiedade): fobias, ansiedade psíquica, agitação, obsessões/compulsões e autocensura
Guclu et al. (2015) DSMIV	96	YMRS MADRS SAPS	Fator 1 (elevação psicomotora): aumento da atividade psicomotora, aumento da atividade motora, aumento da velocidade e quantidade de fala, comportamento agressivo, humor elevado, irritabilidade, sono e interesse sexual
			Fator 2 (disforia): tristeza aparente e relatada, pensamentos suicidas, pensamentos pessimistas, tensão interna e lassidão
			Fator 3 (psicose): delírios, alucinações e falta de *insight*
Shah et al. (2017) CID-10	50	YMRS BPRS	Fator 1 (mania pura): humor exaltado, humor elevado, aumento da atividade motora, fala, grandiosidade, hiperatividade motora, conteúdo, distraibilidade, conteúdo incomum do pensamento, excitação e maneirismo
			Fator 2 (mania disfórica): depressão, suicidalidade, culpa, retraimento emocional e ansiedade
			Fator 3 (mania hostil): aparência, irritabilidade, hostilidade, comportamento agressivo, distúrbios de linguagem e pensamento e falta de cooperação

(continua)

140 Estados mistos de humor

Tabela 35 Estudos de análise fatorial dos componentes da mania pura e da mania mista

Estudo	Amostra	Escalas	Fatores
Shah et al. (2017) CID-10	50	YMRS BPRS	Fator 4 (*delirious mania*): tensão, desorientação, autonegligência e comportamento bizarro
			Fator 5 (mania psicótica incongruente com o humor): desorganização conceitual e afeto embotado
			Fator 6 (ausência de *insight*): falta de crítica
			Fator 7 (alucinação): alucinações
			Fator 8 (estupor maníaco): sono e lentificação psicomotora
			Fator 9 (mania psicótica congruente com o humor): queixas somáticas e desconfiança
			Fator 10 (aumento de libido): interesse sexual aumentado

MSRS: *Manic-State Rating Scale*; YMRS: *Young Mania Rating Scale*; SMS: *Scale for Manic States*; OPCRIT: *Operational Criteria Checklist for Psychotic Illness*; SADS: *Schedule for Affective Disorders and Schizophrenia*; MVAS-BP: *Multiple Visual Analogue Scales of Bipolarity*; CPRS: *Comprehensive Psychopathological Rating Scale*; BRMaS: *Bech-Rafaelsen Mania Scale*; BRMeS: *Bech-Rafaelsen Melancholia Scale*; SADS-C: *Schedule for Affective Disorders and Schizophrenia – Change version*; BPRS: *Brief Psychiatric Rating Scale*; SAPS: *Scale for the Assessment of Positive Symptoms*; ADRS: *Affective Disorders Rating Scale*; HDRS-17: *Hamilton Depression Rating Scale* 17 itens; HAMD-21 – *Hamilton Depression Rating Scale* 21 itens.

A maioria dos estudos de *clusters* demonstrou quatro agrupamentos consistentes de subtipos maníacos: mania eufórica, mania disfórica, mania depressiva e mania psicótica, sendo a mania pura, a mania eufórica e a mania mista uma apresentação ora predominantemente disfórica, ora predominantemente depressiva.

Mania eufórica

A mania eufórica exibe humor elevado, autoestima inflada ou grandiosidade e aumento de energia e atividade com pouca ou nenhuma irritabilidade/hostilidade, ansiedade ou psicose (Dilsaver et al., 1999; Swann et al., 2001; Swann et al., 2013a). Os sintomas de ativação psicomotora (pensamentos acelerados, distraibilidade, pressão de fala, aumento de contato com outras pessoas, hiperatividade e aumento de atividade dirigida a objetivos) costumam estar presentes. As alterações de sono podem ou não estar presentes. Os sintomas depressivos são mínimos ou ausentes (Dilsaver et al., 1999; Swann et al., 2013a).

Mania mista disfórica

Nesse subtipo, os sintomas maníacos clássicos estão presentes com pontuações mais baixas. Existem altos níveis de irritabilidade, hostilidade, agressividade, ansiedade e paranoia, comparados com pacientes maníacos puros (Dilsaver et al., 1999; Swann et al., 2001). Esse subgrupo também apresenta mais recusa ao tratamento em comparação com outros pacientes em mania (Perugi et al., 2001), além de elevada ansiedade (ataques de pânico), maior hiperatividade e sintomas psicóticos (Perugi et al., 2013).

Mania mista depressiva

Nesse subtipo, o quadro clínico tende a atender aos critérios do DSM-5 de mania com características mistas. Ocorrem sintomas depressivos proeminentes como humor deprimido, anedonia, culpa, inutilidade, desesperança, perda de vitalidade, ideias de suicídio, delírios de culpa, etc.; ao mesmo tempo, exibem labilidade emocional, agitação psicomotora, aceleração de pensamentos, pressão de fala, distraibilidade e aumento de atividade sem um propósito definido. Os pacientes são propensos a apresentar: avaliação negativa de si mesmos, autocensura, desânimo, ansiedade psíquica e somática, labilidade emocional, entre outros sintomas que podem aumentar a tendência ao suicídio (Dilsaver et al., 1999; Sato et al., 2002; Swann et al., 2013a; Glucu et al., 2015) (ver Capítulo 4). Alguns pacientes apresentam inibição psicomotora com pensamentos retardados e impulso inibido, juntamente com intensa labilidade emocional (Perugi et al., 2013). Mania depressiva e mania disfórica são diferentes. A mania disfórica apresenta sintomas depressivos mais leves e a mania depressiva cursa com maior tendência suicida. Alguns pesquisadores enxergam a mania disfórica como um estado intermediário, em um *continuum* entre a mania pura (eufórica) e a mania depressiva, como se um indivíduo em mania mista se expressasse inicialmente com irritabilidade, hostilidade e agressividade e, à medida que os sintomas depressivos se superpõem à mania, o humor irritável desse lugar ao verdadeiramente depressivo (Dilsaver et al., 1999). A distribuição bimodal do fator depressivo em alguns estudos de análise fatorial dos episódios maníacos apoia essa hipótese (Cassidy et al., 1998b; Swann et al., 2001; González-Pinto et al., 2003; Swann et al., 2013b).

Mania psicótica

Nesse subtipo, há ativação psicomotora associada com características psicóticas, que vão desde comprometimento do julgamento e do *insight* até delírios evidentes (Swann et al., 2001; Swann et al., 2013a). Esses pacientes apresentam pouca ou nenhuma irritabilidade/hostilidade (exceto em pacientes com abuso de substâncias) (Guclu et al., 2015) e sintomas depressivos (Swann et al., 2001; Sato et al., 2002; Swann et al., 2013a).

EPISÓDIOS DEPRESSIVOS

A presença de sintomas maníacos inseridos em episódios depressivos, sejam eles bipolares ou unipolares, é frequente (Tabela 36). Depressões mistas estão presentes em cerca de 40% dos casos de depressão unipolar (Angst et al., 2011; Perlis et al., 2011) e em cerca de 70% dos casos de depressão bipolar (Goldberg et al., 2009). Os sintomas maníacos específicos mais prevalentes que ocorrem durante episódios depressivos são semelhantes na depressão unipolar e bipolar: pensamentos acelerados/congestionados e agitação psicomotora (Koukopoulos et al., 2014; Goldberg et al., 2009). Outros sintomas maníacos geralmente presentes em depressões mistas são irritabilidade, pressão por falar, aumento de energia e atividade (Miller et al., 2016). Levando-se em conta os estudos de análise fatorial realizados até o momento, os agrupamentos fatoriais mais comuns a todos eles foram (em ordem de maior para menor força): fator "ativação psicomotora", fator "disforia", fator "ansiedade", fator "psicose" e fator "sintomas depressivos".

Fator "ativação psicomotora"

A ativação psicomotora foi o fator mais forte e consistente presente em uma depressão mista, seja unipolar ou bipolar. Na depressão unipolar, caracterizou-se por agitação psicomotora, maior loquacidade, aceleração de pensamentos, aumento de impulsividade e humor instável (Biondi et al., 2005; Benazzi et al., 2005; Benazzi et al., 2008). Na depressão bipolar, o fator de ativação teve o mesmo perfil sintomático, mas com maior aumento de energia e maior ativação do pensamento (pensamentos acelerados e fuga de ideias) (Frye et al., 2009). Esse fator incluiu sintomas maníacos descritos pelo DSM, exceto humor elevado (euforia) e autoestima inflada (grandiosidade) (Sato et al., 2005).

Fator "disforia"

A disforia também esteve presente de forma consistente na depressão mista, tanto unipolar quanto bipolar, com prevalência variando de 40 a 73,3%, a depender do estudo (Goldberg et al., 2009; Bertschy et al., 2008). A disforia na depressão mista se caracteriza por irritabilidade e aumento de atividades de risco (Benazzi et al., 2005; Benazzi et al., 2008).

Fator "ansiedade"

Na depressão mista, o fator ansiedade compreendia apreensão, medo, preocupação, somatização, inquietação interna, queixas frequentes, ansiedade somática e crises de pânico (Biondi et al., 2005; Sato et al., 2005). Os escores de ansiedade em depressões mistas correlacionaram-se fortemente com os escores maníacos (Swann et al., 2009).

Fator "psicose"

Sintomas psicóticos estão presentes em até 30% dos indivíduos com depressão mista unipolar e bipolar (Perlis et al., 2011) e incluem paranoia (hipervigilância, sensibilidade, litigiosidade, desconfiança e persecutoriedade), juntamente com delírios (de pobreza, de culpa, autorreferência e hipocondria), bem como falta de *insight* (Sato et al., 2005; Frye et al., 2009). A psicose na depressão mista covariou com a ativação psicomotora (Biondi et al., 2005).

Fator "sintomas depressivos"

Os sintomas depressivos mais evidentes em uma depressão mista foram: tristeza, apatia, inutilidade, desesperança, sentimento de inadequação e ideação suicida. Houve também um grupo de sintomas somáticos: insônia inicial, sono interrompido, sono reduzido, despertar precoce, diminuição do apetite, cansaço, perda de vitalidade e diminuição do interesse sexual (Biondi et al., 2005; Sato et al., 2005). Não houve diferença entre depressão unipolar e bipolar.

A análise de *clusters* forneceu dois agrupamentos consistentes de subtipos depressivos: depressão pura/lentificada/hiporreativa e depressão mista/ativada/hiper-reativa.

Depressão pura/lentificada

Esse subtipo de depressão é caracterizado por lentificação global (psíquica e motora) (Brancati et al., 2019). Apresenta energia reduzida; pensamento lentificado; inibição psicomotora; indecisão, perda da motivação e dos interesses; redução do envolvimento social; concentração e memória reduzidos; humor deprimido; anedonia; achatamento afetivo; sentimentos de culpa, inutilidade,

144 Estados mistos de humor

Tabela 36 Estudos de análise fatorial dos componentes da depressão pura e da depressão mista

Estudo	Amostra	Escalas	Fatores
Benazzi & Akiskal (2005)	348 TB II 254 TDM	HIGH-C	**Amostra de TB II:** Fator 1 (ativação motora): pressão por falar e agitação psicomotora Fator 2 (irritabilidade – ativação mental): distraibilidade, pensamento acelerado, aumento de atividades de risco e irritabilidade
			Amostra de TDM: Fator 1 (ativação motora): pressão por falar e agitação psicomotora Fator 2 (irritabilidade – ativação mental): irritabilidade, distraibilidade, pensamento acelerado e aumento de atividades de risco
Biondi et al. (2005)	Amostra 1: 380 TDM Amostra 2: 143 TDM	SVARAD	**Escala SVARAD:** Fator 1 (ativação): raiva/agressividade, impulsividade e ativação Fator 2 (depressão pura): tristeza/desmoralização e apatia Fator 3 (ansiedade): apreensão/medo e preocupação somática/somatização
		MMPI-2	**Escala MMPI-2:** Fator 1 (depressão): introversão social, psicastenia, esquizofrenia e depressão Fator 2 (ativação): hipomania, paranoia, desvio psicopático e esquizofrenia Fator 3 (ansiedade): hipocondria, histeria e depressão
Sato et al. (2005)	863 TDM 25 TBII 70 TBI	AMDP	Fator 1 (sintomas vegetativos típicos): sono interrompido, sono encurtado, acordar cedo, insônia inicial, diminuição do apetite, cansaço, perda de vitalidade e diminuição do interesse sexual
			Fator 2 (lentificação depressiva/perda de sentimentos): pensamento lentificado, pensamento inibido, perda de sentimentos, perplexidade, movimentação inibida, retraimento social e lentidão observada
			Fator 3 (síndrome hipomaníaca): fuga de ideias, logorreia, agressividade, contato social excessivo, aumento de impulsividade, irritabilidade e pensamentos acelerados

(continua)

5 · Psicopatologia dos estados mistos **145**

Tabela 36 Estudos de análise fatorial dos componentes da depressão pura e da depressão mista (*continuação*)

Estudo	Amostra	Escalas	Fatores
Sato et al. (2005)	863 TDM 25 TBII 70 TBI	AMDP	Fator 4 (ansiedade): inquietação interna, ansiedade somática, ansiedade psíquica, reclamações constantes e ataques de pânico
			Fator 5 (psicose): delírio de pobreza, delírio de culpa, sentimentos de pobreza, delírio hipocondríaco e delírio de referência
			Fator 6 (humor deprimido/desesperança): desesperança, humor deprimido, sentimento de inadequação, ideação suicida e ruminação depressiva
Bertschy et al. (2007)	109 TB I 10 TB II 46 TDM	GIMAS	Fator 1 (mania/depressão): mistura de sintomas depressivos (humor deprimido, anedonia, baixa autoestima, pessimismo, culpa, fadiga, ideação suicida, lentificação psicomotora, ansiedade psíquica e redução do apetite) e sintomas maníacos (humor eufórico, redução da necessidade de sono, aumento da libido, aumento de energia, fuga de ideias, aceleração da fala, grandiosidade, agitação psicomotora e perda de crítica)
			Fator 2 (disforia): labilidade emocional, irritabilidade, impulsividade, distraibilidade, tensão interna, desconfiança, sensibilidade à luz e sensibilidade ao ruído
			Fator 3 (insônia): insônia inicial, insônia intermediária e insônia terminal
Benazzi et al. (2008)	441 TB II	HIGH-C	Amostra de TB II: Fator 1 (irritabilidade/agitação psíquica e motora): irritabilidade, pensamentos acelerados/ congestionados e distraibilidade Fator 2 (hiperatividade motora): pressão por falar e agitação psicomotora
	289 TDM		Amostra de TDM: Fator 1 (irritabilidade/agitação psíquica): irritabilidade, pensamentos acelerados/ congestionados, distraibilidade Fator 2 (hiperatividade motora): pressão por falar e agitação psicomotora

(continua)

146 Estados mistos de humor

Tabela 36 Estudos de análise fatorial dos componentes da depressão pura e da depressão mista (*continuação*)

Estudo	Amostra	Escalas	Fatores
Benazzi et al. (2008)	275 TBII (análise da hipomania)	HIGH-C	**Hipomania no passado:** Fator 1 (irritabilidade/agitação psíquica): irritabilidade, pensamentos acelerados/congestionados e distraibilidade Fator 2 (humor elevado): humor elevado, autoestima inflada, diminuição da necessidade de sono e pressão por falar Fator 3 (hiperatividade motora): diminuição da necessidade de sono e aumento de atividade dirigida a um objetivo
Frye et al. (2009)	176 TB I e II	YMRS	Fator 1 (ativação motora e verbal): aumento de energia e atividade motora, pressão por falar e alteração da linguagem
			Fator 2 (conteúdo do pensamento/*insight*): conteúdo do pensamento e *insight*
			Fator 3 (agressividade): comportamento agressivo
			Fator 4 (aparência): aparência
Pacchiarotti I et al. (2013)	187 TB I	YMRS HDRS-21	Fator 1 (psicose): carga positiva para comportamento bizarro, conteúdo incomum, alucinações, desorientação, desorganização conceitual, maneirismos e postura mantida, distraibilidade e autonegligência
			Fator 2 (mania eufórica): carga positiva para humor elevado e grandiosidade, e carga negativa para depressão, culpa, tendência suicida, preocupação somática, tensão e ansiedade
			Fator 3 (mixicidade): carga positiva para tendência suicida, excitação, hiperatividade motora, tensão e ansiedade, carga negativa para retardo psicomotor
			Fator 4 (disforia): com carga positiva para hostilidade, falta de cooperação e persecutoriedade
			Fator 5 (depressão inibida): carga positiva para depressão, culpa, retardo psicomotor, retraimento emocional e afeto embotado

HIGH-C: *Hypomania Interview Guide – Clinician Version*; SVARAD: *Scala Valutazione Rapida Dimensionale*; MMPI-2: *Minnesota Multiphasic Personality Inventory 2*; AMDP: *Association for Methodology and Documentation in Psychiatry*; GIMAS: *General Inventory of Mixed Affective Symptoms*; YMRS: *Young Mania Rating Scale*; HDRS-21: *Hamilton Depression Rating Scale* 21 itens.

desamparo e desesperança; hiporreatividade emocional e alterações do sono (Henry et al., 2007; Chang et al., 2009).

Na depressão não bipolar, predominam retardo psicomotor, anedonia, falta de sentido, desesperança, humor depressivo, ansiedade, culpa, achatamento afetivo, hiporreatividade emocional e distúrbios do sono (Barroilhet e Ghaemi, 2020). Esse quadro clínico se assemelha à depressão melancólica clássica (Parker et al., 2007). Por outro lado, a depressão bipolar parece ainda mais inibida, com redução da energia e mais inibição dos pensamentos e da atividade motora, perda da motivação, redução do interesse, retraimento social, indecisão, prejuízo da memória e concentração (Barroilhet e Ghaemi, 2020).

Depressão mista/ativada

Como o próprio nome diz, o subtipo "ativado" resulta da superposição dos sintomas maníacos. Os principais sintomas são labilidade emocional, elevada reatividade do humor, irritabilidade, distraibilidade e agitação psicomotora, impulsividade, pensamentos acelerados, aumento da loquacidade, agressividade, comportamentos de risco, aumento da energia, euforia, grandiosidade, hipersexualidade e hiperfagia, entretanto, exibem características psicóticas, pensamentos de morte ou ideação/tentativas de suicídio, ataques de pânico, ansiedade e problemas de memória (Brancati et al., 2019; Henry et al., 2007; Chang et al., 2009). Também podem ocorrer sintomas somáticos, como aumento da percepção sensorial (irritabilidade com ruídos e cheiros), além das alterações de apetite (Barroilhet e Ghaemi, 2020). O polimorfismo sintomatológico da depressão mista reflete a hiperexcitabilidade de base do processo patológico.

DIAGNÓSTICO

Kraepelin (1921) formulou a hipótese de que cada uma das funções psíquicas ou domínios, humor, cognição e volição (atividade), mudaria em um ritmo diferente ao longo do tempo, levando a aumentos ou diminuições seletivas de cada um desses três domínios. Nesse modelo, diferentes tipos de estados mistos refletiam a instabilidade dos mecanismos cerebrais subjacentes que governam os três domínios fundamentais da vida psíquica e não são considerados apenas uma complicação da mania e da depressão, mas a manifestação clínica mais comum e a característica central unificadora mais importante da insanidade maníaco-depressiva. O problema surge com a abordagem combinatória adotada pelo DSM, que parece ser apropriada para formas mistas menos graves, nas quais os sintomas de humor são proeminentes e claramente identificáveis.

A abordagem foi aplicada com sucesso a pacientes selecionados para ensaios farmacológicos, mas em um estado misto grave, no entanto, a instabilidade afetiva prolongada sustentada não tem sido frequentemente associada a sintomas de humor, e sim com ansiedade, indecisão cognitiva e motora, perplexidade emocional, distúrbios perceptivos, sensação de interferência externa, despersonalização e comportamento grosseiramente desorganizado, como já descrito (Perugi, 2019). Essas características não podem ser derivadas da mera superposição de sintomatologia depressiva e maníaca. De modo semelhante, nas depressões mistas em que predominam sintomas ansiosos, distraibilidade, sintomas somáticos e ativados de modo geral, os sintomas depressivos ficam em segundo plano.

Evidentemente, no vácuo de um diagnóstico evidenciado por critérios operacionais de estados mistos depressivos, mistos-mistos e mistos (hipo)maníacos, existe o risco da criação de novos diagnósticos ou da ampliação dos critérios diagnósticos de outras categorias do DSM, como TDAH, transtornos de personalidade, principalmente *borderline*, transtornos ansiosos e de impulsividade.

Agravando os erros diagnósticos que fatalmente aparecem, surge uma profusão de comorbidades na esteira da falta de hierarquização diagnóstica proposta pelo DSM. Como consequência, dada a heterogeneidade da apresentação clínica dos estados mistos, ao invés de serem diagnosticados com TB ou TDM mistos, grande parte dos pacientes que chegam recebe vários diagnósticos simultaneamente. Eles abarcam distúrbios de sono (insônias de todo tipo), TDAH (distraibilidade, agitação psicomotora, irritabilidade, labilidade do humor), transtornos ansiosos (ataques de pânico, fobias, medos difusos, tensão, preocupações aumentadas) e de impulsos (sexo, compras, eletrônicos, jogos etc.), relacionados ao uso de substâncias (abuso de álcool e drogas), bulimia, transtorno de personalidade *borderline* (automutilação, tentativas de suicídio, comportamentos impulsivos, labilidade emocional) e depressão ansiosa. Na prática, cada sintoma recebe um diagnóstico e, para cada diagnóstico aventado, um fármaco ou tratamento é prescrito.

O diagnóstico depende de uma adequada anamnese. Faz parte descrever o estado atual pormenorizadamente, de preferência nos termos do paciente e investigando a totalidade dos sintomas maníaco-depressivos (incluindo sintomas psicóticos, fóbico-ansiosos, físicos/somáticos, relacionados a apetite/sono e impulsivos), bem como suas *oscilações no mesmo dia* e ao longo do tempo. Também é fundamental pesquisar comorbidades médicas e psiquiátricas, história ao longo da vida, antecedentes pessoais, familiares e hábitos, história pregressa de tratamento e respostas terapêuticas, além dos preditores de bipolaridade (Stahl et al., 2017), a fim de diagnosticar com acurácia o TB e o TDM.

A depressão mista pode ocorrer tanto no TB como no transtorno depressivo maior (TDM), portanto encontram-se sintomas maníacos em um episódio depressivo e sintomas depressivos em meio a uma (hipo)mania. Respostas positivas costumam surpreender pela frequência e pela heterogeneidade psicopatológica presentes em pacientes com sintomas do polo oposto. Frequentemente, o diagnóstico diferencial só é possível por meio da informação objetiva de familiares e conhecidos, ou ainda de psicoterapeutas conhecedores do TB. Cabe ao psiquiatra dar valor a essas informações objetivas de quem acompanha o paciente de perto e levar em conta na reavaliação diagnóstica.

Para o diagnóstico diferencial entre TDM e TB é preciso reunir evidências, tanto clínicas quanto da presença de fatores de risco, como história familiar, depressão pós-parto, sintomas psicóticos e comorbidade com abuso ou dependência de substâncias (Stahl et al, 2017). Episódios de mania no passado são menos difíceis de lembrar que episódios de hipomania, mas são necessários para o diagnóstico. No TB, os episódios se iniciam o mais tardar na adolescência ou idade de adulto jovem. Em mais da metade dos casos são mistos, como foi visto anteriormente (Capítulo 4). As (hipo)manias são fases repetidas de dias (1 ou mais) a anos de maior obstinação por determinado objetivo (no trabalho, nos estudos, em negócios, por uma pessoa, uma compra, para atividades extracurriculares ou mudanças de domicílio/trabalho/parceiro/hobbies etc.), acompanhadas de aceleração de pensamentos, alterações do sono, maior nível de energia, pressa, impaciência e irritabilidade; o aumento da impulsividade nem sempre está presente na hipomania, que pode inclusive aumentar a funcionalidade temporariamente. Com frequência, esses episódios são sucedidos/entremeados por depressões, as quais o paciente pode chamar de "estafas" ou "*burnout*", ou podem ser graves e duradouras. Quando graves, levantam a suspeita de serem mistas. Invariavelmente, ele busca justificativas para os episódios depressivos, (hipo)maníacos e mistos, e cabe ao psiquiatra ensinar os sintomas, distinguindo-os do seu estado assintomático. Eventos traumatizantes ou estressores ao longo da vida podem ser consequências, e não causas ou desencadeantes do transtorno bipolar.

Quanto mais grave a mania e a depressão mistas, mais sintomas de ansiedade (preocupação, tensão e medo) e agitação eram relatados, o que vem de encontro às observações de Kraepelin, de que a característica principal dos estados mistos seria a ansiedade (Kraepelin, 1921). Tal achado alerta o clínico para o desafio do diagnóstico diferencial entre depressão ansiosa e depressão mista. Depressões mistas podem apresentar sintomas ansiosos à medida que a intensidade e o número de sintomas maníaco-depressivos se elevam. Na presença de ansiedade, todos os sintomas hipomaníacos devem ser ativamente pesquisados ao longo do dia.

Neste livro, não se pretende aprofundar sobre diagnósticos diferenciais e co-morbidades, mas o leitor atento encontrará indícios que facilitarão a sua iden-tificação. O que resulta da "energização" da depressão pelos sintomas maníacos ou "melancolização" dos sintomas (hipo)maníacos é um sofrimento descomu-nal e polimórfico, que vai muito além de cada episódio puro. Quanto mais gra-ve, menos lembra a justaposição de dois polos, quando os limites desses polos se perdem dando lugar a novos quadros clínicos. A gravidade se associa a auto e heteroagressividade, labilidade do humor, pânico, aumento de impulsividade, agressividade, agitação psicomotora, sintomas obsessivo-compulsivos e psicose (Shim et al., 2019; Barroilhet e Ghaemi, 2020; Olgiati et al., 2022).

FENOMENOLOGIA DOS ESTADOS MISTOS

A fenomenologia, em seu sentido estrito, procura descrever fielmente como os pacientes com doenças mentais vivenciam sua psicopatologia, e está parti-cularmente interessada em descrever as principais experiências psicopatológi-cas mais próximas da biologia subjacente da doença que está sendo estudada (Jaspers, 1979).

Considerando sintomas mistos com base na proposta de Weygandt e Krae-pelin, resgatada por Malhi et al. (2018), por meio do *ACE* (*Activity, Cognition, Emotion*) *Model* a fenomenologia dos estados mistos é extremamente polimór-fica e se confunde com ciclagem ultrarrápida e ultradiana (Mosolov et al., 2021). Esse modelo sugere que determinar dimensionalidade, cronologia e recorrên-cias de alterações em atividade, cognição e emoção, ao invés de atribuir um papel central ao humor, permitiria investigar com mais acurácia a fisiopatologia do TDM e do TB. Kraepelin descreveu os estados mistos como um descompas-so no tempo entre os extremos de inibição e excitação nas funções psíquicas humor, pensamento e volição. A complexa expressão comportamental obser-vada fenomenologicamente é resultante da interação dessas funções psíquicas com distúrbios em ritmos biológicos e tem como base uma grave excitabilidade.

Podemos entender a totalidade dos sintomas mistos como ativar ou *energi-zar* depressões ou *deprimir* (hipo)manias. Invariavelmente, o sofrimento será maior do que em ambos os polos puros. As (hipo)manias "prestam serviço" às depressões e vice-versa. Os sintomas de ambos os polos se agravam mutua-mente, pois à medida que aumentam os escores de mania, aumentam de forma simultânea os de depressão, levando a depressões e (hipo)manias mais graves, potencialmente letais. Não pretendemos esgotar aqui toda a rica sintomato-logia, ao mesmo tempo única de cada paciente, mas formalmente idêntica no conjunto dos estados mistos, e sim ilustrar as condições mais observadas na prática clínica.

De modo geral, os quadros mistos se caracterizam fenomenologicamente por superlativos e paradoxos em todas as funções psíquicas, inclusive na aparência, nas queixas e na autoavaliação. A aparência frequentemente é oposta às queixas: na depressão, paciente vigil e atento, com aparência adequada ou até exuberante, discurso eloquente (sensação subjetiva de pensar demais ou aceleração de pensamentos). Na (hipo)mania, vemos estampada a dor da angústia e do desespero. Aconselhamos que o clínico não se deixe levar pela fisionomia, mas ouça atentamente as queixas, acredite na sua veracidade e investigue alterações em sono, rotina (inclusive alimentar), humor, afetos, cognição e volição nas diferentes horas do dia. Os pacientes costumam não se sentir compreendidos no sofrimento, pois a aparência pode ser dramática, e porque só nos doentes graves a ponto de serem internados a psicopatologia é levada a sério. Especialmente nos ambulatórios e consultórios o paciente pode não *parecer* estar mal quanto relata e o cuidado deve ser redobrado em decorrência do risco de suicídio. Em artigos científicos, as amostras estudadas quase invariavelmente são de ambulatórios terciários ou pacientes hospitalizados.

O sofrimento de uma depressão pura, caracterizada por anedonia, desinteresse, humor deprimido, lentificação de pensamentos, retardo psicomotor, inibição da volição e apatia, é incomensuravelmente menor que o de depressões ativadas "energizadas" pela aceleração de pensamentos e/ou aumento da volição, ou inquietação/agitação psicomotoras, que "sangram". Os pacientes clamam por socorro, dizendo que a depressão está muito grave, está insuportável, que nunca estiveram tão mal, que estão deprimidos dessa vez, e não mistos. Curiosamente, muitos em depressão pura e total inibição da volição não se sentem deprimidos, mas podem estar incapacitados pela apatia, anedonia, falta de interesse e completa anergia. Uma depressão com pensamentos acelerados está energizada de ideias *grandiosas*, porém de conteúdo *negativo*. Essas ideias tornam-se trágicas, catastróficas ou *grandiosamente* negativas, questionadoras. Ideias de suicídio com frequência aparecem na agitação psicomotora, em um turbilhão de pensamentos acelerados totalitários rápidos, a exemplo de: tudo dá errado sempre, não vai dar certo, nunca deu certo, não vou conseguir, de novo fracassei, sempre fui um desastre, só causo problemas, eu sou o problema, faço todos sofrerem, vou pular do prédio – em uma velocidade rápida, ao cair da tarde ou depois de horas sem conseguir desligar o cérebro e dormir. Nessas horas, a angústia sempre está presente, ela se alimenta dessa ativação. Surgem sentimentos difusos de medo, um medo generalizado, de tudo, *grandioso*, por exemplo, de que será atropelado ao atravessar a rua, ou que seu filho irá morrer se voltar de ônibus, ou que irá cair do elevador, que o paciente identifica como desproporcionais e absurdos. Do mesmo modo, surgem sintomas fóbico-ansiosos, ataques de pânico ao cabo de um surto de pensamentos acelerados, e essa aceleração pode desembocar em taquicardia e ataques de pânico e, eventualmente, *energizar* sintomas obsessivo-compulsivos. Nessas depressões mistas, o cérebro não desliga de noite, ou o sono fica interrompido, e de manhã o cansaço e o torpor impedem de levantar-se da cama. Aqui observamos hipersonia ou trocar o dia pela noite, um avanço de fase do sono. Muitas vezes, o paciente não se levanta da cama pela manhã, porque os pensamentos negativos e ativados tomam posse em meio a uma grande ansiedade, mas podem melhorar a partir da tarde, para voltarem inclementes ao cair do dia. No ambulatório, um paciente que sempre chegava atrasado pela manhã, com evidente lentificação psicomotora, ao longo da entrevista tornava-se ágil nas respostas, explicando que pensava em cursar Psicologia (era mecânico) e já havia dado entrada em um curso; inquirido sobre os sintomas ao longo do dia, relatou com orgulho e fácies radiante que passava a noite até as 24 horas criando um *site* com estratégias de suicídio.

Kraepelin considerava uma forma de estado misto a depressão com inibição motora e aceleração de pensamentos, que não corresponde ao especificador sintomas depressivos mistos (DMX), mas pode ser traduzido pelo especificador sintomas ansiosos (SA) do DSM-5. Esses pacientes se queixam de fadiga extrema aliada a um pensar incessante que evolui até uma clara aceleração de pensamentos. A ativação se concentra apenas na esfera cognitiva, com preocupações e pensamentos obstinados sobre algum alvo, de temática invariavelmente negativa e catastrófica, de problemas considerados insolúveis e traições imperdoáveis, até preocupações desproporcionais sobre quaisquer dificuldades reais ou presumidas. A correlação entre DMX e SA é inequívoca. SA é mais frequente no TB que no TDM e se correlacionou com sintomas (hipo)maníacos e preditores de bipolaridade (Tundo et al., 2019). Apesar de haver superposição entre SA e os critérios de depressão mista de Koukopoulos, não foram totalmente correspondentes (Tundo et al., 2023). Em uma amostra de deprimidos bipolares e com TDM, 10% preenchiam critérios para depressão mista de Koukopoulos, 22% para SA e 37% para ambos. A primeira se correlacionou com maior número de sintomas maníacos (não ausência), estados mistos recorrentes e polaridade inicial mista, a segunda com menor número de sintomas maníacos, polaridade inicial depressiva e diagnóstico prévio de transtorno de ansiedade generalizada. Uma das causas dessa superposição é a limitação imposta pelos critérios do DSM-5. Contudo, em um estudo de pacientes com TB e TDM mistos incluindo sintomas DAIA (ansiedade, distraibilidade, agitação e irritabilidade), 80 a 90% dos deprimidos e bipolares tipo I tiveram distraibilidade e ansiedade, mas não houve diferenças significativas nas taxas de sintomas DAIA em ambos os grupos. A gravidade dos sintomas depressivos na depressão bipolar mista deveu-se à presença de dois ou mais sintomas DAIA, principalmente ansiedade (Tavares et al., 2022). Confundir

DMX *latu sensu* com SA aconteceu, por exemplo, quando não se levou em conta toda a sintomatologia (hipo)maníaca durante um episódio depressivo (Shim et al., 2019). Possivelmente do ponto de vista fenomenológico, os sintomas ansiosos do DSM-5 corresponderiam a uma real depressão mista, na hipótese de que mesmo a depressão mista do DSM-5 represente uma hipomania mista pelo número de sintomas necessários para preencher o diagnóstico e porque humor eufórico é incompatível com humor depressivo, a não ser nas ciclagens ultradianas mais graves (Ghaemi et al., 2022).

Consideramos plausível que a depressão atípica do DSM-IV também represente uma forma de DMX (ver Capítulo 4). Foi excluída do DSM-5 pela fraca validade, mas mantida na CID-11. Em estudos clínicos e epidemiológicos, os sintomas atípicos (hipersonia, hiperfagia e ganho de peso) se correlacionaram com validadores de bipolaridade, mais comorbidades, depressões mais recorrentes, graves, idade de início mais precoce, sexo feminino, e se distribuíram em um *continuum* entre TDM e TB, com maior frequência na presença de história familiar de TB e de sintomas hipomaníacos (Benazzi, 2001; Benazzi, 2005; Akiskal e Benazzi, 2008; Moreno e Andrade, 2010). Um achado importante foi a associação longitudinal entre depressão melancólica e atípica em quase metade dos casos da coorte de Zurique, que apresentava depressões melancólicas e atípicas, o que na prática significaria uma ciclagem entre ambos os tipos clínicos (Angst et al., 2011). Além disso, a associação com sintomas ansiosos e o aumento de apetite/peso das depressões mistas e atípicas seriam algumas das hipóteses da relação entre obesidade e TB (Stahl et al., 2017). O fato é que, na prática clínica, observamos que no curso de um TDM recorrente ou TB os pacientes desenvolvem recidivas com tais características associadas a sinais de depressão mista, na presença de um avanço de fase, ativação noturna, ansiedade para comer ao cair da tarde/anoitecer ou durante todo o dia, irritabilidade e aceleração de pensamentos, comportamentos impulsivos, frequentemente antecedidos por dias ou semanas de sintomas hipomaníacos que passaram despercebidos. Esses pacientes comumente utilizam antidepressivos, são medicados com benzodiazepínicos e hipnóticos para tratar a ansiedade e a insônia e, ao invés de ciclarem somente com hipomanias, alternam entre quadros puros e mistos, com sintomas ansiosos ou atípicos. Atentar-se a essa possibilidade tem implicações terapêuticas e de prognóstico.

Em nossa opinião, esse conjunto de sintomas também pode se aliar a inúmeros outros comportamentos, vários impulsivos e que geram as "pseudo-comorbidades" dos estados/sintomas mistos, frequentemente observadas na literatura. Uma verdadeira comorbidade ocorre entre duas categorias diagnósticas, o que os sintomas mistos não são. Na presença de oscilações de ansiedade, humor depressivo, fadiga e aceleração de pensamentos ou pensar demais ao longo do dia, surgem comportamentos impulsivos, que, em quadros mais leves, se concentram no fim do dia para buscar alívio ou recompensa, "afinal eu mereço, depois de um dia cansativo", ou com o argumento de que "é a única coisa que dá prazer": compras, uso de álcool, drogas, tranquilizantes, comida, eletrônicos, jogos, mídias sociais, sexo, sites de pornografia, exercícios etc. Basta perguntar o que ele sentiria se não pudesse realizar nada disso e os sintomas de base aparecem: desde raiva e agressividade, desespero, angústia, ansiedade, até um mal-estar difuso com pensamentos atropelados ou pensar demais sobre temática negativa, o conjunto típico dos sintomas mistos (Tabela 37). A automedicação com álcool e drogas se associou ao TBI em 41% da amostra no estudo NESARC, de modo interessante, com maior risco na presença de transtornos ansiosos (Bolton et al., 2009). Todos esses comportamentos fazem parte do aumento de impulsividade característico da (hipo)mania, mas quando o humor fica depressivo-ansioso, esses impulsos vêm carregados de sofrimento. Suspeitamos que boa parte da demora em diagnosticar o transtorno bipolar ou TDM com sintomas mistos se encontre na falta de identificação de quadros mistos maníaco-depressivos.

Em 2005, foi publicada uma proposta clínica de estados mistos, com base na prática clínica dos autores e na literatura vigente à época, que continua atual e reflete também resultados obtidos posteriormente em avaliações clínicas e utilizando análise fatorial (Tabela 37) (Moreno e Moreno, 2005).

A fenomenologia é mais grave no episódio agudo quando há um amálgama de sintomas maníaco-depressivos e os limites entre um e outro polo se tornam borrados, dando lugar a um novo quadro clínico. Este é o caso de boa parte da literatura acerca de manias mistas em pacientes hospitalizados. Na mania mista, à medida que os sintomas se agravam, as alterações psicomotoras se tornam frenéticas, o pavor, com desespero e pânico ficam evidentes, a desorganização, a confusão e os sintomas psicóticos irrompem (ver Tabela 34). A ativação psicomotora cursa com agitação e tentativas de suicídio. A superposição com sintomas depressivos é tão comum que são considerados parte integrante da mania (Goodwin e Jamison, 1990). O paciente fica desesperado e agitado o dia todo e dificilmente consegue dormir, pode falar de modo incessante ou, de tão acelerado, emudecer. Os sintomas de mania e depressão parecem rudimentos imersos em confusão e psicose. Uma paciente relatou em meio à forte angústia e desespero que tinha a sensação de poder destruir os prédios à volta com seu piscar de olhos. Era um delírio grandioso e de poder, mas catastrófico. A irritabilidade na mania mista pode desembocar na ira com agressividade e hostilidade, também chamada disforia. A "irritação raivosa" é uma mistura de aumento da segurança de si mesmo, uma atitude impositiva, com humor sofrido (Kraepelin, 1921). Tornam-se furiosos, agressivos aos mínimos estímulos,

5 · Psicopatologia dos estados mistos **155**

Tabela 37 Sintomas gerais dos quadros mistos para orientação de pacientes e familiares

Alternar entre sintomas das colunas DEPRESSÃO e (HIPO)MANIA no mesmo dia e/ou sofrer deles ao mesmo tempo – essa combinação piora o sofrimento, resultando em 1 ou + dos seguintes:

↑↑↑ Sensação de ansiedade

Se predominar depressão → desespero, angústia, aflição, desassossego (insatisfação constante)

Se predominar (hipo)mania → raiva, ódio, hostilidade, inquietação

Aceleração/agitação + lentificação/cansaço mental e/ou físico de fundo

↑↑↑ IMPULSOS

Exemplos – dependendo da pessoa:

↑↑ Fome, comer por ansiedade

↑↑ celular/eletrônicos/jogos

↑↑ Cigarros

↑↑ Uso de Álcool/drogas/tranquilizantes/estimulantes

↑↑ acumulação

↑↑ sintomas obsessivo-compulsivos

↑ Gastos/compras (mas deprimido)

↑ Sexo para alívio de ansiedade

Ataques de pânico, ↑ medos, ↑ fobias

Ataques de raiva/violência

Piora ao cair da tarde

Quando mais grave ↑ vontade de:

Morrer, sumir, ↑↑ ideias de suicídio

Ou de quebrar coisas

Ou agredir verbal ou fisicamente a si mesmo ou a outros

Ou até ideias de homicídio

Dores no corpo todo, enxaquecas, labirintite

Problemas físicos de fundo emocional

↑↑ Sensibilidade a ruídos, cheiros etc.

Insônia grave ou trocar o dia pela noite:

Demorar a "desligar" à noite e não conseguir levantar e funcionar de manhã

Exemplos de sintomas

· Pensar muito/ideias demais, mas com conteúdo negativo/trágico/catastrófico ou
· Só pensar/ideias fantásticas, mas não conseguir pôr na prática, já imaginar tudo pronto sem ter começado

Quando o pensar demais se associa a cansaço

Fonte: adaptada de Moreno e Moreno, 2005.

abusam das pessoas e se tornam violentos. Quando a excitação cede e o humor permanece depressivo, podem aparecer as manias *resmungantes* (Kraepelin, 2021, p.111) de altivez, empáfia, o humor se torna ansioso com uma insatisfação constante, reclamando de tudo, do mau atendimento a não se relacionar com pessoas "inferiores". A irritabilidade não costuma ser percebida pelo paciente quando os sintomas melhoram ou na hipomania, mas é relatada pelos seus entes próximos, e não da porta para fora de casa.

No decorrer da melhora, gradualmente aparecem sintomas mais puros de ambos os polos ao longo do dia, rapidamente alternados, até que os polos se desgarram e se concentram sintomas depressivo-ansiosos de manhã e sintomas de ativação ao cair da tarde e de noite. Esse quadro clínico se encontra em pacientes ambulatoriais erroneamente considerados "remitidos", ansiosos com insônia ou sintomas "depressivo-ansiosos". Dependendo do horário da consulta poderão ter o diagnóstico de depressão, porque estão anérgicos e torporosos, ou de normalidade se a avaliação for à tarde. Ao serem inquiridos, relatam oscilações de um dia a outro no horário de dormir, acordar e levantar da cama, humor, energia e ativação cognitiva ao longo do dia que variam entre os dois polos de modo paradoxal. Se forem perguntados, comumente relatam que os pensamentos começam a acelerar de tarde e ao anoitecer (costumo chamar de "hora da bruxa"), quando retornam sintomas que ele chama de ansiosos (ruminações, pensar demais, aflição, angústia, mal-estar difuso), e desaparecem depois de algumas horas ou ao adormecer. Essa aceleração não é acentuada o bastante para se traduzir em logorreia ou pressão de discurso e necessita de pesquisa ativa. A principal queixa geralmente é ansiedade, que na realidade significa sofrimento difuso com aceleração de pensamentos (em diferentes graus, desde sensação subjetiva dos pensamentos correndo, ou pensar demais, até um pensar incessante em um único tema, mas de modo ensurdecedor). Ao ser perguntado, o paciente pode insistir que seus pensamentos estão lentos, mas a entrevista deixa claro que está ágil nas respostas, com maior senso de razão e questionador, procurando informações e asseguramento na internet e uma distraibilidade decorrente desse pensar demais, como um ruído de fundo, do qual ele não se dá conta. Aqui observamos um paradoxo entre a sensação de lentidão e uma aparente aceleração de pensamentos, que não representa uma dessincronização de funções psíquicas, mas de um mesmo domínio. Além dos seis subtipos clássicos de estados mistos, Kraepelin descreveu as "misturas parciais", quando uma mesma função psíquica está presente de modo oposto, a exemplo do delírio de poder catastrófico citado, e de "grande inquietação interna, portanto excitação da volição, ao passo que a tomada de decisões e a execução de ações voluntárias é difícil, de fato, a inquietação pode se descarregar em movimentos vívidos de expressão sem que a inibição volitiva desapareça" (p. 113, Kraepelin, 1921).

O exercício da observação fenomenológica permite evidenciar sintomas antagônicos, por meio da observação objetiva dos sinais e sintomas, e consiste na adoção de uma postura curiosa solicitando ao paciente a descrição exata do que sente do modo como sente, nunca as causas por ele atribuídas, pois estão contaminadas pelo viés emocional. Aqui cabe avaliar a superposição das alterações em ritmos circadianos, insônias inicial, intermediária e hipersonia, além de sintomas somáticos determinados por meio de vários estudos de análise fatorial citados.

O TB se associa com comorbidades psiquiátricas, mas também cursa com elevadas taxas de comorbidades médicas, particularmente as dolorosas. De acordo com extensa revisão sobre bases fisiopatológicas, genéticas e de neuroimagem comuns entre fibromialgia (FM) e transtorno bipolar, a dor crônica esteve mais associada ao transtorno bipolar (TB) que à depressão ou transtornos ansiosos (Bortolato et al., 2016). A enxaqueca também é prevalente no TB e uma metanálise estimou prevalência da comorbidade em 34,8%, significativamente maior no TBII (54,2%) comparado ao TB tipo I (32,7%) (Fornaro et al., 2015a). No TB com enxaqueca, comparado com TB sem enxaqueca, observaram-se significativamente mais sintomas mistos (50 *vs.* 36%), ciclagem rápida, transtornos ansiosos e tentativas de suicídio além de erro diagnóstico com TDM em 23,6%, comparando com 6,2% do TB sem enxaqueca (Fornaro et al., 2015b). Em contrapartida, comparando enxaqueca com e sem TB houve significativamente mais história familiar de TBI (39,1 *vs.* 6,2%) e tentativas de suicídio (30,4 *vs.* 5,2%) (Kivilcim et al., 2017). Estudando o fenótipo TB-enxaqueca, outras características foram significativamente associadas, como idade de início mais precoce, sexo feminino, preocupação com o peso, transtornos ansiosos, cronótipo vespertino e comorbidades com fibromialgia, psoríase, asma e todas prevalentes no TB (Romo-Nava et al., 2021). Vale frisar que essas pacientes tiveram mais prescrições para TDAH e controle de peso. Outros sintomas físicos observados nos estudos de análise fatorial foram os gastrointestinais, mas de modo geral observamos no curso do transtorno bipolar uma variabilidade de sintomas somáticos e dolorosos, ou psicossomáticos, especialmente na presença de sintomas mistos depressivo-ansiosos.

Atualmente, a internet é o principal palco de apresentação da doença maníaco-depressiva e grande propulsor de sintomas mistos e maníacos. As alterações nos três domínios se tornam evidentes por meio dos hipertextos, com aceleração de pensamentos, irreverência, irritabilidade, desinibição, senso de razão, impaciência, polemização sem que o paciente tenha de sair de casa. O aumento da impulsividade para compras, libido e jogos encontra um terreno fértil. As consequências podem ser irreversíveis, pois os pacientes se expõem mais a riscos, discussões, aumento de *posts*, principalmente de noite e de madrugada. Mais de 20% dos bipolares relataram uso problemático de internet, principalmente durante as (hipo)manias, por exemplo, jogar, jogos de azar, compras, visualização de pornografia, uso aumentado de redes sociais, *cyber--bullying, sexting*, entre outros (Carmassi et al., 2021). Nesse sentido, o TB teve uma associação 2,2 vezes maior de uso de plataformas de namoros virtuais que pessoas sem TB e 50% dos pacientes relataram que o uso de mídias sociais agravou seus sintomas (Rydhal et al., 2021). Consequentemente, o TB esteve associado a um risco 3,6 vezes maior de arrependimento em decorrência do comportamento nas mídias sociais e 4,1 vezes maior de arrependimento pelos namoros virtuais, comparado com pessoas sem TB (Rydhal et al., 2022). Não há estudos específicos em sintomas mistos, mas conhecendo o quadro clínico e observando os pacientes, pelo simples fato de ser um estímulo luminoso, excessivo, acessível 24 horas, age como potente disruptor de ritmos biológicos e desencadeia ou agrava os sintomas (Palagini et al., 2019). O paciente se torna "dependente". O celular/computador é usado como estratégia de automedicação para lidar com ansiedade, tensão e sofrimento em geral, a fim de atenuar sintomas mistos, que afloram caso não possa utilizar e de maneira monotonicamente idêntica: angústia, desespero, desassossego, agonia, mal-estar, pensar demais em temática negativa. Os comportamentos impulsivos em geral e ligados ao uso de eletrônicos podem se confundir com vários transtornos, que devem ser afastados na presença de história de TDM e TB, mormente sintomas mistos.

Além do risco de suicídio aumentado durante os estados mistos (ver Capítulo 4), compreendido em função da maior gravidade sintomatológica, distúrbio em ritmos circadianos, principalmente insônia, o sofrimento pode desencadear comportamentos autolesivos no intuito de aplacar a dor psíquica, o desespero, a angústia e o conjunto de sintomas mistos nucleares representados pela labilidade do humor e sintomas excluídos do DSM-5 (ansiedade, distraibilidade, agitação e irritabilidade) (Tavares et al., 2022). Comportamentos autolesivos foram 2,13 vezes maiores no TB que no TDM em adultos e se manifestaram em 52 e 37% ao longo da vida, respectivamente (Weintraub et al., 2017). Finalmente, uma revisão concluiu que, além dos fatores relacionados ao humor na depressão e mania, as principais características adicionais do estado misto foram a agitação psicomotora e, secundariamente, a disforia (Barroilhet SA et al., 2020). Tais características centrais são mais pronunciadas na mania mista do que na depressão mista, mas estão presentes em ambos os estados de humor. Independem do tipo de transtorno de humor, porque são semelhantes no TDM e no TB. A ansiedade e a psicose refletem a gravidade do estado misto tanto na mania quanto na depressão. A inibição psicomotora, embora às vezes presente em alguns quadros mistos (como na mania mista depressiva), aparece principalmente na depressão pura. Existiriam quatro subtipos de episódios maníacos: eufórico, disfórico, depressivo e psicótico; e dois subtipos de episódios depressivos: depressão mista (ativada/hiper-reativa) e depressão pura (retardada/inibida). Modelos conceituais como este reconhecem a multidimensionalidade dos transtornos do humor e a miríade de apresentações clínicas possíveis em estados mistos. Essa expressão sintomatológica desafiadora do TB, que é refletida em alterações fisiopatológicas mais acentuadas, não se limita aos sintomas psíquicos, mas se estende a distúrbios em ritmos circadianos e comorbidades físico-dolorosas.

REFERÊNCIAS

Akiskal HS, Hantouche EG, Bourgeois ML, et al. Toward a refined phenomenology of mania: combining clinician-assessment and self-report in the French EPIMAN study. J Affect Disord. 2001;67(1):89-96.

Akiskal HS, Azorin JM, Hantouche EG. Proposed multidimensional structure of mania: beyond the euphoric-dysphoric dichotomy. J Affect Disord. 2003;73(1-2):7-18.

Angst J, Azorin JM, Bowden CL, et al. Prevalence and characteristics of undiagnosed bipolar disorders in patients with a major depressive episode: the BRIDGE study. Arch Gen Psychiatry. 2011;68(8):791-8.

Akiskal HS, Benazzi F. Continuous distribution of atypical depressive symptoms between major depressive and bipolar II disorders: dose-response relationship with bipolar family history. Psychopathology.2 008;41(1):39-42.

Barroilhet SA, Ghaemi SN. Psychopathology of mixed states. Psychiatr Clin North Am. 2020;43(1):27-46.

Beigel A, Murphy DL. Assessing clinical characteristics of the manic state. Amer I Psychiat. 1971a;128:688-94.

Benazzi F. Atypical depression with hypomanic symptoms. J Affect Disord. 2001;65(2):179-83.

Benazzi F. Testing atypical depression definitions. Int J Methods Psychiatr Res. 2005;14(2):82-91.

Benazzi F, Akiskal H. Irritable-hostile depression: further validation as a bipolar depressive mixed state. J Affect Disord. 2005;84(2):197-207.

Benazzi F. A tetrachoric factor analysis validation of mixed depression. Prog Neuropsychopharmacol Biol Psychiatry. 2008;32(1):186-92.

Bertschy G, et al. Phenomenology of mixed states: a principal component analysis study. Bipolar Disord. 2007;9(8):907-12.

Bertschy G, Gervasoni N, Favre S, et al. Frequency of dysphoria and mixed states. Psychopathology. 2000,41(3):187-93.

Biondi M, Picardi A, Pasquini M, et al. Dimensional psychopathology of depression: detection of an "activation" dimension in unipolar depressed outpatients. J Affect Disord. 2005;84(2):133-9.

Bolton JM, Robinson J, Sareen J. Self-medication of mood disorders with alcohol and drugs in the National Epidemiologic Survey on Alcohol and Related Conditions. J Affect Disord. 2009;115(3):367-75.

Bortolato B, Berk M, Maes M, McIntyre RS, Carvalho AF. Fibromyalgia and bipolar disorder: Emerging epidemiological associations and shared pathophysiology. Curr Mol Med. 2016;16(2):119-36.

Brancati GE, Vieta E, Azorin J-M, et al. The role of overlapping excitatory symptoms in major depression: are they relevant for the diagnosis of mixed state? J Psychiatr Res. 2019;115:151-7.

Bryant FB, Yarnold PR. Principal-components analysis and exploratory and confirmatory factor analysis. In: Grimm LG, Yarnold PR (eds.). Reading and understanding multivariate statistics. Washington: APA, 2000. cap. 4, p. 99-136.

160 Estados mistos de humor

Canuso CM, Bossie CA, Zhu Y, et al. Psychotic symptoms in patients with bipolar mania. J Affect Disord. 2008;111(2-3):164-9.

Carlson GA, Goodwin FK. The stages of mania: A longitudinal analysis of the manic episode. Arch Gen Psychiatry. 1973;(28)2:221-8.

Carmassi C, Bertelloni CA, Cordone A, Dell'Oste V, Pedrinelli A, Barberi FA, et al. Problematic use of the internet in subjects with bipolar disorder: Relationship with posttraumatic stress symptoms. Front Psychiatry. 2021;26:12:646385.

Cassidy F, Forest K, Murry E, Carroll BJ. A factor analysis of the signs and symptoms of mania. Arch Gen Psychiatry. 1998a;55(1):27-32.

Cassidy F, Murry E, Forest K, et al. Signs and symptoms of mania in pure and mixed episodes. J Affect Disord. 1998b;50(2):187-201.

Chang JS, Ahn YM, Yu HY, et al. Exploring clinical characteristics of bipolar depression: internal structure of the bipolar depression rating scale. Aust N Z J Psychiatry. 2009;43(9):830-7.

Costello AB, Osborne JW. Best practices in exploratory factor analysis: four recommendations for getting the most from your analysis. Practical Assessment, Research & Evaluation. 2005;10(7):1-9.

Dilsaver SC, Shoaib AM. Phenomenology of mania: evidence for distinct depressed, dysphoric, and euphoric presentations. Am J Psychiatry. 1999;156(3):426-30.

Double DB. The factor structure of manic rating scales. J Affect Disord. 1990;18:113-119.

Filgueiras A, Nunes ALS, Silveira LAS, et al. Latent structure of the symptomatology of hospitalized patients with bipolar mania. Eur Psychiatry. 2014;29(7):431-6.

Fornaro M, De Berardis D, De Pasquale C, Indelicato L, Pollice R, Valchera A, et al. Prevalence and clinical features associated to bipolar disorder-migraine comorbidity: a systematic review. Compr Psychiatry. 2015a;56:1-16.

Fornaro M, Stubbs B. A meta-analysis investigating the prevalence and moderators of migraines among people with bipolar disorder. J Affect Disord. 2015b;178:88-97.

Frye MA, Helleman G, McElroy SL, Altshuler LL, Black DO, Keck PE Jr, et al. Correlates of treatment-emergent mania associated with antidepressant treatment in bipolar depression. Am J Psychiatry. 2009;166(2):164-72.

Guclu O, S, Enormancı O, Aydın E, et al. Phenomenological subtypes of mania and their relationships with substance use disorders. J Affect Disord. 2015;174:569-73.

Goldberg JF, Perlis RH, Bowden CL, et al. Manic symptoms during depressive episodes in 1,380 patients with bipolar disorder: findings from the STEP-BD. Am J Psychiatry. 2009;166(2):173-81.

González-Pinto A, Ballesteros J, Aldama A, Pérez de Heredia JL, Gutierrez M, Mosquera F, González-Pinto A. Principal components of mania. J Affect Disord. 2003;76:95-102.

Goodwin FK, Jamison KR. Manic-depressive illness. New York: Oxford University Press, 1990.

Goodwin FK, Jamison KR. Manic-depressive illness: bipolar disorders and recurrent depression. Vol. 2. New York: Oxford University Press; 2007.

Grunze H, Vieta E, Goodwin GM, et al. The World Federation of Societies of Biological Psychiatry (WFSBP) guidelines for the biological treatment of bipolar disorders: acute and long-term treatment of mixed states in bipolar disorder. World J Biol Psychiatry. 2018;19(1):2-58.

Gupta SC, Sinha VK, Praharaj SK, et al. Factor structure of manic symptoms. Aust N Z J Psychiatry. 2009;43(12):1141-6.

Hantouche EG, Allilaire JP, Bourgeois ML, Azorin JM, Sechter D, Chatenêt-Duchêne L, et al. The feasibility of self-assessment of dysphoric mania in the French national EPIMAN study. J Affect Disord. 2001;67(1-3):97-103.

Hanwella R, de Silva VA. Signs and symptoms of acute mania: a factor analysis. BMC Psychiatry. 2011;11(1):137.

Harvey PD, Endicott JM, Loebel AD. The factor structure of clinical symptoms in mixed and manic episodes prior to and after antipsychotic treatment. Bipolar Disord. 2008;10(8):900-6.

Henry C, M'Baïlara K, Poinsot R, et al. Evidence for two types of bipolar depression using a dimensional approach. Psychother Psychosom. 2007;76(6):325-31.

Jaspers K. Psicopatologia geral. 2.ed. Rio de Janeiro: Atheneu; 1979.

Kivilcim Y, Altintas M, Domac FM, Erzincan E, Gülec H. Screening for bipolar disorder among migraineurs: the impact of migraine-bipolar disorder comorbidity on disease characteristics. Neuropsychiatr Dis Treat. 2017;13:631-41.

Koukopoulos A, Sani G. DSM-5 criteria for depression with mixed features: a farewell to mixed depression. Acta Psychiatr Scand. 2014;129(1):4-16.

Kumar R, Sinha BN, Chakrabarti N, Sinha VK. Phenomenology of mania - a factor analysis approach. Indian J Psychiatry. 2001;43(1):46-51.

Leonhard K. The classification of endogenous psychoses. Robins E (ed.). New York: Irvingtone; 1979.

MacPherson HA, Weinstein SM, West AE. Non-suicidal self-injury in pediatric bipolar disorder: Clinical correlates and impact on psychosocial treatment outcomes. J Abnorm Child Psychol. 2018;46(4):857-70.

Malhi GS, Irwin L, Hamilton A, et al. Modelling mood disorders: an ACE solution? Bipolar Disord. 2018;20(S2):4-16.

McIntyre RS, Tohen M, Berk M, et al. DSM-5 mixed specifier for manic episodes: evaluating the effect of depressive features on severity and treatment outcome using asenapine clinical trial data. J Affect Disord. 2013;150(2):378-83.

Miller S, Suppes T, Mintz J, et al. Mixed depression in bipolar disorder: prevalence rate and clinical correlates during naturalistic follow-up in the stanley bipolar network. Am J Psychiatry. 2016;173(10):1015-23.

Moreno DH, Andrade LH. Latent class analysis of manic and depressive symptoms in a population-based sample in São Paulo, Brazil. J Affect Disord. 2010;123(1-3):208-15.

Moreno DH, Moreno RA. Estados mistos e quadros de ciclagem rápida no transtorno bipolar. Rev Psiq Clínica. 2005;32(Sup.1):56-62.

Mosolov S, Born C, Grunze H. Electroconvulsive therapy (ECT) in bipolar disorder patients with ultra-rapid cycling and unstable mixed states. Medicina (Kaunas). 2021;57(6):624.

Nusslock R, Frank E. Subthreshold bipolarity: diagnostic issues and challenges. Bipolar Disord. 2011;13(7–8):587-603.

Olgiati P, Fanelli G, Serretti A. Obsessive-compulsive symptoms in major depressive disorder correlate with clinical severity and mixed features. Int Clin Psychopharmacol. 2022;37(4):166-72.

Pacchiarotti I, Nivoli AM, Mazzarini L, Kotzalidis GD, Sani G, Koukopoulos A, et al. The symptom structure of bipolar acute episodes: in search for the mixing link. J Affect Disord. 2013;149(1-3):56-66.

Palagini L, Bastien CH, Marazziti D, Ellis JG, Riemann D. The key role of insomnia and sleep loss in the dysregulation of multiple systems involved in mood disorders: A proposed model. J Sleep Res. 2019;28(6):e12841.

Parker G. Defining melancholia: the primacy of psychomotor disturbance. Acta Psychiatr Scand Suppl. 2007(433):21-30.

Perlis RH, Uher R, Ostacher M, et al. Association between bipolar spectrum features and treatment outcomes in outpatients with major depressive disorder. Arch Gen Psychiatry. 2011;68(4):351-60.

Perugi G. ICD-11 mixed episode: nothing new despite the evidence. Bipolar Disord. 2019.

Perugi G, Maremmani I, Toni C, et al. The contrasting influence of depressive and hyperthymic temperaments on psychometrically derived manic subtypes. Psychiatry Res. 2001;101(3):249-58.

Perugi G, Medda P, Reis J, et al. Clinical subtypes of severe bipolar mixed states. J Affect Disord. 2013;151(3):1076-82.

Perugi G, Medda P, Swann AC, et al. Phenomenological subtypes of severe bipolar mixed states: a factor analytic study. Compr Psychiatry. 2014;55(4):799-806.

Picardi A, Battisti F, de Girolamo G, et al. Symptom structure of acute mania: a factor study of the 24-item Brief Psychiatric Rating Scale in a national sample of patients hospitalized for a manic episode. J Affect Disord. 2008;108(1):183-9.

Romo-Nava F, Blom T, Cuellar-Barboza AB, Awosika OO, Martens BE, Mori NN, et al. Revisiting the bipolar disorder with migraine phenotype: Clinical features and comorbidity. J Affect Disord. 2021;295:156-62.

Rossi A, Daneluzzo E, Arduini L, et al. A factor analysis of signs and symptoms of the manic episode with Bech-Rafaelsen Mania and Melancholia Scales. J Affect Disord. 2001;64(2-3):267-70.

Rydahl KFK, Brund RBK, Medici CR, Hansen V, Straarup KN, Straszek SPV, Østergaard SD. Use of social media and online dating among individuals with a history of affective disorder. Acta Neuropsychiatr. 2021;33(2):92-103.

Rydahl KFK, Brund RBK, Medici CR, Straarup KMN, Straszek SPV, Østergaard SD. Bipolar disorder and regretted behavior in relation to use of social media and online dating. Bipolar Disord. 2022;24(1):27-38.

Sato T, Bottlender R, Kleindienst N, et al. Syndromes and phenomenological subtypes underlying acute mania: a factor analytic study of 576 manic patients. Am J Psychiatry. 2002;159(6):968-74.

Sato T, Bottlender R, Kleindienst N, Möller HJ. Irritable psychomotor elation in depressed inpatients: a factor validation of mixed depression. J Affect Disord. 2005;84:187-96.

Serretti A, Rietschel M, Lattuada E, Krauss H, Held T, Nöthen MM, et al. Factor analysis of mania. Arch Gen Psychiatry. 1999;56(7):671-2.

Shah S, Aich TK, Subedi S. A factor analytical study report on mania from Nepal. Indian J Psychiatry. 2017;59(2):196-201.

Shim IH, Woo YS, Bahk W-M. Prevalence rates and clinical implications of bipolar disorder "with mixed features" as defined by DSM-5. J Affect Disord. 2015;173: 120-5.

Stahl SM, Morrissette DA, Faedda G, et al. Guidelines for the recognition and management of mixed depression. CNS Spectr. 2017;22:203-19.

Suppes T, Eberhard J, Lemming O, et al. Anxiety, irritability, and agitation as indicators of bipolar mania with depressive symptoms: a post hoc analysis of two clinical trials. Int J Bipolar Disord. 2017;5(1):36.

Swann AC, Janicak PL, Calabrese JR, et al. Structure of mania: depressive, irritable, and psychotic clusters with different retrospectively-assessed course patterns of illness in randomized clinical trial participants. J Affect Disord. 2001; 67(1-3):123-32.

Swann AC, Steinberg JL, Lijffijt M, et al. Continuum of depressive and manic mixed states in patients with bipolar disorder: quantitative measurement and clinical features. World Psychiatry. 2009;8(3):166-72.

Swann AC, Suppes T, Ostacher MJ, et al. Multivariate analysis of bipolar mania: retrospectively assessed structure of bipolar I manic and mixed episodes in randomized clinical trial participants. J Affect Disord. 2013a;144(1-2):59-64.

Swann AC, et al. Bipolar mixed states: an international society for bipolar disorders task force report of symptom structure, course of illness, and diagnosis. Am J Psychiatry. 2013b;170(1):31-42.

Tavares DF, Suen P, Moreno DH, Vieta E, Moreno RA, Brunoni AR. Distractibility, anxiety, irritability, and agitation symptoms are associated with the severity of depressive and manic symptoms in mixed depression. Braz J Psychiatry. 2022;44(6):576-83.

Tundo A, Musetti L, Betrò S, Cambiali E, de Filippis R, Marazziti D, Mucci F, Proietti L, Dell'Osso L. Are anxious and mixed depression two sides of the same coin? Similarities and differences in patients with bipolar I, II and unipolar disorders. Eur Psychiatry. 2023;66(1):e75.

Tundo A, Musetti L, de Filippis R, Grande CD, Falaschi V, Proietti L, Dell'Osso L. Is there a relationship between depression with anxious distress DSM-5 specifier and bipolarity? A multicenter cohort study on patients with unipolar, bipolar I and II disorders. J Affect Disord. 2019;245:819-26.

Weintraub MJ, Van de Loo MM, Gitlin MJ, Miklowitz DJ. Self-harm, affective traits, and psychosocial functioning in adults with depressive and bipolar disorders. J Nerv Ment Dis. 2017;205(11):896-99.

6

Fisiopatologia dos estados mistos

MODELOS ANIMAIS

Este capítulo se limitará aos poucos estudos que levaram em conta sintomas de quadros mistos, exceto no que tange a literatura sobre sono e ritmos circadianos, dada a sua importância na fisiopatologia e as implicações na fenomenologia do TB e na terapêutica.

Sintomas mistos foram avaliados classicamente em camundongos com a remoção cirúrgica de bulbos olfativos bilaterais, uma área com extensas conexões com estruturas límbicas e pré-frontais (Kelly et al., 1997). A bulbectomia olfatória resulta em uma cascata de adaptações modulatórias a jusante, consideradas associadas a mudanças comportamentais assemelhando-se a estados mistos, com sintomas depressivos (cópula reduzida e locomoção mais baixa) e sintomas de ativação (maior exploração do meio, hiperatividade em uma tarefa de natação forçada, agressividade, comportamento predatório e hiperatividade noturna) concomitantes (Lumia et al., 1992; Mucignat-Caretta et al., 2004). Esses comportamentos associados a bulbectomia olfatória foram relacionados a níveis aumentados de serotonina (5H-T) no córtex frontal, corpo estriado e hipocampo; níveis diminuídos de seu metabólito, ácido 5-hidroxi-indolacético (5-HIAA) no núcleo accumbens (Lumia et al., 1992); e níveis aumentados da proteína quinase A na amígdala (Mucignat-Caretta et al., 2004). Esses achados sugerem que os comportamentos resultantes da bulbectomia olfatória estão associados à transmissão neural alterada em áreas relacionadas à regulação do humor (Mucignat-Caretta et al., 2004). Em pesquisas mais recentes, foram observadas alterações comportamentais induzidas pela bulbectomia olfatória, como hiperatividade em uma tarefa de natação forçada, atenuadas por estimulação magnética transcraniana repetitiva, possivelmente por meio do equilíbrio da regulação negativa do ácido alfa-aminobutírico e da regulação positiva da 3-metil-histidina (Heath et al., 2018).

Sintomas mistos também foram associados à regulação genética anormal dos ritmos circadianos, como os genes *CLOCK* e seus alvos: genes reguladores de fase (*Per1, Per2* e *Per3*) e genes do criptocromo (*Cry1* e *Cry2*) (Mukherjee et al., 2010). Camundongos com *knockdown* seletivo de CLOCK na área tegmentar ventral (ATV) exibiram comportamentos parecidos com os maníacos (aumento da atividade locomotora, alteração nos ritmos circadianos e desinibição), mas também sintomas de depressão (menor mobilidade no teste de nado forçado e maior latência para escapar da tarefa de desamparo aprendida). Tal comportamento foi relacionado ao aumento da taxa de disparo de células dopaminérgicas e à regulação positiva dos canais colinérgicos e glutamatérgicos na ATV, sugerindo o envolvimento dos genes *CLOCK* na regulação da atividade dopaminérgica nessa área (Mukherjee et al., 2010). Camundongos que sofreram *knockdown* do gene *Cry1* também apresentaram comportamentos semelhantes a estados mistos, que não foram responsivos ao tratamento com lítio (Schnell et al., 2015). A alteração dos genes nos processos regulatórios negativos do CLOCK, nomeadamente SHARP1 e SHARP2, também mostrou sintomas semelhantes a estados mistos, chamados de fenótipos paradoxais (hiperatividade e assumir riscos associado a hipoatividade, sonolência e redução do comportamento exploratório) (Baier et al., 2014). Essas alterações também foram relacionadas com a interrupção da resposta do movimento rápido dos olhos e oscilações teta em decorrência da privação de sono (Baier et al., 2014).

ESTUDOS EM HUMANOS

Segundo revisão de Simonetti et al. (2020), estudos sobre os níveis de neurotransmissores monoaminérgicos não encontraram diferenças entre mania pura e mista e entre depressão pura e mista nos níveis de ácido homovalínico (AHV) e 5-HIAA no liquor. No entanto, a mania mista foi associada a níveis mais elevados de ácido vanilmandélico (AVM) em comparação com a depressão não mista, enquanto a depressão mista evidenciou níveis mais baixos de AHV e 5-HIAA do que a mania mista (Tandon et al., 1978). Por outro lado, em outro estudo, Swann et al. (1994) observaram que a mania mista não se diferenciou dos outros grupos mencionados em relação aos níveis de AHV e 5-HIAA no liquor, mas estava associada a metoxi-4-hidroxifenilglicol (MHPG) no liquor mais alto do que na depressão mista e com maior excreção urinária de norepinefrina (NE) do que na mania pura. Um estudo prévio já havia indicado que na mania mista níveis de excreção urinária de NE em comparação com a mania pura eram 50 a 100% maiores (Swann et al., 1991). As avaliações de ansiedade, hostilidade e agitação foram positivamente correlacionadas com os níveis de NE, embora a relação entre agitação e níveis de NE fosse menos específica do que no caso de ansiedade e hostilidade (Swann et al., 1991). A relação entre a transmissão de NE e a agitação foi demonstrada por um estudo que encontrou correlação positiva entre agitação e MHPG no liquor na depressão, mas não na mania, possivelmente refletindo maior variação na agitação entre os deprimidos em comparação com os pacientes maníacos, estes últimos muito agitados continuamente (Redmond, 2011).

Vários estudos investigaram o funcionamento do eixo hipotálamo-hipófise-adrenal (HPA) nos estados mistos. Na mania mista, houve um relato de elevada taxa de não supressão no teste de supressão pela dexametasona (Krishnan et al., 1983), replicado por outros pesquisadores (Evans et al. 1983), referindo que o tratamento com lítio foi eficaz para restaurar a supressão normal no teste. Posteriormente, observou-se que na mania mista havia taxas mais elevadas de supressão pelo teste da dexametasona que na mania pura (Swann et al., 1992) e na depressão (formas mista e não mista) (Swann et al., 1994). Contudo, a positividade do teste foi igual ou superior na depressão mista comparada com a depressão não mista (Swann et al., 1994). Além disso, na mania mista havia maiores níveis de cortisol no liquor do que na mania e na depressão puras (Swann et al., 1992, 1994), e os níveis de cortisol no sangue e no liquor se correlacionaram significativamente com o humor deprimido, enquanto a excreção de cortisol nas 24 horas se associou com a ansiedade (Swann et al., 1992). Alterações no eixo HPA no TB tipo II se correlacionaram com mudanças na fluência verbal, resolução de problemas e desinibição em testes neuropsicológicos (Lee et al., 2018). De maneira geral, os estudos apontaram que a função do eixo HPA estaria aumentada na mania mista em comparação com a mania pura, enquanto a relação com a depressão (pura e mista) foi menos clara.

Os achados relativos à alteração da função da tireoide em estados mistos foram inconsistentes. Níveis mais elevados do hormônio estimulador da tireoide (TSH) e menores níveis séricos de T4 estavam presentes na mania mista comparado com a mania pura (Chang et al., 1998). Esses resultados corroboraram achados de Zarate et al. (1997), em que havia maiores níveis de TSH na mania mista aguda em comparação com a mania pura. Em contrapartida, outros estudos não encontraram nenhuma diferença significativa entre a mania mista e a pura (Kirkegaard et al., 1978; Joffe et al., 1994; Cassidy et al., 2002a).

Um terreno fértil na investigação do TB em geral, dos estados mistos principalmente, têm sido as alterações em ritmos cronobiológicos. As principais alterações encontradas no TB por meio de actigrafia e polissonografia foram: (1) redução da atividade, (2) atraso para iniciar o sono, (3) sono fragmentado (interrompido), (4) atraso no início da atividade (pela manhã) e (5) amplitude relativa diminuída (McCarthy et al., 2022). Pacientes em mania apresentaram redução do tempo total de sono, maior atividade noturna, maior tempo de sono diurno e, em geral, maiores variações diuturnas que durante a eutimia (Salvatore et al., 2008). A alteração em ritmos circadianos foi observada em pacientes com risco de suicídio, nos quais sintomas mistos predominaram em três quartos da amostra estudada, e que apresentaram mais sintomas depressivos, em especial desesperança, e ruptura dos ritmos circadianos de sono, atividades e vida social agravados pela insônia (ver Capítulo 4) (Palagini et al., 2021). Em pacientes com DMX, a gravidade da insônia e da dessincronização dos ritmos biológicos foi maior, comparados com pacientes sem DMX (Palagini et al., 2019, 2020).

Um estudo piloto utilizou análise de função discriminante (AFD) e actigrafia para classificar os pacientes com base no estado afetivo pela CID-10 (mania, depressão e mania mista) (Scott et al., 2017). A AFD diagnosticou corretamente 79% da amostra total, sobretudo em mania (98%) e estados mistos (83%), mas 42% dos deprimidos foram erroneamente classificados como maníacos. Esse achado foi muito interessante, pois evidenciou que alterações em humor e atividade/energia podem ser independentes entre si, além de argumentar contra o modelo unidimensional do TB, segundo o qual humor depressivo e elação representam polos opostos. Contudo, talvez o erro de classificação reflita apenas a limitação dos critérios da CID-10, impossibilitando diagnosticar depressões mistas. A mania mista exibia padrões de atividade semelhantes aos da depressão, como flutuações de atividade intraindividual que aumentaram ao longo do dia (da manhã para a noite), indicando que a superposição dos sintomas aproximava os construtos (Krane-Gartiser et al., 2017). Ritmos circadianos bioquímicos, medidos por meio da secreção de cortisol e da alteração na expressão dos genes *Per1/ARNTL*, evidenciaram um atraso de fase de 7 horas na secreção do cortisol em mania mista, comparado com controles (Moon et al., 2016). Deprimidos manifestaram atraso de fase de 4 a 5 horas e pacientes em mania pura, pelo contrário, um avanço de fase de 7 horas na secreção de cortisol e expressão de Per1. Curiosamente, quando atingiram a eutimia os maníacos tiveram um atraso de fase, enquanto os pacientes mistos e deprimidos um avanço de fase. Esses achados contrastaram com relatos de sintomas mistos em 75% das mulheres deprimidas com TB após a aplicação da terapia de luz matinal (Sit et al., 2007). O avanço da fase do ritmo circadiano endógeno, possivelmente induzido pela fototerapia, pode ter resultado no desenvolvimento de sintomas maníacos, em vez de estar relacionado à recuperação da depressão. A intensidade e a duração da terapia também podem desempenhar um papel no desencadeamento de estados mistos e explicar a discrepância entre os achados mencionados.

Os biomarcadores inflamatórios foram ainda pouco investigados nos estados mistos. Foram encontrados níveis mais baixos de albumina e maiores de neutrófilos e monócitos na mania mista *vs.* mania pura (Cassidy et al., 2002b). A hipótese de que a mania mista estaria relacionada a um estado inflamatório superior ao da mania pura, contudo, não foi corroborada por Luo et al. (2016), que não encontraram diferenças nos níveis de citocinas como fator de necrose tumoral alfa (TNF-alfa), IL-6 e IL-18, entre mania mista, mania pura e depressão pura. Em pacientes com mania mista, no entanto, os níveis de TNF-alfa e IL-18 se correlacionaram com a gravidade da mania. Em relação à depressão mista, utilizando a escala de autoavaliação de 12 itens (Shinzato et al., 2019), não foram encontradas diferenças significativas de interleucina-6, fator de necrose tumoral alfa e proteína C reativa entre depressão mista e depressão pura; contudo, na DMX havia níveis séricos mais elevados de BDNF (*brain-derived neurotrophic factor*), principalmente quando mais grave, sugerindo que concentrações mais elevadas de BDNF estariam envolvidas na fisiopatologia da DMX (Otsuka et al., 2023).

Os estudos sobre as alterações estruturais e funcionais de neuroimagem nos estados mistos ainda são incipientes. Existem relatos de alterações na rede córtex ventrolateral-córtex pré-frontal – regiões subcorticais em uma amostra de pacientes com mania pura e mista (Fleck et al., 2011; Fleck et al., 2012). Na mania mista, foi observada uma hiperativação, especificamente no tálamo esquerdo, cérebro esquerdo e giro frontal inferior direito, em comparação com pacientes deprimidos. Utilizando tomografia computadorizada por emissão de fóton único, demonstrou-se haver maior disponibilidade do transportador de serotonina no cérebro de pacientes com TB tipo II e depressão mista em comparação com depressão pura (Tolmunen et al., 2004). Por fim, indivíduos em mania mista apresentaram taxas menores de glicose cerebral do que em mania pura e semelhantes às do TDM e controles (Baxter et al., 2011).

Apesar das limitações metodológicas, a mania mista e a depressão mista foram caracterizadas por alterações envolvendo múltiplos sistemas biológicos, incluindo monoaminas, eixo hipotálamo-hipófise-adrenal, componentes inflamatórios e ritmos circadianos (Tabela 38). Os processos fisiopatológicos na mania mista e na depressão mista são mais graves do que os correspondentes nas formas puras. As alterações biológicas sugerem que a hiperativação e a hiperexcitação são os principais mecanismos fisiopatológicos envolvidos na mania mista e na depressão mista (Simonetti et al., 2020).

168 Estados mistos de humor

Tabela 38 Alterações biológicas nos episódios de humor puros e mistos

	Mania pura	Mania mista	Depressão pura	Depressão mista
Noradrenalina	+ +	+ + +	-	+
Dopamina	+ +	+ + +	-	+
Cortisol	+	+ + +	+ +	+ + +
Ausência de supressão com dexametasona	+	+ + +	+ +	+ + +
TSH	+	+ / -	+	N/A
T3/T4	+	+ / -	+	N/A
Inflamação	+	+ +	+	N/A
Alteração dos ritmos circadianos	Atraso de fase	Atraso de fase	Avanço de fase	Atraso de fase

(-) redução; (+) aumento leve; (++) aumento moderado; (+++) aumento intenso; N/A: não avaliado.
Fonte: adaptada de Simonetti A et al., 2020.

REFERÊNCIAS

Baier PC, Brzozka MM, Shahmoradi A, et al. Mice lacking the circadian modulators SHARP1 and SHARP2 display altered sleep and mixed state endophenotypes of psychiatric disorders. PLoS One. 2014;9:e110310.

Baxter LR. Cerebral metabolic rates for glucose in mood disorders. Arch Gen Psychiatry. 2011;42:441-7.

Cassidy F, Ahearn EP, Carroll BJ. Thyroid function in mixed and pure manic episodes. Bipolar Disord. 2002a;4:393-7.

Cassidy F, Wilson WH, Carrol BJ. Leukocytosis and hypoalbuminemia in mixed bipolar states: evidence for immune activation. Acta Psychiatr Scand. 2002b;105:60-4.

Chang KD, Keck PE, Stanton SP, et al. Differences in thyroid function between bipolar manic and mixed states. Biol Psychiatry. 1998;43:730-3.

Evans DL, Nemeroff CB. The dexamethasone suppression test in mixed bipolar disorder. Am J Psychiatry. 1983;140:615-7.

Fleck DE, Kotwal R, Eliassen JC, et al. Preliminary evidence for increased fronto-subcortical activation on a motor impulsivity task in mixed episode bipolar disorder. J Affect Disord. 2011;133(1-2):333-9.

Fleck DE, Eliassen JC, Durling M, et al. Functional MRI of sustained attention in bipolar mania. Mol Psychiatry. 2012;17:325-36.

Heath A, Lindberg DR, Makowiecki K, et al. Medium- and high-intensity rTMS reduces psychomotor agitation with distinct neurobiologic mechanisms. Transl Psychiatry. 2018;8:126.

Joffe RT, Young LT, Cooke RG, et al. The thyroid and mixed affective states. Acta Psychiatr Scand. 1994;90:131–2.

Kelly JP, Wrynn AS, Leonard BE. The olfactory bulbectomized rat as a model of depression: an update. Pharmacol Ther. 1997;74:299-316.

Kirkegaard C, Bjørum N, Cohn D, et al. Thyrotrophin-Releasing Hormone (TRH) stimulation test in manic-depressive illness. Arch Gen Psychiatry. 1978;35:1017-21.

Krane-Gartiser K, Vaaler AE, Fasmer OB, et al. Variability of activity patterns across mood disorders and time of day. BMC Psychiatry. 2017;17:1-8.

Krishnan RR, Maltbie AA, Davidson JRT. Abnormal cortisol suppression in bipolar patients with simultaneous manic and depressive symptoms. Am J Psychiatry. 1983;140:203-5.

Lee HH, Chang CH, Wang LJ, et al. The correlation between longitudinal changes in hypothalami-c-pituitary-adrenal (HPA) axis activity and changes in neurocognitive function in mixed-state bipolar II disorder. Neuropsychiatr Dis Treat. 2018;14:2703-13.

Lumia AR, Teicher MH, Salchli F, et al. Olfactory bulbectomy as a model for agitated hyposeroto-nergic depression. Brain Res. 1992;587:181-5.

Luo Y, He H, Zhang M, et al. Altered serum levels of TNF-a, IL-6 and IL-18 in manic, depressive, mixed state of bipolar disorder patients. Psychiatry Res. 2016;244:19-23.

McCarthy MJ, Gottlieb JF, Gonzalez R, McClung CA, Alloy LB, Cain S, et al. Neurobiological and behavioral mechanisms of circadian rhythm disruption in bipolar disorder: A critical multi-disciplinary literature review and agenda for future research from the ISBD task force on chronobiology. Bipolar Disord. 2022;24(3):232-63.

Moon JH, Cho CH, Son GH, et al. Advanced circadian phase in mania and delayed circadian phase in mixed mania and depression returned to normal after treatment of bipolar disorder. EBioMedicine. 2016;11:285-95.

Mucignat-Caretta C, Bondi M, Caretta A. Animal models of depression: olfactory lesions affect amygdala, subventricular zone, and aggression. Neurobiol Dis. 2004;16:386-95.

Mukherjee S, Coque L, Cao J, et al. Knock-down of CLOCK in the VTA through RNAi results in a mixed state of mania and depression-like behavior. Biol Psychiatry. 2010;68:503-11.

Otsuka N, Takaesu Y, Zamami Y, Ota K, Kurihara K, Shinzato H, et al. Elevated brain-derived neuro-trophic factor levels during depressive mixed states. Psychiatry Investig. 2023;20(11):1027-33.

Palagini L, Cipollone G, Masci I, Caruso D, Paolilli F, Perugi G, et al. Insomnia symptoms predict emotional dysregulation, impulsivity and suicidality in depressive bipolar II patients with mixed features. Compr Psychiatry. 2019;89:46-51.

Palagini L, Miniati M, Caruso D, Massa L, Novi M, Pardini F, et al. Association between affective temperaments and mood features in bipolar disorder II: The role of insomnia and chronobiological rhythms desynchronization. J Affect Disord. 2020;266:263-72.

Palagini L, Miniati M, Caruso D, Cappelli A, Massa L, Pardini F, et al. Predictors of suicidal ideation and preparatory behaviors in individuals with bipolar disorder: the contribution of chronobiological dysrhythmicity and its association with hopelessness. J Clin Psychiatry. 2021;82(2):20m13371.

Redmond DE. Cerebrospinal fluid amine metabolites. Arch Gen Psychiatry. 2011;43:938-47.

Salvatore P, Baldessarini RJ, De Panfilis C, et al. Circadian activity rhythm abnormalities in ill and recovered bipolar I disorder patients. Bipolar Disord. 2008;10:256-65.

Schnell A, Sandrelli F, Ranc V, et al. Mice lacking circadian clock components display different mood-related behaviors and do not respond uniformly to chronic lithium treatment. Chronobiol Int. 2015;32:1075-89.

Scott J, Vaaler AE, Fasmer OB, et al. A pilot study to determine whether combinations of objectively measured activity parameters can be used to differentiate between mixed states, mania, and bipolar depression. Int J Bipolar Disord. 2017;5:5.

Shinzato H, Koda M, Nakamura A, Kondo T. Development of the 12- item questionnaire for quan-titative assessment of depressive mixed state (DMX-12). Neuropsychiatr Dis Treat. 2019;15:1983-1991.

Simonetti A, Lijffijt M, Swann AC. The neurobiology of mixed states. Psychiatr Clin North Am. 2020;43(1):139-51.

Sit D, Wisner KL, Hanusa BH, et al. Light therapy for bipolar disorder: a case series in women. Bipolar Disord. 2007;9:918-27.

Swann AC, Secunda SK, Koslow SH, et al. Mania: sympathoadrenal function and clinical state. Psychiatry Res.1991;37:195-205.

Swann AC, Stokes PE, Casper R, et al. Hypothalamic-pituitary-adrenocortical function in mixed and pure mania. Acta Psychiatr Scand. 1992;85:270–4.

Swann AC, Stokes PE, Secunda SK, et al. Depressive mania versus agitated depression: Biogenic amine and hypothalamic-pituitary-adrenocortical function. Biol Psychiatry. 1994;35:803-13.

Tandon R, Channabasavanna SM, Greden JF. CSF biochemical correlates of mixed affective states. Acta Psychiatr Scand. 1978;78:289-97.

Tolmunen T, Joensuu M, Saarinen PI, et al. Elevated midbrain serotonin transporter availability in mixed mania: a case report. BMC Psychiatry. 2004;4:1-6.

Zarate CA, Tohen M, Zarate SB. Thyroid function tests in first-episode bipolar disorder manic and mixed types. Biol Psychiatry. 1997;42:302-4.

7
Tratamento dos estados mistos

Como a definição do DSM-5 de características mistas foi publicada recentemente, as diretrizes de tratamento que fornecem recomendações para o tratamento de sintomas mistos pelo DSM-5 ainda são bastante limitadas (Yatham et al., 2021). Alguns autores sugerem que os achados de ensaios clínicos usando episódios mistos definidos pelo DSM-IV-TR podem orientar o tratamento de episódios de humor com características mistas definidas pelo DSM-5, limitando-se à mania com características mistas (Fagiolini et al., 2015). A definição de episódios mistos do DSM-IV ainda não compreendia alguns sintomas avaliados em outras definições de estado misto como labilidade de humor, irritabilidade, distraibilidade, agitação psicomotora e ansiedade, centrais nessa manifestação fenomenológica (Shim et al., 2015). Além disso, estudos anteriores ao DSM-5 foram realizados exclusivamente em pacientes com TB tipo I, cujos resultados não devem ser generalizados para estados mistos do TB II e do TDM (Rosenblat et al., 2017). Além do uso de estabilizadores do humor e antipsicóticos, a indicação ou contraindicação de antidepressivos também será apresentada a seguir.

USO DE ANTIDEPRESSIVOS

Em relação à depressão mista, de 219 pacientes diagnosticados pelos critérios de Koukopoulos (2007) (TB I = 56, TB II = 68, TDM = 72 e 23 pacientes com outros diagnósticos) metade foi tratada com antidepressivos, em porcentagens semelhantes (em torno de 40%) de antidepressivos tricíclicos e inibidores seletivos da recaptação da serotonina (Sani et al., 2014). Foram preditores de depressão mista associada aos antidepressivos o TB tipo II, maior gravidade da depressão e maior idade no episódio índice. O uso de antidepressivos em monoterapia, sem estabilizadores de humor, foi um importante fator de risco para o aparecimento de depressões mistas. Os antipsicóticos, combinados aos antidepressivos, não preveniram a ciclagem para depressão mista, indicando que apenas lítio e anticonvulsivantes foram eficazes. Uma explicação para esse achado pode ter sido o uso de antipsicóticos abaixo da dose antimaníaca (p. ex., quetiapina < 600 mg/dia, aripiprazol < 15 mg/dia, risperidona < 2 mg/dia, olanzapina < 5 mg/dia, ziprasidona < 80 mg/dia).

Uma recente revisão sistemática apontou alguns preditores de ciclagem para mania pelo uso de antidepressivos, prevalente em 17,3 a 48,8% dos pacientes com transtorno bipolar (Tabela 39) (Barbuti et al., 2023). Sintomas mistos foram significativamente associados a uma aceleração da ciclagem entre episódios. As taxas de ciclagem para depressão ocorreram em 5 a 16% e não há relatos no TBII; antipsicóticos de primeira geração, sua combinação com antipsicóticos de segunda geração, bem como o uso de benzodiazepínicos foram os principais preditores de ciclagem de mania para depressão (Barbuti et al., 2023). Uma análise secundária investigou preditores de virada no TBII (Fornaro et al., 2016). Lítio e antipsicóticos atípicos se relacionaram com menor risco de virada, e o contrário foi observado na presença de sintomas mistos.

Tabela 39 Preditores de ciclagem para mania com uso de antidepressivos

Preditores	Características
Uso de estabilizadores do humor	Lítio possui ação protetora
Antidepressivos	> Risco em monoterapia
	> Risco com antidepressivos tricíclicos
	< Risco com bupropiona
	> Ciclagem prévia com antidepressivos
	- Uso de antidepressivos por menor tempo
Transtorno bipolar tipo I	Transtorno bipolar tipo II
Comorbidades	Abuso/dependência de substâncias
Características demográficas	Idade de início precoce
	Sexo feminino
Características clínicas	Sintomas mistos
	Ciclagem rápida
	Polaridade do primeiro episódio: depressão

Fonte: Barbuti et al., 2023.

Em relação ao transtorno depressivo maior (TDM), um grande estudo muito ilustrativo com antidepressivos (AD) (n = 425) na fase aguda (12 semanas) e de continuação (13 a 28 semanas) avaliou fatores associados a ciclagem subclínica pela Escala de Mania de Altman (Olgiati e Serretti, 2023). Em torno de metade (48%) dos pacientes apresentou ciclagem e se caracterizou por diferenças significativas comparando aos que não desenvolveram sintomas hipomaníacos: mais autopercepção negativa, transtorno de pânico, episódios hipomaníacos subsindrômicos, abuso emocional na infância e comportamento suicida durante a vida. Na fase aguda do tratamento, esse grupo apresentou maiores taxas de remissão, idade de início mais precoce e redução da ideação suicida ao longo das primeiras semanas. Contudo, os que ciclaram durante a fase de continuação se correlacionaram com sintomas mistos, hipomania subsindrômica e risco de ser bipolar, além de comportamento suicida mais grave ao longo da vida. Esse estudo alerta sobre a evolução e o prognóstico do TDM tratado com antidepressivos e a necessidade de manter a atenção quanto ao desenvolvimento de mínimos sintomas hipomaníacos, principalmente depois dos 3 primeiros meses.

ESTABILIZADORES DO HUMOR E ANTIPSICÓTICOS

Apesar da prevalência relativamente elevada de sintomas mistos em pacientes que sofrem de transtornos de humor e do número significativo de estudos que exploram a eficácia de antipsicóticos atípicos e estabilizadores de humor como tratamento farmacológico de episódios não mistos do TDM e do TB, a literatura para o tratamento de sintomas mistos é escassa (Verdolini et al., 2018).

O lítio é a droga mais eficaz no tratamento de transtornos depressivos e bipolares recorrentes. Além disso, é considerado tratamento de primeira linha na mania aguda e na prevenção de episódios do TB (Yatham et al., 2018). Apesar disso, não é recomendado no tratamento agudo por ser considerado menos eficaz do que outros estabilizadores de humor no tratamento de longo prazo de pacientes com episódios mistos. A principal razão é a falta de evidências provenientes de ensaios clínicos randomizados. No entanto, existem vários argumentos a favor do lítio (Sani et al., 2011): (1) os estados mistos têm sido conceitualizados de maneira diferente nas últimas décadas; (2) o lítio evidenciou risco menor de agravar a sintomatologia depressiva de um episódio misto em comparação com os antipsicóticos e baixo risco de exacerbar sintomas excitatórios, em comparação com os antidepressivos (Sani et al., 2017); (3) alguns autores advogam que os estados mistos, por estarem intimamente ligados à ciclagem rápida, responderiam menos ao lítio, mas a questão é que esses pacientes geralmente são mais resistentes a todos os tratamentos, não apenas ao lítio; (4) estados mistos, especialmente depressões mistas, estão associados a um risco elevado de tentativas de suicídio ou suicídio consumado. O suicídio impulsivo está ligado ao processo excitatório subjacente à depressão mista, ou à grande agitação psicomotora e disforia inerentes à mania mista. O lítio é o único medicamento que demonstrou ser eficaz na prevenção do suicídio, independentemente do diagnóstico (Sani et al., 2011; Baldessarini et al., 2003); (5) pacientes com estados mistos frequentemente apresentam idade de início mais precoce, mais recaídas e, assim, aumenta o tempo em que passam doentes e o risco de piores desfechos. Tendo em vista a eficácia clínica do lítio e o melhor perfil de eventos adversos de longo prazo em relação aos antipsicóticos e anticonvulsivantes, ele deve ser escolhido como melhor alternativa terapêutica desde o início do tratamento (Hayes et al., 2016); (6) portadores de estados mistos são mais propensos a desenvolver alterações neurodegenerativas, especialmente relacionadas ao aumento do número de episódios e à má resposta ao tratamento (Muzina et al., 2009). Logo, dado o efeito na prevenção do suicídio, a ação neuroprotetora e a eficácia no tratamento de longo prazo, o lítio pode ser uma opção valiosa no tratamento dos estados mistos.

Um dos primeiros ensaios clínicos controlados duplo-cegos na mania mista avaliou 179 pacientes hospitalizados, randomizados para receber divalproato de sódio, carbonato de lítio ou placebo por 3 semanas (Swann et al., 1997). A presença de sintomas depressivos na mania foi associada a uma resposta antimaníaca pobre ao lítio e superior ao divalproato de sódio. Esses resultados não ocorreram em decorrência de diferenças na gravidade geral da doença, abuso de substâncias, sexo, idade ou história clínica. O ácido valproico foi eficaz na prevenção de novos episódios afetivos após a mania disfórica, notavelmente mais eficaz que o lítio em um estudo de manutenção de 12 meses (n = 123) comparando valproato, lítio e placebo (Bowden et al., 2005). No entanto, esse achado não foi replicado na prevenção de novos episódios (Kessing et al., 2011). As evidências são limitadas em relação à eficácia do valproato no tratamento de estados mistos agudos. Alguns ensaios clínicos controlados na mania aguda demonstraram sua eficácia comparados ao placebo, mas os resultados eram limitados no subgrupo misto de pacientes (Bowden et al., 1994; Swann et al., 1997; Bowden et al., 2006). Existem achados positivos do uso de valproato em combinação com antipsicóticos de segunda geração, como aripiprazol (Yatham et al., 2013) e quetiapina (Vieta et al., 2008; Vieta et al., 2012; Suppes et al., 2009). Há estudos pequenos com uso de valproato intravenoso em casos agudos de estados mistos mostrando uma redução da agitação (Grunze et al., 1999; Battaglia et al., 2018).

As evidências sugerem que a carbamazepina pode ser uma opção para o tratamento de características mistas em episódios maníacos e depressivos. Dois grandes ensaios clínicos randomizados, duplo-cegos e controlados por placebo, de 3 semanas, testaram a eficácia da carbamazepina ER *vs*. placebo em sintomas maníacos ou depressivos de estados mistos (Weisler et al., 2004, 2005).

Ao reunir dados de ambos os ensaios clínicos randomizados (ECR), os pesquisadores concluíram que a carbamazepina foi eficaz no tratamento de pacientes com TB I com sintomas agudos maníacos ou depressivos em episódios mistos (Weisler et al., 2006). No entanto, a carbamazepina foi pouco estudada como tratamento de manutenção desses pacientes (Verdolini et al., 2018).

Dentre os antipsicóticos de segunda geração, a olanzapina foi testada em dois ECR duplo-cegos controlados por placebo na mania pura e mista conforme critérios do DSM-IV (Tohen et al., 1999, 2000). Embora a redução na pontuação da YMRS tenha sido significativamente superior com a olanzapina, não houve diferença pela HAMD-21. Uma análise conjunta de dois ECR no tratamento de um episódio depressivo maior com características mistas no TB evidenciou melhora significativa pela MADRS no braço ativo em pacientes que apresentaram depressão aguda mais zero a três ou mais sintomas maníacos (Tohen et al., 2014a).

Nesse mesmo período, a paliperidona de liberação prolongada (ER) foi comparada à olanzapina e ao placebo na fase aguda (3 semanas) e de continuação (12 semanas) em um ECR duplo-cego de grupos paralelos (Berwaerts et al., 2012). A paliperidona e a olanzapina melhoraram significativamente os sintomas de mania, embora o tempo mediano até a recorrência de sintomas depressivos no grupo paliperidona ER não tenha sido estatisticamente diferente do placebo. Em um ECR de fase aguda de 3 semanas e manutenção de 9 semanas, com desenho semelhante, a quetiapina foi o comparador ativo da paliperidona ER; ela foi superior ao placebo e não inferior à quetiapina conforme YMRS, PANSS, Avaliação Global de Funcionamento (GAF) e pontuações totais da CGI-gravidade (Vieta et al., 2010).

O aripiprazol foi avaliado em um ECR duplo-cego controlado por placebo de 3 semanas no tratamento de episódios de mania ou mistos em pacientes com TB tipo I (Sachs et al., 2006). Houve melhora significativa conforme a Escala de Mania de Young (YMRS), pela escala de gravidade da CGI e na pontuação total da Escala de Síndrome Positiva e Negativa (PANSS). Não houve diferenças estatisticamente significativas nas pontuações totais da Escala de Avaliação de Depressão de Montgomery-Asberg (MADRS) em relação ao placebo no fim do ensaio.

A asenapina melhorou significativamente os sintomas maníacos, de acordo com as escalas YMRS e CGI (gravidade), *vs.* placebo no subgrupo de pacientes com episódios mistos em dois ECR controlados de 3 semanas (Landbloom et al., 2016; McIntyre et al., 2009). No entanto, em apenas um deles a asenapina foi superior ao placebo na melhora dos sintomas depressivos medidos pela MADRS até o fim da terceira semana (Landbloom et al., 2016).

A cariprazina demonstrou eficácia no tratamento da depressão e da mania do TB. Uma análise secundária de três ensaios na depressão bipolar investigou a eficácia na depressão com características mistas do TB tipo I (McIntyre et al., 2019a). O diagnóstico de depressão mista se baseou na presença de quatro ou mais itens da YMRS. Dos 1.383 pacientes, 58,4% apresentavam sintomas maníacos concomitantes. Ambos os grupos com e sem sintomas maníacos apresentaram melhora significativa conforme a MADRS, a Escala de Avaliação de Depressão de Hamilton (HAMD)-17 e nas pontuações totais do CGI desde o início até a semana 6 em comparação com o placebo (McIntyre et al., 2019a).

Outro antipsicótico, a lurasidona, foi indicado no tratamento antidepressivo, mas não na mania. Houve eficácia superior ao placebo no transtorno depressivo maior (TDM) com sintomas mistos na dose de 20 a 60 mg/dia, medida pelas escalas YMRS, CGI-gravidade e MADRS na semana 6 (Suppes et al., 2016). Em uma análise *post-hoc* de um ECR de 6 semanas, randomizado, duplo-cego, controlado por placebo, a lurasidona foi superior ao placebo no episódio depressivo do TBI com sintomas mistos, de acordo com a MADRS (McIntyre et al., 2015).

No único ECR duplo-cego controlado por placebo em pacientes com TB II em hipomania com sintomas mistos (Suppes et al., 2013), o tratamento adjuvante de quetiapina não trouxe melhora significativa em relação ao placebo, pelas escalas YMRS e CGI-BP-S após 8 semanas. A diferença inicial em favor da quetiapina na melhora dos sintomas depressivos não se sustentou depois de 6 a 8 semanas, de acordo com escores da MADRS, e somente na pontuação da GAF. Em um ECR duplo-cego de 3 semanas, a eficácia da quetiapina XR *vs.* placebo foi avaliada na mania aguda ou mista (Cutler et al., 2011). A eficácia foi superior ao placebo na mania pura, mas não na mista de acordo com as escalas YMRS e MADRS. Contudo, em um estudo piloto recente de monoterapia da quetiapina na depressão mista de acordo com o DSM-5, a resposta foi de 62,5% em 56 pacientes; os remanescentes responderam à combinação da quetiapina com lítio ou ácido valproico (Wang et al., 2023). Este é um dos únicos estudos que não avaliou a eficácia a partir de análises secundárias.

Três ECR duplo-cegos controlados por placebo estudaram a eficácia da ziprasidona no tratamento de características mistas em pacientes com transtornos de humor. Em um ECR de 3 semanas, indivíduos que apresentaram episódio maníaco ou misto de TBI demonstraram melhora significativa nas escalas YMRS e CGI-BP-S com ziprasidona, 40 a 80 mg duas vezes ao dia (Keck et al., 2003). Em outro ECR de 6 semanas em pacientes bipolares com diagnóstico de episódio depressivo maior com características mistas, a ziprasidona também foi superior ao placebo na melhora dos sintomas depressivos, conforme medido pelas pontuações totais do MADRS (Patkar et al., 2012). Isso não se repetiu no terceiro ECR, cruzado de 13 semanas, em pacientes diagnosticados com TDM com características mistas (Patkar et al., 2015).

A lamotrigina só foi aprovada no tratamento de manutenção do TB, especialmente na prevenção de episódios de depressão no TB I (Connolly et al., 2011; Goodwin et al., 2016). Não há evidências suficientes para apoiar seu uso no tratamento da mania, mania mista ou depressão mista, tanto na fase aguda quanto de manutenção (Verdolini et al., 2018).

O tratamento mais eficaz foi a eletroconvulsoterapia (ECT), cuja ação se evidenciou em 69% de 522 pacientes bipolares de acordo com o DSM-IV-TR, com depressão resistente a medicamentos, em mania, em estado misto e com características catatônicas (Perugi et al., 2017). Respondedores e não respondedores foram comparados em subgrupos de pacientes deprimidos e mistos. As taxas de resposta foram, respectivamente, 68% na depressão do TB, 73% no estado misto (de acordo com o DSM-IV), 75% na mania e 81% para características catatônicas. A ECT foi eficaz e segura em todas as fases do TB grave e resistente a tratamentos. A duração do episódio atual foi o principal preditor de não resposta. O risco de mania induzida pela ECT foi baixo e quando ocorreu, desapareceu com a manutenção do tratamento. Esses resultados alertam para não deixar a ECT como último recurso em pacientes bipolares graves.

DIRETRIZES DE TRATAMENTO

Apesar da escassez de estudos, várias diretrizes têm sido publicadas. A seguir, apresentamos os dados das principais diretrizes de tratamento:

Diretriz da *British Association for Psychopharmacology* (BAP) – 2016

Uma das primeiras diretrizes publicadas sobre o tratamento dos estados mistos surgiu três anos após a publicação dos novos critérios para definição de estados mistos pelo DSM-5. Sendo assim, limitou-se ao tratamento da mania mista do TB tipo I.

A maior parte das recomendações resultou de subgrupos ou análises secundárias de ensaios de tratamento de episódios de mania aguda. Dados agrupados de eficácia aguda de antipsicóticos não sugeriram diferenças importantes nos efeitos dos diferentes fármacos pertencentes a esse grupo (Baldessarini et al., 2003). Uma revisão sistemática com metanálise (Muralidharan et al., 2013) guiou as recomendações dessa diretriz e indicou que antipsicóticos como asenapina, olanzapina, paliperidona, risperidona, ziprasidona e aripiprazol em monoterapia ou como terapia combinada a lítio/divalproato de sódio foram superiores ao placebo no tratamento de episódios mistos agudos com sintomas

178 Estados mistos de humor

maníacos predominantes (Tabela 40). O tratamento dos episódios depressivos com características mistas não foi indicado nessa diretriz.

Tabela 40 Diretrizes da BAP para tratamento dos estados mistos

Mania mista (monoterapia)	Mania mista (combinação)	Depressão mista (monoterapia)	Depressão mista (combinação)
Asenapina	Lítio/divalproato	n/a	n/a
Risperidona	+		
Paliperidona	Asenapina/risperidona/		
Olanzapina	paliperidona		
Aripiprazol	olanzapina/aripiprazol/		
Ziprasidona	ziprasidona		

(n/a) Ausência de evidências. BAP: *British Association for Psychopharmacology.*
Fonte: Goodwin et al., 2016.

Diretriz do *International College of Neuro-Psychopharmacology* (CINP) – 2017

Essa diretriz indicou que aripiprazol, ziprasidona, olanzapina, paliperidona, asenapina, carbamazepina e valproato de sódio foram considerados eficazes no tratamento de episódios maníacos mistos (Keck et al., 2003; Weisler et al., 2004; Shi et al., 2004; Weisler et al., 2005; Weisler et al., 2006; Bowden et al., 2006; Sachs et al., 2006; Suppes et al., 2008; McIntyre et al., 2009; McIntyre et al., 2013; Tohen et al., 2014; Berk et al., 2015). A paliperidona foi eficaz apenas para controlar sintomas maníacos (Vieta et al., 2010c; Berwaerts et al., 2012). Um estudo usando quetiapina falhou em mostrar eficácia na mania mista (Cutler et al., 2011). A combinação de olanzapina com lítio ou valproato foi eficaz para tratar sintomas maníacos e depressivos (Tohen et al., 2002; Baker et al., 2004; Houston et al., 2006, 2009, 2011). Os dados relativos à combinação de haloperidol ou risperidona com lítio ou valproato foram negativos (Sachs et al., 2002) (Tabela 41).

À época dessa diretriz, havia apenas uma análise secundária em pacientes com episódio depressivo misto no TB que apoiava a eficácia de lurasidona nesses pacientes para a melhora dos sintomas depressivos e maníacos (McIntyre et al., 2015) (Tabela 41).

7 · Tratamento dos estados mistos

Tabela 41 Diretrizes do CINP para tratamento dos estados mistos

Mania mista (monoterapia)	Mania mista (combinação)	Depressão mista (monoterapia)	Depressão mista (combinação)
Aripiprazol (mania: nível 3 + depressão: nível 3)	Lítio/divalproato +	Lurasidona (análise secundária)	n/a
Olanzapina (mania: nível 3 + depressão: nível 3)	Olanzapina (mania: nível 2 + depressão: nível 2)		
Carbamazepina (mania: nível 3 + depressão: nível 3)	Lítio/divalproato +		
Valproato de sódio (mania: nível 3 + depressão: nível 4)	Risperidona (mania: nível 5 + depressão: nível 5)		
Paliperidona (mania: nível 3 + depressão: nível 5)	Lítio/divalproato +		
Risperidona (mania: nível 3 + depressão: n/a)	Haloperidol (mania: nível 5 + depressão: nível 5)		
Asenapina (mania: nível 4 + depressão: nível 4)			
Ziprasidona (mania: nível 4 + depressão: nível 4)			
Lítio (mania: nível 5 + depressão: n/a)			
Quetiapina (mania: nível 5 + depressão: n/a)			

CINP (*International College of Neuro-Psychopharmacology*). Nível 1: boas evidências com base em pesquisas, apoiadas por pelo menos dois estudos controlados por placebo com resultados COM suficiente magnitude e boa qualidade. No caso da presença de ECR negativos, os positivos devem superar os negativos. Nível 2: evidência razoável com base em pesquisas, proveniente de um ECR duplo-cego, controlado por placebo. Caso existam um ou mais ensaios, eles não cumprem todos os critérios anteriores (p. ex., tamanho da amostra muito pequeno ou nenhum controle com placebo), bem como no caso de apenas metanálise positiva. Nível 3: algumas evidências de estudos comparativos sem braço placebo ou de análises *post hoc*. Nível 4: dados inconclusivos ou baixa qualidade dos ECR. Nível 5: dados negativos. n/a ou ausência de evidências.
Fonte: Fountoulakis et al., 2017.

Diretriz *Mixed Depression Guidelines* (MDG) – 2017

Embora essa diretriz estabeleça tratamentos de primeira, segunda e terceira linhas de manejo da depressão mista, é preciso deixar claro que tais recomendações foram provenientes, quase totalmente, de análises secundárias de estudos em mania mista, e não em depressão mista. Foram indicadas como tratamentos de primeira linha da depressão mista: asenapina (Berk et al., 2015; McIntyre et al., 2013), lurasidona (McIntyre et al., 2015; Suppes et al., 2016),

180 Estados mistos de humor

quetiapina (Suppes et al., 2013) e ziprasidona (Patkar et al., 2012). Há uma evidência marginal de que o aripiprazol em baixas doses seria eficaz na depressão do TB tipo II, o que levou os autores a incluírem como uma possibilidade terapêutica em depressões mistas bipolares (Kelly et al., 2017). São tratamentos de segunda linha da depressão mista: olanzapina (Tohen et al., 2014), lítio (Swann et al., 1997) e valproato de sódio (Swann et al., 1997). As evidências de eficácia da cariprazina e da lamotrigina na depressão bipolar levaram os autores a extrapolarem a possibilidade da ação terapêutica na depressão mista (Takeshima, 2016). Foram considerados tratamentos de terceira linha da depressão mista: carbamazepina (Magiria, 2013) e a combinação de lítio/valproato de sódio com antipsicóticos de segunda geração (Tabela 42).

Tabela 42 Diretriz de depressão mista (MDG) para tratamento da depressão bipolar mista

Primeira linha	Lurasidona (unipolar ou bipolar)
	Asenapina
	Quetiapina
	Ziprasidona
	Aripiprazol (evidência marginal)
Segunda linha	Olanzapina
	Lítio
	Divalproato
	Cariprazina (extrapolação de dados)
	Lamotrigina (extrapolação de dados)
	Lítio/valproato de sódio + antipsicóticos atípicos
Terceira linha	Carbamazepina
	Lítio/valproato de sódio + antipsicóticos atípicos
Não recomendados	

MDG (*Mixed Depression Guidelines*).
Fonte: Stahl et al., 2017.

Diretriz do *Canadian Network for Mood and Anxiety Treatments* (CANMAT) e da *International Society for Bipolar Disorders* (ISBD) – 2018

A diretriz CANMAT/ISBD de 2018 apresentou todas as opções de primeira, segunda e terceira linhas para o tratamento dos episódios de (hipo)mania e de depressão do TB I e II, mas foi vaga nas recomendações de manejo dos estados mistos.

No tratamento da mania com características mistas do TB (Tabela 40), recomendou-se o uso preferencial de antipsicóticos atípicos e divalproato de sódio, com terapia combinada frequentemente necessária (McIntyre et al., 2012; Fountoulakis et al. 2012). Antipsicóticos de segunda geração (ASG), como asenapina, aripiprazol, olanzapina e ziprasidona se mostraram igualmente eficazes no tratamento das manias pura e mista (Muralidharan et al., 2013; Cuomo et al., 2017).

Em relação ao tratamento da depressão com características mistas do TB, o CANMAT sustenta que a terapia estabilizadora combinada geralmente é necessária para tratar os sintomas de forma adequada (Montgomery et al., 2000). A análise agrupada indicou que os antipsicóticos atípicos demonstraram ter um efeito de classe positivo no alívio de características mistas da depressão bipolar, com a combinação olanzapina-fluoxetina, asenapina e lurasidona (Fornaro et al., 2016). Cabe ressaltar que, apesar de essa revisão ter recomendado a lurasidona, não existem estudos controlados no tratamento da depressão mista do TB (somente análises diárias), apenas no TDM (Suppes et al., 2016) (Tabela 43). Previamente, já havia sido publicada uma recomendação da força-tarefa da ISBD (Pacchiarotti I et al., 2013) no sentido de evitar antidepressivos em pacientes com episódios depressivos maiores do TB com características mistas.

Tabela 43 Diretriz CANMAT/ISBD para tratamento dos estados mistos

TB	Mania com características mistas	Anticonvulsivantes: divalproato de sódio
		Antipsicóticos atípicos: asenapina, aripiprazol, olanzapina e ziprasidona
	Depressão com características mistas	Antipsicóticos atípicos: olanzapina + fluoxetina, asenapina e lurasidona
TDM	Depressão com características mistas	Antipsicóticos atípicos: lurasidona

CANMAT: *Canadian Network for Mood and Anxiety Treatments*; ISBD: *International Society for Bipolar Disorders*.
Fonte: Yatham et al., 2018.

Diretriz da *World Federation of Societies of Biological Psychiatry* (WFSBP) – 2018

A diretriz da WFSBP foi baseada em uma revisão da literatura usando vários bancos de dados. Os resultados foram categorizados em seis níveis de evidência (A a F) (Tabela 44) (Grunze et al., 2018).

182 Estados mistos de humor

Tabela 44 Diretriz WFSBP para tratamento dos estados mistos

Tratamento	Mania mista (monoterapia)	Mania mista (combinação)	Depressão mista (monoterapia)	Depressão mista (combinação)
Antidepressivos	n/a	n/a	n/a	n/a
Aripiprazol	B (sintomas maníacos) B (sintomas depressivos)	n/a	n/a	n/a
Olanzapina	A (sintomas maníacos) C (sintomas depressivos)	A (sintomas maníacos) A (sintomas depressivos)	C (sintomas maníacos) C (sintomas depressivos)	n/a
Risperidona	C (sintomas maníacos) C (sintomas depressivos)	E (sintomas maníacos) E (sintomas depressivos)	n/a	n/a
Quetiapina	E (sintomas maníacos) E (sintomas depressivos)	C (sintomas maníacos) B (sintomas depressivos)	n/a	n/a
Lurasidona	n/a	n/a	C (sintomas maníacos) C (sintomas depressivos)	n/a
Ziprasidona	C (sintomas maníacos) C (sintomas depressivos)	n/a	n/a	B (sintomas depressivos)
Clozapina	C (sintomas maníacos)	C (sintomas maníacos)	n/a	n/a
Ácido valproico	C (sintomas maníacos)	n/a	n/a	n/a
Carbamazepina	C (sintomas maníacos) C (sintomas depressivos)	n/a	C (sintomas depressivos)	n/a
Oxcarbazepina	n/a	C (sintomas maníacos)	n/a	n/a
Lamotrigina	n/a	n/a	n/a	n/a
Gabapentina	n/a	C (sintomas maníacos) C (sintomas depressivos)	n/a	n/a

(continua)

Tabela 44 Diretriz WFSBP para tratamento dos estados mistos (*continuação*)

Tratamento	Mania mista (monoterapia)	Mania mista (combinação)	Depressão mista (monoterapia)	Depressão mista (combinação)
Topiramato	n/a	D (sintomas maníacos)	n/a	n/a
Lítio	n/a	n/a	n/a	n/a
Haloperidol	C (sintomas maníacos) C (sintomas depressivos)	E (sintomas maníacos) E (sintomas depressivos)	n/a	n/a
ECT	n/a	C (sintomas maníacos) C (sintomas depressivos)	n/a	C (sintomas maníacos) C (sintomas depressivos)

WFSBP: *World Federation of Societies of Biological Psychiatry*. (A) Evidência robusta de estudos controlados; (B) evidência fraca de estudos controlados; (C) evidência de estudos não controlados ou análise *post hoc* de ensaios controlados ou relatos de casos ou opinião de especialistas; (D) resultados inconsistentes (número igual de estudos positivos e negativos); (E) evidência negativa bem definida; (n/a) ausência de evidências.
Fonte: Grunze et al., 2018.

Diretriz da *Royal Australian and New Zealand College of Psychiatrists Clinical Practice* (RANZP) – 2020

A diretriz RANZP recomendou alternativas distintas para tratar sintomas mistos preferencialmente maníacos, depressivos ou sem polaridade predominante (Malhi et al., 2020). Neste último caso, lítio, valproato de sódio e quetiapina devem ser prescritos em monoterapia, inicialmente. Além disso, estes podem ser substituídos pela cariprazina ou ziprasidona, se necessário. Se houver polaridade predominante, o aripiprazol deve ser combinado para tratar a mania mista e a lurasidona associada para tratar a depressão mista. Depois de esgotados os tratamentos de primeira escolha, os alternativos devem ser considerados. Para aqueles de polaridade neutra, indicou-se a carbamazepina e na depressão mista a olanzapina com ou sem fluoxetina durante curto período, em virtude dos efeitos colaterais metabólicos. A monoterapia com a olanzapina também pode ser usada para tratar a mania mista e, se necessário, deve-se associá-la com outros estabilizadores de humor clássicos (lítio/valproato de sódio) (Tabela 45) (Malhi et al., 2020).

184 Estados mistos de humor

Tabela 45 Diretriz da RANZP de tratamento dos estados mistos

	Polaridade neutra	Hipo(mania) mista	Depressão mista
1ª escolha	Lítio	Lítio/balproato +	Lítio/balproato +
	Valproato de sódio	Aripiprazol	Lurasidona
	Quetiapina	Lítio/balproato +	
	Cariprazina	Asenapina	
	Ziprasidona		
2ª escolha	Carbamazepina	Lítio/valproato +	Olanzapina
		Olanzapina	Olanzapina + Fluoxetina

RANZP (*Royal Australian and New Zealand College of Psychiatrists Clinical Practice*).
Fonte: Malhi et al., 2020.

Diretriz do *Canadian Network for Mood and Anxiety Treatments* (CANMAT) e da *International Society for Bipolar Disorders* (ISBD) – 2021

Em 2021, foram publicadas diretrizes do CANMAT em conjunto com a Associação Internacional de Transtorno Bipolar, exclusivas para o tratamento dos sintomas mistos do TB (Yatham et al., 2021). Apenas dois estudos examinaram amostras de pacientes com TB II (Patkar et al., 2012; Suppes et al., 2013). Em decorrência da escassez de estudos controlados randomizados (ECR), os autores sugerem que o clínico extrapole as recomendações e as adapte ao manejo de pacientes com TBII com base no perfil de sintomas individuais, tendo em mente que as evidências para o tratamento de apresentações mistas do TB I não podem ser diretamente aplicadas nas apresentações mistas do TB II, assim como o tratamento de episódios de humor "puros" não é completamente equiparável entre os subtipos de TB. Praticamente todos os achados referentes aos sintomas mistos apresentados a seguir provêm de estudos de análises secundárias e as exceções serão assinaladas.

EPISÓDIOS DE MANIA COM CARACTERÍSTICAS MISTAS

Não existem agentes com evidências suficientes para serem recomendados como primeira linha no tratamento dos episódios de mania com características mistas do TB. Portanto, os de segunda linha devem ser considerados: asenapina (nível 3 [sintomas de mania] e nível 3 [sintomas de depressão]), cariprazina (nível 3 [sintomas de mania] e nível 3 [sintomas de depressão]), divalproato de sódio (nível 3 [sintomas de mania] e nível 4 [sintomas de depressão]) e aripiprazol (nível 3 [sintomas de mania] e evidência insuficiente [sintomas de depressão]) (Tabela 46).

As evidências da asenapina provêm de dois estudos de análises secundárias, o primeiro a partir de três ECR (McIntyre et al., 2013) e o segundo de dois ECR (Berk et al., 2015). A cariprazina foi estudada em três ECR (McIntyre et al., 2019a) que indicaram eficácia clara em sintomas maníacos, mas a melhora dos sintomas depressivos só foi aparente naqueles que tinham uma pontuação mais elevada na escala de depressão. A eficácia do divalproato de sódio na mania mista foi verificada em um ECR (Swann et al., 1997). Embora ele tenha sido igualmente eficaz no tratamento da mania pura e da mania mista, e mais eficaz que o lítio na melhora dos sintomas maníacos na mania mista, não foram relatados resultados específicos para sintomas depressivos. Como o divalproato possui eficácia no tratamento da depressão bipolar, a opinião dos especialistas foi de que ele também deve melhorar os sintomas depressivos de pacientes em mania com características mistas. Uma análise *post-hoc* de dois ECR concluiu que o aripiprazol foi igualmente eficaz na melhora da mania com sintomas depressivos de intensidade leve, média ou elevada, embora esses dados não tenham sido publicados (Suppes al., 2008). Existem evidências negativas do aripiprazol na depressão bipolar (Thase et al., 2008; Fountoulakis et al., 2011), o que levou os autores a considerarem a evidência em sintomas depressivos mistos como insuficiente.

Na terceira linha estão: ziprasidona (nível 3 [sintomas de mania] e nível 3 [sintomas de depressão]), olanzapina (nível 3 [sintomas de mania] e nível 4 [sintomas de depressão]), lítio/divalproato + olanzapina (nível 4 [sintomas de mania] e nível 4 [sintomas de depressão]), quetiapina (nível 4 [sintomas de mania] e nível 3 [sintomas de depressão]), carbamazepina (nível 4 [sintomas de mania] e nível 4 [sintomas de depressão]) e eletroconvulsoterapia (ECT) (nível 4 [sintomas de mania] e nível 4 [sintomas de depressão]) (Tabela 46).

A eficácia da ziprasidona ficou evidente em dois ECR pequenos (Stahl et al., 2010). A monoterapia com olanzapina foi superior ao placebo na redução dos sintomas de mania mista, embora a melhora nos sintomas depressivos não tenha sido estatisticamente significativa (Tohen et al., 2014). Como a olanzapina possui evidências de eficácia no tratamento da depressão bipolar (Yatham et al., 2018), a opinião dos autores foi de que poderia ser considerada nível 4 de evidência no tratamento dos sintomas depressivos na mania mista. A combinação de olanzapina com lítio ou divalproato demonstrou benefícios no manejo de sintomas maníacos e depressivos na mania mista em dois estudos abertos (Gonzalez-Pinto et al., 2001, 2002). A quetiapina não foi avaliada no tratamento de episódios maníacos com características mistas, no entanto, um pequeno ECR que recrutou participantes com TB II apresentando hipomania mista (Suppes et al., 2013) apresentou melhora estatisticamente significativa dos sintomas depressivos, mas não nos sintomas hipomaníacos, o que provavelmente se deveu à dose de quetiapina (< 300 mg/dia), abaixo da normalmente usada para tratar mania (> 600 mg/dia). Como a quetiapina tem eficácia comprovada no tratamento da mania, a opinião dos autores do CANMAT foi de que também deve ser útil no tratamento da mania mista. As evidências que apoiam o uso de carbamazepina na mania mista provêm de resultados agrupados de dois ECR (Weisler et al., 2006) que avaliaram pacientes com episódios mistos do DSM-IV. Embora a ECT não tenha sido estudada em participantes com mania mista do DSM-5, a opinião dos especialistas da diretriz foi de que é eficaz nesses casos, dada a sua ação antimaníaca e antidepressiva. Entretanto, deve ser reservada para pacientes graves e refratários aos outros tratamentos de segunda e terceira linhas.

Embora os antipsicóticos de primeira geração, como o haloperidol, tenham demonstrado ser eficazes no tratamento de episódios maníacos, não há evidências que sugiram que tenham qualquer eficácia nos sintomas depressivos. Pelo contrário, foi demonstrado que o haloperidol aumenta o risco de depressão quando usado para tratar mania (Katagiri H et al., 2012). Portanto, a diretriz do CANMAT não recomenda o uso de antipsicóticos de primeira geração para o tratamento de mania com características mistas.

EPISÓDIOS DE DEPRESSÃO COM CARACTERÍSTICAS MISTAS

Não existem agentes com evidência suficiente para serem recomendados como primeira linha para o tratamento dos episódios de depressão com características mistas do TB. Portanto, seguem as propostas como agentes de segunda linha: cariprazina (nível 3 [sintomas de depressão] e nível 4 [sintomas de mania]) e lurasidona (nível 3 [sintomas de depressão] e nível insuficiente [sintomas de mania]) (Tabela 46).

As evidências da cariprazina provêm de três ECR (McIntyre et al., 2019b) e as de lurasidona de um ECR (McIntyre et al., 2015). Embora ambos os agentes tenham melhorado os sintomas depressivos nesses estudos, nenhum foi superior ao placebo na melhora dos sintomas maníacos. A interpretação desses resultados deve levar em conta que as pontuações médias das escalas que avaliaram os sintomas de mania no início de ambos os estudos foram baixas e a margem para melhora nos grupos ativo e placebo diminui, dificultando demonstrar a superioridade do grupo ativo sobre o grupo placebo, o que é denominado "efeito chão". Como existem evidências que apoiam a eficácia da cariprazina na mania mista, a opinião dos especialistas foi de que também deveria ser considerada na depressão com características mistas.

Na terceira linha estão: olanzapina (nível 3 [sintomas de depressão] e nível 3 [sintomas de mania]); olanzapina + fluoxetina (nível 3 [sintomas de depressão] e nível insuficiente [sintomas de mania]); quetiapina (nível 4 [sintomas de depressão] e nível 4 [sintomas de mania]); divalproato de sódio (nível 4 [sintomas de depressão] e nível 4 [sintomas de mania]); ziprasidona (nível 4 [sintomas de depressão] e nível 4 [sintomas de mania]); lamotrigina (nível 4 [sintomas de depressão] e nível insuficiente [sintomas de mania]) e ECT (nível 4 [sintomas de depressão] e nível 4 [sintomas de mania]) (Tabela 46).

Em uma análise secundária de dados agrupados de dois ECRs na depressão bipolar tipo I (Tohen et al., 2014), a olanzapina foi superior ao placebo na redução de sintomas depressivos e maníacos. A combinação dela com a fluoxetina foi avaliada em outra análise secundária de um ECR de depressão bipolar tipo I (Benazzi et al., 2009), que demonstrou que a taxa de resposta nas pontuações da escala de depressão e de mania foi equivalente naqueles com ou sem características mistas. Nesse estudo, as taxas de resposta com monoterapia de olanzapina foram superiores na depressão mista em comparação com a depressão pura. Embora a quetiapina seja eficaz no tratamento da depressão bipolar (Suttajit et al., 2014; Kishi et al., 2019) e da mania (Scherk et al., 2007), à época desta publicação não havia sido incluído o estudo de Wang et al. (2023) demonstrando resposta da quetiapina na depressão com sintomas mistos (já vista). Contudo, dada a sua eficácia no tratamento da mania e da depressão, a opinião dos especialistas foi de que poderia ser indicada no tratamento da depressão bipolar com características mistas. O divalproato de sódio se mostrou eficaz no tratamento da depressão bipolar tipo I (Bond et al., 2010; Selle et al., 2014), da mania de maneira geral (Yildiz A et al., 2015) e da mania mista (Swann AC et al., 1997) e, por isso, foi considerado pelos especialistas do CANMAT como potencialmente útil no tratamento da depressão bipolar com características mistas. A ziprasidona demonstrou eficácia no tratamento dos sintomas depressivos (mas não dos sintomas maníacos) superior ao placebo em uma amostra combinada de 73 portadores de TB II e transtorno depressivo maior (TDM) em episódio depressivo maior misto. A eficácia foi mais pronunciada no TB II do que no TDM. Os resultados para sintomas maníacos foram negativos, possivelmente em razão dos baixos escores basais dos sintomas maníacos (efeito chão), de modo semelhante ao que ocorreu com a cariprazina e a lurasidona (Patkar et al., 2012). Embora os autores do CANMAT tenham recomendado o uso da lamotrigina na depressão bipolar com características mistas, não concordamos com essa recomendação, dado que a lamotrigina não demonstrou eficácia no tratamento da mania e, inclusive, foi considerada pelo próprio CANMAT como nível I negativa (Yatham et al., 2018). Embora a ECT não tenha sido estudada em portadores de depressão bipolar mista do DSM-5, a opinião dos especialistas foi de que é eficaz nesses casos, dada a sua eficácia tanto na mania (Small et al., 1988; Sikdar et al., 1994) quanto na depressão

188 Estados mistos de humor

Tabela 46 Diretriz CANMAT/ISBD para tratamento dos estados mistos

	Primeira linha	Segunda linha	Terceira linha
Mania com características mistas	-	Asenapina (nível 3 [sintomas de mania e sintomas de depressão]) Cariprazina (nível 3 [sintomas de mania e sintomas de depressão]) Divalproato de sódio (nível 3 [sintomas de mania] e nível 4 [sintomas de depressão]) Aripiprazol (nível 3 [sintomas de mania] e evidência insuficiente [sintomas de depressão])	Ziprasidona (nível 3 [sintomas de mania e sintomas de depressão]) Olanzapina (nível 3 [sintomas de mania] e nível 4 [sintomas de depressão]) Lítio/divalproato + Olanzapina (nível 4 [sintomas de mania e sintomas de depressão]) Quetiapina (nível 4 [sintomas de mania] e nível 3 [sintomas de depressão]) Carbamazepina (nível 4 [sintomas de mania] e nível 4 [sintomas de depressão]) ECT (nível 4 [sintomas de mania e sintomas de depressão])
Depressão com características mistas	-	Cariprazina (nível 3 [sintomas de depressão] e nível 4 [sintomas de mania]) Lurasidona nível 3 ([sintomas de depressão] e nível insuficiente [sintomas de mania])	Olanzapina (nível 3 [sintomas de depressão e sintomas de mania]) Olanzapina + fluoxetina (nível 3 [sintomas de depressão] e nível insuficiente [sintomas de mania]) Quetiapina (nível 4 [sintomas de depressão e sintomas de mania]) Divalproato de sódio (nível 4 [sintomas de depressão e sintomas de mania]) Ziprasidona (nível 4 [sintomas de depressão e sintomas de mania]) Lamotrigina (ver texto) (nível 4 [sintomas de depressão] e nível insuficiente [sintomas de mania]) ECT (nível 4 [sintomas de depressão e sintomas de mania])

CANMAT (*Canadian Network for Mood and Anxiety Treatments*); ISBD (*International Society for Bipolar Disorders*). Nível 1: metanálise com intervalo de confiança estreito ou duplo-cego replicado (DC), ECR que incluem comparação com placebo ou controle ativo (n ≥ 30 participantes com apresentações/ características mistas em cada braço de tratamento). Nível 2: metanálise com amplo intervalo de confiança ou um ECR DC com placebo ou comparação com controle ativo (n ≥ 30 participantes com apresentações/características mistas em cada braço de tratamento). Nível 3: pelo menos um ECR DC com placebo ou comparação com controle ativo (n = 10-29 participantes com apresentações/ características mistas em cada braço de tratamento) ou dados administrativos do sistema de saúde. Nível 4: ensaio não controlado, relatos de casos ou opinião de especialistas. INS: evidências insuficientes para classificar.

(Schoeyen et al., 2015). Entretanto, deve ser reservada para pacientes graves e refratários aos outros tratamentos de segunda e terceira linhas.

A monoterapia antidepressiva ou mesmo a terapia combinada com estabilizadores de humor não foram recomendadas para pacientes com depressão bipolar com características mistas. Isto está alinhado com a opinião de especialistas da força-tarefa da ISBD sobre uso de antidepressivos nos TB (Pacchiarotti et al., 2013) e nos dados que sugerem que mesmo sintomas maníacos mínimos nesses pacientes podem aumentar o risco de virada maníaca e desfechos negativos (Keks et al., 2009; Schaffer et al., 2015). Entretanto, os autores recomendaram a redução cuidadosa e gradual dos antidepressivos em pacientes que já estejam em uso e apresentem depressão mista, dado que a suspensão abrupta pode agravar a sintomatologia mista (Yatham et al., 2021).

Primeira linha: evidência nível 1 ou nível 2 para eficácia no polo do humor primário, além de suporte clínico de segurança/tolerabilidade e baixo risco de mudança emergencial do tratamento. Segunda linha: evidência nível 3 ou superior para eficácia no polo do humor primário, além de suporte clínico de segurança/tolerabilidade e baixo risco de mudança emergencial do tratamento. Terceira Linha: evidência nível 4 ou superior para eficácia no polo do humor primário, além de suporte clínico de segurança/tolerabilidade. Mais pesquisas são necessárias: evidências insuficientes para fornecer recomendações. Não recomendado: evidência nível 1 de falta de eficácia ou evidência nível 2 de falta de eficácia mais opinião de especialistas.

Fonte: Yatham et al., 2021.

RECOMENDAÇÕES DO PROGRAMA DE TRANSTORNOS AFETIVOS DO INSTITUTO DE PSIQUIATRIA DO HOSPITAL DAS CLÍNICAS DA FACULDADE DE MEDICINA DA UNIVERSIDADE DE SÃO PAULO (PROGRUDA – IPQ-HCFMUSP)

Pode-se observar, pelo que foi apresentado até aqui, que a maior parte dos estudos conduzidos em episódios de humor com características mistas se limita ao tratamento de episódios maníacos com características mistas e, portanto, se aplica principalmente ao transtorno bipolar tipo I. Os estados mistos são condições caracterizadas por intensa instabilidade do humor, em geral decorrentes de uma ciclagem extremamente rápida, e não apenas uma ocorrência simultânea de sintomas do polo maníaco e depressivo (Tundo et al., 2015). Se os estados mistos fossem somente uma combinação de sintomas maníacos e depressivos, bastaria associar agentes com efeito antimaníaco (para tratar os sintomas maníacos) com outros de efeito antidepressivo (para tratar os sintomas depressivos), mas sabemos que essa conduta não é efetiva.

O adequado tratamento de quadros tão instáveis como os estados mistos, sejam eles predominantemente maníacos (manias/hipomanias mistas) ou depressivos (depressões mistas), requer de imediato a suspensão de todas as substâncias com efeito potencialmente desestabilizador do humor, por exemplo, antidepressivos, antipsicóticos típicos e psicoestimulantes (metilfenidato, lisdexanfetamina e modafinila), substâncias psicoativas (álcool e canabinoides) e a inserção inicial de um agente com efeito antimaníaco, como, por exemplo, lítio (litemia entre 0,6 e 1,2 mEq/L), ácido valproico (valproatemia entre 80 e 100 mcg/mL), carbamazepina, aripiprazol ($\geq$ 15 mg/dia), risperidona ($\geq$ 2 mg/dia), paliperidona ($\geq$ 6 mg/dia), olanzapina ($\geq$ 5 mg/dia), ziprasidona ($\geq$ 80 mg/dia) ou quetiapina ($\geq$ 600 mg/dia). Cabe ressaltar que em pacientes em estado misto que estejam utilizando antidepressivos, a redução de dose até suspensão desses fármacos deve ser feita de forma gradual ao longo de 1 a 2 semanas, dados os potenciais efeitos da descontinuação abrupta e o elevado risco de desestabilização que a retirada rápida de tais substâncias pode provocar. Em quadros mistos mais leves, é possível iniciar com a introdução do estabilizador de humor de efeito antimaníaco e, posteriormente, a retirada do(s) antidepressivo(s), garantindo que o estabilizador tampone a instabilidade decorrente da suspensão do antidepressivo. Entretanto, em estados mistos muito graves, por exemplo, com intensa agressividade e hostilidade ou com ideação suicida grave e persistente, a saída dos antidepressivos deve ocorrer mais rapidamente, o que vai atenuar de forma substancial a angústia e o sofrimento potencializados por tais fármacos. A escolha do agente antimaníaco inicial também vai depender da gravidade do estado misto. Em quadros mais leves, é possível introduzir medicamentos de efeito mais lento como lítio, divalproato de sódio ou carbamazepina, porém, em quadros mais graves o uso de antipsicóticos de segunda geração é peremptório e trará resultados mais rápidos.

Essa sequência de tratamento inicial é importante, porque a sintomatologia maníaca é a principal responsável pela instabilidade global nos estados mistos; são os sintomas maníacos que energizam a depressão mista e aumentam a agressividade e a disforia na (hipo)mania mista. Além disso, são eles que geram labilidade do humor e grande imprevisibilidade no comportamento, de maneira que o paciente relata não conseguir prever como estará ao longo do mesmo dia, em alguns casos. Se o primeiro estabilizador antimaníaco não controlar totalmente a sintomatologia maníaca, é necessário combinar um segundo estabilizador de humor com efeito antimaníaco, como, por exemplo, associações de lítio e divalproato de sódio ou lítio/divalproato de sódio com antipsicóticos de segunda geração (aripiprazol, risperidona, paliperidona, olanzapina, ziprasidona ou quetiapina). A combinação de carbamazepina com outros fármacos só não é problemática quando associada com lítio, pois não há metabolização hepática do lítio no organismo. Entretanto, a carbamazepina reduz os níveis de aripiprazol, risperidona, paliperidona, olanzapina, ziprasidona e quetiapina, e sua combinação requer o ajuste da dose do antipsicótico de segunda geração.

No caso de episódios depressivos com características mistas (Figura 2), o controle da sintomatologia maníaca pode, também, tratar a sintomatologia depressiva, porque, afinal, os sintomas maníacos do estado misto "energizam" a depressão, de maneira que, uma vez os sintomas maníacos resolvidos, simultaneamente os sintomas depressivos também se esvaem. No caso de sintomas depressivos puros que permanecem após o controle dos sintomas maníacos, recomenda-se inicialmente o uso de estabilizadores de humor com efeito predominantemente antidepressivo (lamotrigina, lurasidona ou quetiapina com doses entre 300 e 600 mg/dia). Caso não haja resposta satisfatória com esses estabilizadores de humor, pode ser necessário o uso de antidepressivos buscando o controle da sintomatologia depressiva pura. Recomenda-se evitar antidepressivos tricíclicos, duais e mirtazapina, e pode haver resposta mais favorável com fluoxetina, bupropiona, agomelatina ou inibidores da monoaminaoxidase (IMAO) como a tranilcipromina. Evidências sugerem baixo risco de virada de humor e indução de sintomatologia mista com IMAO (Heijnen et al., 2015).

No tratamento de episódios depressivos puros resistentes às terapias citadas anteriormente é possível lançar mão de fármacos psicoestimulantes (metilfenidato, lisdexanfetamina ou modafinila), bem como de agonistas dopaminérgicos (pramipexol 0,5 a 4 mg/dia). Antidepressivos e substâncias estimulantes só devem ser utilizados com a garantia de que todos os sintomas mistos foram controlados. Se houver emergência de nova sintomatologia mista durante uma tentativa de tratamento dos sintomas depressivos puros com estabilizadores de efeito antidepressivo (lamotrigina ou lurasidona) ou antidepressivos ou psicoestimulantes, tais fármacos devem ser suspensos e os agentes antimaníacos reforçados.

Em estados mistos muito graves, o uso da eletroconvulsoterapia (ECT) pode ser recomendado, antes mesmo da terapia farmacológica, como estratégia de controle rápido e efetivo. Uma série de ECT é capaz de interromper a ciclagem ultrarrápida e a instabilidade do humor em pacientes bipolares e o que é mais importante, modificar ou mesmo restaurar o efeito profilático do estabilizador de humor anteriormente ineficaz. Essa evidência é especialmente importante no tratamento com lítio (Mosolov et al., 2021). Recentemente, nosso grupo realizou um ensaio clínico duplo-cego, controlado e randomizado que comparou a estimulação magnética transcraniana repetitiva (EMTr) modalidade theta-burst (TBS) com a estimulação simulada (sham) em 100 pacientes com depressão mista unipolar e bipolar e observou que a EMTr não foi superior ao grupo sham na melhora da depressão mista, indicando que a EMTr não possui efeito estabilizador de humor e só deve ser aplicada em episódios depressivos puros (Tavares et al., 2021).

O tratamento dos episódios maníacos/hipomaníacos mistos segue a mesma sequência citada. Estudos anteriores demonstraram que o lítio em monoterapia tem eficácia reduzida na mania mista, assim, recomenda-se sua utilização apenas em combinação com outros agentes antimaníacos (McElroy et al., 1992).

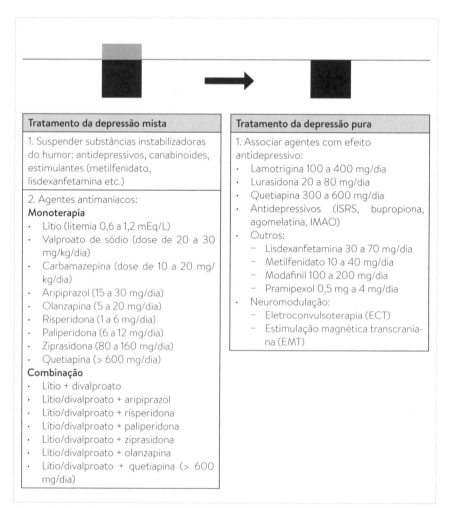

Figura 2 Sequência de tratamento dos episódios depressivos mistos. O quadrado preto à esquerda com um retângulo cinza representa um episódio depressivo maior com características mistas. O segundo quadrado preto à direita representa um episódio depressivo maior puro.

Dessa maneira, a sequência de tratamento recomendada de uma (hipo)mania mista seria o uso dos estabilizadores com efeito antimaníaco citados anteriormente (exceto lítio) ou de combinações entre agentes de ação antimaníaca em casos resistentes. No caso de episódios (hipo)maníacos com características mistas (Figura 3), o controle da sintomatologia maníaca geralmente também

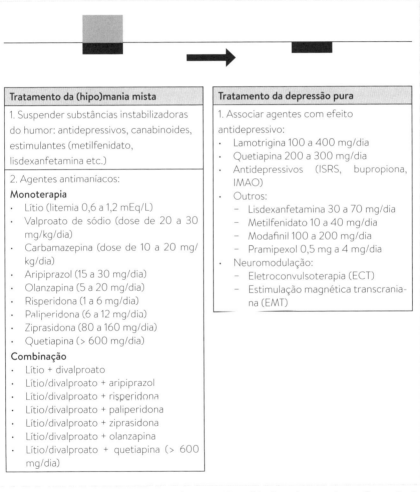

Figura 3 Sequência de tratamento dos episódios (hipo)maníacos mistos. O quadrado cinza à esquerda acima da linha com um retângulo preto representa um episódio (hipo) maníaco com características mistas. O segundo retângulo preto abaixo da linha representa um episódio depressivo puro. ECT: eletroconvulsoterapia; ETCC: estimulação elétrica com corrente contínua; EMT: estimulação magnética transcraniana.

controla a depressiva que integrava o estado misto. De modo semelhante às depressões mistas, na eventualidade de persistirem sintomas depressivos puros, aqui também podem ser usados estabilizadores com efeito antidepressivo (lurasidona e lamotrigina) ou até antidepressivos e psicoestimulantes.

ABORDAGENS PSICOSSOCIAIS

Psicoeducação

No gerenciamento terapêutico dos quadros mistos, a psicoeducação é imprescindível. Pacientes e familiares necessitam conhecer os sintomas e as estratégias não farmacológicas para lidar com a doença, atenuar os episódios e evitar novas crises. Embora não haja estudos que examinem especificamente o impacto de intervenções não farmacológicas em apresentações mistas, a opinião de especialistas do CANMAT e da ISBD apoia a psicoeducação e/ou outras intervenções psicossociais com base em evidências no tratamento do transtorno bipolar, associadas com módulos que abordam o risco de suicídio e o manejo da ansiedade, como adjuvantes para o tratamento de apresentações mistas agudas e prevenção de recaídas (Yatham et al., 2021). Para tanto, o terapeuta e/ou psiquiatra necessitam conhecer bem o transtorno bipolar e suas particularidades.

Em se tratando de uma doença com acentuadas alterações em ritmos circadianos, existe grande janela de oportunidade para o manejo da insônia e da ruptura dos ciclos circadianos. Ambos os distúrbios estão associados a maior risco de suicídio, principalmente na depressão com sintomas mistos, e recorrências no TB (Palagini et al., 2019, 2020). A privação de sono desencadeia novos episódios no TB como um todo, mas especialmente em mulheres (OR 1,43) e no TB tipo I (OR 2,81) (Lewis et al., 2017). Nos estudos, a falta de rotina desses pacientes é medida pela actigrafia e avaliada por meio da ruptura dos ritmos circadianos de sono, atividades e vida social (ver Capítulo 6) (Palagini et al., 2021). Os horários de sono e atividades são erráticos e variam de um dia para outro nos estados mais instáveis, como nos quadros mistos. Sem um compromisso importante de manhã sequer levantam da cama e trocam o dia pela noite (avanço de fase). Contudo, as evidências científicas acerca da eficácia de estratégias psicológicas e comportamentais de correção são limitadas por dificuldades metodológicas (Bisdounis et al., 2022).

Uma das estratégias para melhorar sintomas maníaco-depressivos é a atividade física. De acordo com uma revisão sistemática qualitativa da *Cochrane Database*, encaixar a atividade física em uma rotina regular, apesar das flutuações do humor ou da motivação, pareceu ser benéfico se praticada na intensidade e ritmo certos (McCartan et al., 2024). Tanto a falta como o excesso de exercícios podem ser indícios de sintomas de depressão e (hipo)mania, respectivamente, e, portanto, podem ser prejudiciais e agravar ainda mais o quadro como um todo. A atividade física ajudou a fornecer uma estrutura para a rotina diária das pessoas e pode trazer outros benefícios no estilo de vida.

Em contrapartida, o uso de álcool e drogas agrava a sintomatologia. Distúrbios relacionados ao uso de álcool estão associados a mais sintomas depressivos e (hipo)maníacos, bem como maior prejuízo ocupacional (Sperry et al., 2024). Os pacientes abusam de substâncias e benzodiazepínicos no intuito de aliviar sintomas mistos, mas devem evitar seu uso, a fim de melhorar a estabilização e o prognóstico (Preuss et al., 2021). À orientação psicoeducacional cabe auxiliar o paciente a detectar melhoras e pioras em função do uso/abuso e criar estratégias para evitar a exposição a situações de risco potencial.

A diretriz do CANMAT/ISBD inclui, em primeiro lugar e antes das orientações farmacológicas propriamente ditas, a necessidade de: (1) afastar fatores médicos e outras fontes de instabilidade afetiva; (2) suspender substâncias psicoativas, café em excesso e álcool; (3) considerar suspender antidepressivos e psicoestimulantes; (4) estratégias comportamentais e psicoeducação (Yatham et al., 2021). Podemos adotar uma lista de orientações objetivas, análoga a uma dieta utilizada em distúrbios metabólicos e diabetes, à qual o paciente deve aderir em busca da estabilidade do humor (Tabela 47).

Tabela 47 Orientação psicoeducacional no transtorno bipolar (dieta do bipolar)

Estimular e manter	Evitar
Ciclo sono-vigília	
Dormir e acordar cedo	Estímulos luminosos ou excessivos à noite
Regularidade constante do sono	Dormir em horários impróprios
	Privação de sono
Rotina	**Hábitos e substâncias desestabilizadoras**
Trabalho e lazer	Estimulantes, energéticos, antidepressivos
Café da manhã, almoço e jantar	Álcool e drogas
Atividade física	Pular refeições
Atividade manual	Alimentar-se mal
(sem eletrônicos)	Excesso de café, chá preto, coca-cola e afins

PSICOTERAPIAS

Além das atribuições de trabalhar potenciais desencadeantes de crises, detectar e ensinar pródromos de recidivas, ensinar habilidades sociais e como aceitar e lidar com a doença, promovendo a adesão ao tratamento, cabe ao terapeuta auxiliar na Psicoeducação. Monitorar a rotina nas 24 horas, 7 dias, atividades físicas ou outras atividades, bem como o uso/abuso de substâncias e comportamentos impulsivos (excesso de horas em mídias sociais, compras/presentes, aumento de libido, jogos etc.) é parte integrante das psicoterapias indicadas no transtorno bipolar. As recomendações do CANMAT/ISBD de 2018 fornecem subsídios para a escolha das técnicas conforme evidências da literatura até a época da publicação (Yatham et al., 2018). Não há por que ser diferente nos quadros mistos, a não ser pelo fato de serem os episódios indicativos de maior desestabilização e o profissional deve identificar a heterogeneidade sintomatológica, sem confundir com outros transtornos psiquiátricos (Tabela 48).

Tabela 48 Intervenções psicológicas no transtorno bipolar

	Manutenção Recomendação (nível de evidência)	Depressão Recomendação (nível de evidência)
Psicoeducação	1ª linha (nível 2)	-
Terapia cognitivo-comportamental	2ª linha (nível 2)	2ª linha (nível 2)
Terapia focada na família	2ª linha (nível 2)	2ª linha (nível 2)
Terapia interpessoal e de ritmos sociais	3ª linha (nível 2)	3ª linha (nível 2)
Apoio de pares	3ª linha (nível 2)	-
Remediação cognitiva e funcional	-	-
Terapia comportamental dialética	-	-
Intervenção na família/cuidadores	-	-
Terapia cognitiva com base em *mindfulness*	-	-
Intervenções *on-line*	-	-

Fonte: Yatham et al., 2018.

O transtorno bipolar é uma doença complexa e crônica. Além do predomínio de estados/sintomas mistos no curso da doença, estes se caracterizam por hiperexcitabilidade, labilidade emocional e alto grau de ativação, em meio a sintomas depressivos e (hipo)maníacos. O resultado é um sofrimento ímpar de parte dos pacientes ladeado pela incompreensão generalizada do paciente, seus familiares e amigos, e grande parte dos profissionais. Gerenciar o tratamento implica no conhecimento aprofundado das nuances sintomatológicas, distúrbios em ritmos biológicos e adequado tratamento com estratégias que visam o controle dessa ativação e a manutenção da estabilidade. Estados/sintomas mistos repetem-se com sintomas semelhantes em episódios futuros e o tratamento deve vislumbrar o alívio da fase aguda e a prevenção de novos episódios e de prejuízos no funcionamento social e ocupacional. A atuação do paciente é decisiva na melhora do prognóstico, porque depende dele boa parcela dessa estabilidade, uma vez de posse de conhecimentos incorporados da Psicoeducação e da psicoterapia. Por fim, o tratamento do TB é dinâmico e tratar do TB representa um desafio para todos que atuam no processo e cuidam da recuperação dos pacientes.

REFERÊNCIAS

Baker RW, Brown E, Akiskal HS, Calabrese JR, Ketter TA, Schuh LM, Trzepacz PT, Watkin JG, Tohen M. Efficacy of olanzapine combined with valproate or lithium in the treatment of dysphoric mania. Br J Psychiatry. 2004;185:472-8.

Baldessarini RJ, Hennen J, Wilson M, et al. Olanzapine versus placebo in acute mania: treatment responses in subgroups. J Clin Psychopharmacol. 2003;23:370-6.

Barbuti M, Menculini G, Verdolini N, Pacchiarotti I, Kotzalidis GD, Tortorella A, Vieta E, Perugi G. A systematic review of manic/hypomanic and depressive switches in patients with bipolar disorder in naturalistic settings: The role of antidepressant and antipsychotic drugs. Eur Neuropsychopharmacol. 2023;73:1-15.

Battaglia C, Averna R, Labonia M, et al. Intravenous valproic acid add-on therapy in acute agitation adolescents with suspected substance abuse. Clin Neuropharmacol. 2018;41(1):38-42.

Benazzi F, Berk M, Frye MA, Wang W, Barraco A, Tohen M. Olanzapine/fluoxetine combination for the treatment of mixed depression in bipolar I disorder: a post hoc analysis. J Clin Psychiatry. 2009;70:1424-31.

Berk M, Tiller JW, Zhao J, Yatham LN, Malhi GS, Weiller E. Effects of asenapine in bipolar I patients meeting proxy criteria for moderate-to-severe mixed major depressive episodes: a post hoc analysis. J Clin Psychiatry. 2015;76:728-34.

Berwaerts J, Xu H, Nuamah I, Lim P, Hough D. Evaluation of the efficacy and safety of paliperidone extended-release in the treatment of acute mania: a randomized, double-blind, dose-response study. J Affect Disord. 2012;136:e51-60.

Bisdounis L, Saunders KEA, Farley HJ, Lee CK, McGowan NM, Espie CA, et al. Psychological and behavioural interventions in bipolar disorder that target sleep and circadian rhythms: s systematic review of randomised controlled trials. Neurosci Biobehav Rev. 2022;132:378-90.

Bond DJ, Lam RW, Yatham LN. Divalproex sodium versus placebo in the treatment of acute bipolar depression: a systematic review and meta-analysis. J Affect Disord. 2010;124:228-34.

Bowden CL, Brugger AM, Swann AC, et al. Efficacy of divalproex vs lithium and placebo in the treatment of mania. The Depakote Mania Study Group. JAMA. 1994;271(12):918-924.37.

Bowden CL, Collins MA, McElroy SL, et al. Relationship of mania symptomatology to maintenance treatment response with divalproex, lithium, or placebo. Neuropsychopharmacology. 2005;30(10):1932-9.

Bowden CL, Swann AC, Calabrese JR, Rubenfaer LM, Wozniak PJ, Collins MA, Abi-Saab W, Saltarelli M, Depakote ERMSG. A randomized, placebo-controlled, multicenter study of divalproex sodium extended release in the treatment of acute mania. J Clin Psychiatry.2006;67:1501-10.

Connolly KR, Thase ME. The clinical management of bipolar disorder: a review of evidence-based guidelines. Prim Care Companion CNS Disord. 2011;13(4).

Cuomo A, Nikolova VL, Yalin N, Arnone D, Fagiolini A, Young AH. Pharmacological treatment of mixed states. CNS Spectr. 2017;22:186-95.

Montgomery SA, Schatzberg AF, Guelfi JD, et al. Pharmacotherapy of depression and mixed states in bipolar disorder. J Affect Disord. 2000;59:S39-S56.

Cutler AJ, Datto C, Nordenhem A, Minkwitz M, Acevedo L, Darko D. Extended-release quetiapine as monotherapy for the treatment of adults with acute mania: a randomized, double- blind, 3-week trial. Clin Ther. 2011;33:1643-58.

Fagiolini A, Coluccia A, Maina G, et al. Diagnosis, epidemiology and management of mixed states in bipolar disorder. CNS Drugs. 2015;29(9):725-40.

Fornaro M, Stubbs B, De Berardis D, et al. Atypical antipsychotics in the treatment of acute bipolar depression with mixed features: a systematic review and exploratory meta-analysis of placebo-controlled clinical trials. Int J Mol Sci. 2016;17:241.

Fountoulakis KN, Vieta E, Schmidt F. Aripiprazole monotherapy in the treatment of bipolar disorder: a meta-analysis. J Affect Disord. 2011;133:361-70.

Fountoulakis KN, Kontis D, Gonda X, et al. Treatment of mixed bipolar states. Int J Neuropsychopharmacol. 2012;15:1015-26.

Fountoulakis KN, Grunze H, Vieta E, et al. The International College of Neuro-Psychopharmacology (CINP) treatment guidelines for bipolar disorder in adults (CINP-BD-2017), part 3: the clinical guidelines. Int J Neuropsychopharmacol. 2017;20:180-95.

Gonzalez-Pinto A, Lalaguna B, Mosquera F, et al. Use of olanzapine in dysphoric mania. J Affect Disord. 2001;66:247-53.

Gonzalez-Pinto A, Tohen M, Lalaguna B, et al. Treatment of bipolar I rapid cycling patients during dysphoric mania with olanzapine. J Clin Psychopharmacol. 2002;22:450-4.

Goodwin G, Haddad P, Ferrier I, et al. Evidence-based guidelines for treating bipolar disorder: revised third edition recommendations from the British Association for Psychopharmacology (BAP). Psychopharmacol. 2016;30:495-553.

Grunze H, Erfurth A, Amann B, et al. Intravenous valproate loading in acutely manic and depressed bipolar I patients. J Clin Psychopharmacol. 1999;19(4):303-9.

Grunze H, Vieta E, Goodwin GM, et al. The World Federation of Societies of Biological Psychiatry (WFSBP) Guidelines for the Biological Treatment of Bipolar Disorders: Acute and long-term treatment of mixed states in bipolar disorder. World J Biol Psychiatry. 2018;19(1):2-58.

Hayes JF, Marston L, Walters K, et al. Adverse renal, endocrine, hepatic, and metabolic events during maintenance mood stabilizer treatment for bipolar disorder: a population-based cohort study. PLoS Med. 2016;13(8):e1002058.

Heijnen WT, De Fruyt J, Wierdsma AI, Sienaert P, Birkenhäger TK. Efficacy of tranylcypromine in bipolar depression: a systematic review. J Clin Psychopharmacol. 2015;35(6):700-5.

Houston JP, Ahl J, Meyers AL, Kaiser CJ, Tohen M, Baldessarini RJ. Reduced suicidal ideation in bipolar I disorder mixed-episode patients in a placebo-controlled trial of olanzapine combined with lithium or divalproex. J Clin Psychiatry. 2006;67:1246-52.

Houston JP, Tohen M, Degenhardt EK, Jamal HH, Liu LL, Ketter TA. Olanzapine-divalproex combination versus divalproex monotherapy in the treatment of bipolar mixed episodes: a double-blind, placebo-controlled study. J Clin Psychiatry. 2009;70:1540–1547.

Houston JP, Ketter TA, Case M, Bowden C, Degenhardt EK, Jamal HH, Tohen M. Early symptom change and prediction of subsequent remission with olanzapine augmentation in divalproex-resistant bipolar mixed episodes. J Psychiatr Res. 2011;45:169-73.

Katagiri H, Takita Y, Tohen M, Higuchi T, Kanba S, Takahashi M. Efficacy and safety of olanzapine in the treatment of Japanese patients with bipolar I disorder in a current manic or mixed episode: a randomized, double-blind, placebo- and haloperidol-controlled study. J Affect Disord. 2012;136:476-84.

Keck PE, Jr, Marcus R, Tourkodimitris S, Ali M, Liebeskind A, Saha A, Ingenito G, Aripiprazole Study G. A placebo-controlled, double-blind study of the efficacy and safety of aripiprazole in patients with acute bipolar mania. Am J Psychiatry. 2003;160:1651-8.

Keck PE, Versiani M, Potkin S, et al. Ziprasidone in the treatment of acute bipolar mania: a three- -week, placebo-controlled, double-blind, randomized trial. Am J Psychiatry. 2003;160(4):741-8.

Keks NA, Hill C, Sundram S, et al. Evaluation of treatment in 35 cases of bipolar suicide. Aust N Z J Psychiatry. 2009;43:503-8.

Kelly T, Lieberman DZ. The utility of low-dose aripiprazole for the treatment of bipolar II and bipolar NOS depression. J Clin Psychopharmacol. 2017;37(1):99-101.

Kessing LV, Hellmund G, Geddes JR, et al. Valproate v. lithium in the treatment of bipolar disorder in clinical practice: observational nationwide register-based cohort study. Br J Psychiatry. 2011;199(1):57-63.

Kishi T, Ikuta T, Sakuma K, Matsuda Y, Iwata N. Comparison of quetiapine immediate- and extended-release formulations for bipolar depression: a systematic review and network meta-analysis of double-blind, randomized placebo-controlled trials. J Psychiatr Res. 2019;115:121-8.

Koukopoulos A, Sani G, Koukopoulos AE, Manfredi G, Pacchiarotti I, Girardi P. Melancholia agitata and mixed depression. Acta Psychiatr Scand Suppl. 2007;433:50-7.

Landbloom RL, Mackle M, Wu X, et al. Asenapine: efficacy and safety of 5 and 10 mg bid in a 3-week, randomized, double-blind, placebo-controlled trial in adults with a manic or mixed episode associated with bipolar I disorder. J Affect Disord. 2016;190:103–110.13.

Lewis KS, Gordon-Smith K, Forty L, Di Florio A, Craddock N, Jones L, Jones I. Sleep loss as a trigger of mood episodes in bipolar disorder: individual differences based on diagnostic subtype and gender. Br J Psychiatry. 2017;211(3):169-74.

Magiria S. Evidence-based combination therapy for bipolar disorder. In: Ritsner MS (ed.). Polypharmacy in psychiatry practice vol. II: Use of polypharmacy in the "real world." New York: Springer Science, 2013. p. 159-77.

Malhi GS, Bell E, Boyce P, Bassett D, Berk M, Bryant R, et al. The 2020 Royal Australian and New Zealand College of psychiatrists clinical practice guidelines for mood disorders: Bipolar disorder summary. Bipolar Disord. 2020;22(8):805-21.

McCartan CJ, Yap J, Best P, Breedvelt J, Breslin G, Firth J, et al. Factors that influence participation in physical activity for people with bipolar disorder: a synthesis of qualitative evidence. Cochrane Database Syst Rev.2024;Issue 6:CD013557.

McElroy SL, et al. Clinical and research implications of the diagnosis of dysphoric or mixed mania or hypomania. Am J Psychiatry. 1992;149 (12):1633-44.

McIntyre RS, Cohen M, Zhao J, et al. A 3-week, randomized, placebo-controlled trial of asenapine in the treatment of acute mania in bipolar mania and mixed states. Bipolar Disord. 2009;11(7):673-86.

McIntyre RS, Cohen M, Zhao J, Alphs L, Macek TA, Panagides J. A 3-week, randomized, placebo--controlled trial of asenapine in the treatment of acute mania in bipolar mania and mixed states. Bipolar Disord. 2009;11:673-86.

McIntyre RS, Yoon J. Efficacy of antimanic treatments in mixed states. Bipolar Disord. 2012;14:22-36.

McIntyre RS, Tohen M, Berk M, Zhao J, Weiller E. DSM-5 mixed specifier for manic episodes: evaluating the effect of depressive features on severity and treatment outcome using asenapine clinical trial data. J Affect Disord. 2013;150:378-83.

McIntyre RS, Cucchiaro J, Pikalov A, Kroger H, Loebel A. Lurasidone in the treatment of bipolar depression with mixed (sub- syndromal hypomanic) features: post hoc analysis of a randomized placebo-controlled trial. J Clin Psychiatry. 2015;76:398-405.

McIntyre RS, Masand PS, Earley W, Patel M. Cariprazine for the treatment of bipolar mania with mixed features: a post hoc pooled analysis of 3 trials. J Affect Disord. 2019a;257:600-6.

McIntyre RS, Suppes T, Earley W, Patel M, Stahl SM. Cariprazine efficacy in bipolar I depression with and without concurrent manic symptoms: post hoc analysis of 3 randomized, placebo-controlled studies. CNS Spectr. 2019b;1-9.

Mosolov S, Born C, Grunze H. Eletroconvulsive therapy (ECT) in bipolar disorder patients with ultra-rapid cycling and unstable mixd states. Medicina. 2021;57:624.

Muralidharan K, Ali M, Silveira LE, et al. Efficacy of second generation antipsychotics in treating acute mixed episodes in bipolar disorder: a meta-analysis of placebo-controlled trials. J Affect Disord. 2013;150:408-14.

Muzina DJ. Pharmacologic treatment of rapid cycling and mixed states in bipolar disorder: an argument for the use of lithium. Bipolar Disord. 2009;11(Suppl 2):84-91.

Olgiati P, Serretti A. Antidepressant emergent mood switch in major depressive disorder: onset, clinical correlates and impact on suicidality. Int Clin Psychopharmacol. 2023;38(5):342-51.

Pacchiarotti I, Bond DJ, Baldessarini RJ, et al. The International Society for Bipolar Disorders (ISBD) task force report on antidepressant use in bipolar disorders. Am J Psychiatry. 2013;170:1249-62.

Palagini L, Cipollone G, Masci I, Caruso D, Paolilli F, Perugi G, Riemann D. Insomnia symptoms predict emotional dysregulation, impulsivity and suicidality in depressive bipolar II patients with mixed features. Compr Psychiatry. 2019;89:46-51.

Palagini L, Miniati M, Caruso D, Massa L, Novi M, Pardini F, et al. Association between affective temperaments and mood features in bipolar disorder II: The role of insomnia and chronobiological rhythms desynchronization. J Affect Disord. 2020;266:263-72.

Palagini L, Miniati M, Caruso D, Cappelli A, Massa L, Pardini F, et al. Predictors of suicidal ideation and preparatory behaviors in individuals with bipolar disorder: the contribution of chronobiological dysrhythmicity and its association with hopelessness. J Clin Psychiatry. 2021;82(2):20m13371.

Patkar A, Gilmer W, Pae C-U, et al. A 6 week randomized double- blind placebo-controlled trial of ziprasidone for the acute depressive mixed state. PLoS One. 2012;7:e34757.

Patkar AA, Pae CU, Vöhringer PA, et al. A 13-week, randomized double-blind, placebo-controlled, cross-over trial of ziprasidone in bipolar spectrum disorder. J Clin Psychopharmacol. 2015;35(3):319-23.

Perugi G, Medda P, Toni C, et al. The role of electroconvulsive therapy (ECT) in bipolar disorder: effectiveness in 522 patients with bipolar depression, mixed-state, mania and catatonic features. Curr Neuropharmacol. 2017;15:359-71.

Preuss UW, Schaefer M, Born C, Grunze H. Bipolar disorder and comorbid use of illicit substances. Medicina (Kaunas). 2021;57(11):1256.

Rosenblat JD, McIntyre RS. Treatment recommendations for DSM-5–defined mixed features. CNS spectrums. 2017;22(2):147-54.

Sachs GS, Grossman F, Ghaemi SN, Okamoto A, Bowden CL. Combination of a mood stabilizer with risperidone or haloperidol for treatment of acute mania: a double-blind, placebo-controlled comparison of efficacy and safety. Am J Psychiatry. 2002;159:1146–54.

Sachs G, Sanchez R, Marcus R, Stock E, McQuade R, Carson W, et al., Aripiprazole Study G. Aripiprazole in the treatment of acute manic or mixed episodes in patients with bipolar I disorder: a 3-week placebo-controlled study. J Psychopharmacol. 2006;20:536-46.

Sani G, Tondo L, Koukopoulos A, et al. Suicide in a large population of former psychiatric inpatients. Psychiatry Clin Neurosci. 2011;65:286-95.

Baldessarini RJ, Tondo L. Suicide risk and treatments for patients with bipolar disorder. JAMA.2003;290(11):1517-9.

Sani G, Napoletano F, Vohringer PA, et al. Mixed depression: clinical features and predictors of its onset associated with antidepressant use. Psychother Psychosom. 2014;83:213-21.

Sani G, Perugi G, Tondo L. Treatment of bipolar disorder in a lifetime perspective: is lithium still the best choice? Clin Drug Investig. 2017;37(8):713-27.

Sani G, Fiorillo A. The use of lithium in mixed states. CNS Spectr. 2019;28:1-3.

Schaffer A, Isometsa ET, Azorin JM, et al. A review of factors associated with greater likelihood of suicide attempts and suicide deaths in bipolar disorder: Part II of a report of the International Society for Bipolar Disorders Task Force on Suicide in Bipolar Disorder. Aust N Z J Psychiatry. 2015;49:1006-20.

Scherk H, Pajonk FG, Leucht S. Second-generation antipsychotic agents in the treatment of acute mania: a systematic review and meta-analysis of randomized controlled trials. Arch Gen Psychiatry. 2007;64:442-55.

Schoeyen HK, Kessler U, Andreassen OA, et al. Treatment- resistant bipolar depression: a randomized controlled trial of electroconvulsive therapy versus algorithm-based pharmacological treatment. Am J Psychiatry. 2015;172:41-51.

Selle V, Schalkwijk S, Vazquez GH, Baldessarini RJ. Treatments for acute bipolar depression: meta-analyses of placebo-controlled, monotherapy trials of anticonvulsants, lithium and antipsychotics. Pharmacopsychiatry. 2014;47:43-52.

Shi L, Schuh LM, Trzepacz PT, Huang LX, Namjoshi MA, Tohen M. Improvement of positive and negative syndrome scale cognitive score associated with olanzapine treatment of acute mania. Curr Med Res Opin. 2004;20:1371-6.

Shim IH, Woo YS, Bahk WM. Prevalence rates and clinical implications of bipolar disorder "with mixed features" as defined by DSM-5. J Affect Disord. 2015;173:120-5.

Sikdar S, Kulhara P, Avasthi A, Singh H. Combined chlorpromazine and electroconvulsive-therapy in mania. Br J Psychiatry. 1994;164:806-10.

Small JG, Klapper MH, Kellams JJ, et al. Electroconvulsive treatment compared with lithium in the management of manic states. Arch Gen Psychiatry. 1988;45:727-32.

Sperry SH, Stromberg AR, Murphy VA, Lasagna CA, McInnis MG, Menkes MW, Yocum AK, Tso IF. Longitudinal interplay between alcohol use, mood, and functioning in bipolar spectrum disorders. JAMA Netw Open. 2024;7(6):e2415295.

Stahl S, Lombardo I, Loebel A, Mandel FS. Efficacy of ziprasidone in dysphoric mania: pooled analysis of two double-blind studies. J Affect Disord. 2010;122:39-45.

Stahl SM, Morrissette DA, Faedda G, et al. Guidelines for the recognition and management of mixed depression. CNS Spectr. 2017;22:203-19.

Suppes T, Eudicone J, McQuade R, Pikalov A 3rd, Carlson B. Efficacy and safety of aripiprazole in subpopulations with acute manic or mixed episodes of bipolar I disorder. J Affect Disord. 2008;107:145-54.

Suppes T, Vieta E, Liu S, Trial 127 Investigators, et al. Maintenance treatment for patients with bipolar I disorder: results from a north american study of quetiapine in combination with lithium or divalproex (trial 127). Am J Psychiatry. 2009;166(4):476-88.

Suppes T, Ketter TA, Gwizdowski IS, et al. First controlled treatment trial of bipolar II hypomania with mixed symptoms: quetiapine versus placebo. J Affect Disord. 2013;150:37-43.

Suppes T, Silva R, Cucchiaro J, et al. Lurasidone for the treatment of major depressive disorder with mixed features: a randomized, double-blind, placebo-controlled study. Am J Psychiatry. 2016;173:400-7.

Suttajit S, Srisurapanont M, Maneeton N, Maneeton B. Quetiapine for acute bipolar depression: a systematic review and meta- analysis. Drug Des Devel Ther. 2014;8:827-38.

Swann AC, Bowden CL, Morris D, et al. Depression during mania. Treatment response to lithium or divalproex. Arch Gen Psychiatry. 1997;54:37-42.

Takeshima M. Treating mixed mania/hypomania: a review and synthesis of the evidence. CNS Spectr. 2016:1-9.

Tavares DF, Suen P, Rodrigues dos Santos CG, Moreno DH, Lane Valiengo LDC, Klein I, et al. Treatment of mixed depression with theta-burst stimulation (TBS): results from a double-blind, randomized, sham-controlled clinical trial. Neuropsychopharmacology. 2021;46(13):2257-65.

Thase ME, Jonas A, Khan A, et al. Aripiprazole monotherapy in non- psychotic bipolar I depression: results of 2 randomized, placebo-controlled studies. J Clin Psychopharmacol. 2008;28:13-20.

Tohen M, Sanger TM, McElroy SL, et al. Olanzapine versus placebo in the treatment of acute mania. Olanzapine HGEH Study Group. Am J Psychiatry. 1999;156(5):702-9.

Tohen M, Jacobs TG, Grundy SL, et al. Efficacy of olanzapine in acute bipolar mania: a double-blind, placebo-controlled study. The olanzipine HGGW Study Group. Arch Gen Psychiatry. 2000;57(9):841-9.

Tohen M, Chengappa KN, Suppes T, Zarate CA, Jr, Calabrese JR, Bowden CL, et al. Efficacy of olanzapine in combination with valproate or lithium in the treatment of mania in patients partially nonresponsive to valproate or lithium monotherapy. Arch Gen Psychiatry. 2002;59:62-9.

Tohen M, Kanba S, McIntyre RS, Fujikoshi S, Katagiri H. Efficacy of olanzapine monotherapy in the treatment of bipolar depression with mixed features. J Affect Disord. 2014a;164:57-62.

Tohen M, McIntyre RS, Kanba S, Fujikoshi S, Katagiri H. Efficacy of olanzapine in the treatment of bipolar mania with mixed features defined by DSM-5. J Affect Disord. 2014b;168:136-41.

Tondo L, Vazquez GH, Pinna M, et al. Characteristics of depressive and bipolar patients with mixed features. Acta Psychiatr Scand. 2018;138:243-52.

Tundo A, Musetti L, Benedetti A, Berti B, Massimetti G, Dell'Osso L. Onset polarity and illness course in bipolar I and II disorders: The predictive role of broadly defined mixed states. Compr Psychiatry. 2015;63:15-21.

Verdolini N, Hidalgo-Mazzei D, Murru A, et al. Mixed states in bipolar and major depressive disorders: systematic review and quality appraisal of guidelines. Acta Psychiatr Scand. 2018;138(3):196-222.

Vieta E, Suppes T, Eggens I, et al. Efficacy and safety of quetiapine in combination with lithium or divalproex for maintenance of patients with bipolar I disorder (international trial 126). J Affect Disord.2008;109(3):251–263.45.

Vieta E, Nuamah IF, Lim P, et al. A randomized, placebo- and active-controlled study of paliperidone extended release for the treatment of acute manic and mixed episodes of bipolar I disorder. Bipolar Disord. 2010;12(3):230-43.

Vieta E, Locklear J, Gunther O, Ekman M, Miltenburger C, Chatterton ML, Astrom M, Paulsson B. Treatment options for bipolar depression: a systematic review of randomized, controlled trials. 2010;30:579-90.

Vieta E, Suppes T, Ekholm B, et al. Long-term efficacy of quetiapine in combination with lithium or divalproex on mixed symptoms in bipolar I disorder. J Affect Disord. 2012;142(1-3):36-44.

Wang Z, Zhang D, Du Y, Wang Y, Huang T, Ng CH, et al. Efficacy of quetiapine monotherapy and combination therapy for patients with bipolar depression with mixed features: A randomized controlled pilot study. Pharmaceuticals (Basel). 2023;16(2):287.

Weisler RH, Kalali AH, Ketter TA, Group SPDS. A multi-center, randomized, double-blind, placebo-controlled trial of extended-release carbamazepine capsules as monotherapy for bipolar disorder patients with manic or mixed episodes. J Clin Psychiatry. 2004;65:478-84.

Weisler RH, Keck PE, Jr, Swann AC, Cutler AJ, Ketter TA, Kalali AH; Group SPDS. Extended-release carbamazepine capsules as monotherapy for acute mania in bipolar disorder: a multicenter, randomized, double-blind, placebo-controlled trial. J Clin Psychiatry. 2005;66:323-30.

Weisler RH, Hirschfeld R, Cutler AJ, Gazda T, Ketter TA, Keck PE, et al.; Group SPDS. Extended-release carbamazepine capsules as monotherapy in bipolar disorder: pooled results from two randomised, double-blind, placebo-controlled trials. CNS Drugs. 2006;20:219-31.

Yatham LN, Fountoulakis KN, Rahman Z, et al. Efficacy of aripiprazole versus placebo as adjuncts to lithium or valproate in relapse prevention of manic or mixed episodes in bipolar I patients stratified by index manic or mixed episode. J Affect Disord. 2013;147(1-3):365-72.

Yatham LN, Kennedy SH, et al. Canadian Network for Mood and Anxiety Treatments (CANMAT) and International Society for Bipolar Disorders (ISBD) 2018 guidelines for the management of patients with bipolar disorder. Bipolar Disord. 2018;20(2):97-170.

Yatham LN, Chakrabarty T, Bond DJ, Schaffer A, Beaulieu S, Parikh SV, et al. Canadian Network for Mood and Anxiety Treatments (CANMAT) and International Society for Bipolar Disorders (ISBD) recommendations for the management of patients with bipolar disorder with mixed presentations. Bipolar Disord. 2021;23(8):767-88.

Yildiz A, Nikodem M, Vieta E, Correll CU, Baldessarini RJ. A network meta-analysis on comparative efficacy and all-cause discontinuation of antimanic treatments in acute bipolar mania. Psychol Med. 2015;45:299-317.

Índice remissivo

A

Abordagens psicossociais 194
Abuso de substâncias 23
ACE (*Activity, Cognition, Emotion*)
    Model 150
Aceleração-insônia 36
Ácido
  valproico 182
  vanilmandélico 164
Actigrafia 166
Adolescentes com episódio depressivo
    maior do transtorno bipolar
    107
Affective Disorders Rating Scale 33
Agentes antiexcitatórios 2
Agitação psicomotora 1, 26, 29, 55,
    58, 66
Agressão 74
Agressividade 21, 28
  verbal ou física 55
Álcool 23, 55
Aliteração 27
Alteração
  biológica nos episódios de humor
    puros e mistos 168
  do conteúdo do pensamento 21
  do humor 23

do sono 37, 129
dos ritmos circadianos 168
Altman Self-Rating Mania Scale 113
Alucinações 15, 44
Análise
  de *clusters* para sintomas 62
  de componentes principais 126
  de função discriminante 166
  fatorial 126
Anedonia 45, 67
Ansiedade 52, 127, 129, 143
  na depressão pura 27
  somática 33, 43
Anticonvulsivantes 21
Antidepressivos 171, 182
Antipsicóticos 173
Aparência angustiada 33
Apatia 1, 33, 42
Apetite 67
Apreensão/medo 42
Apresentações sintomáticas e de curso
    para episódios de humor nos
    transtornos do humor 94
Aripiprazol 172, 175, 177, 180, 182
Asenapina 175, 177, 178
Association for Methodology and
    Documentation in Psychiatry 43

Assonância 27
Astenia 8, 23
Ataques de pânico 43
Ativação
 maníaca 1, 28
 psicomotora 127, 128, 142
Atividade
 aumentada 33
 excessiva 29
 física 48
 motora 21
 motora aumentada 21
 psicomotora 71
 verbal 49
Aumento
 da sociabilidade 29
 de atividade dirigida 28
 de atividade hedônica 28
 de energia 21, 28, 33, 55
 de impulsividade 55
Ausência de supressão com
  dexametasona 168
Autocensura 33
Autoestima 50
 inflada 29, 37
Autoimagem 67
Autonegligência 44
Autorreprovação 28
Avaliação Global de Funcionamento
  175
Avaliação negativa de si mesmo 33

B

Baixa autoestima 45
Bech-Rafaelsen Mania Scale 37
Bech-Rafaelsen Melancholia Scale 37
Biomarcadores inflamatórios 167
Bipolar 1
 Depression Rating Scale 47
 Disorders: Improving Diagnosis,
  Guidance and Education 54
Brief Psychiatric Rating Scale 44
Bulbectomia olfatória 163

C

Cannabis 55
Capacidade de resposta vulnerável 73
Carbamazepina 20, 178, 182, 186
Cariprazina 176, 185, 186
Celular/computador 158
Choro 33
Ciclagem 153
Ciclotimia 8
Ciclo vigília-sono 26
Classificação Internacional de Doenças
  – 11ª edição 91
Clinical Research Diagnostic Criteria for
  Bipolar Illness 95
Clozapina 182
Clusters 25, 33, 127
Cognição 127
Comportamento 127
 agressivo 21
 bizarro 44
 de risco 55
 disruptivo-agressivo 21
 de risco 74
Compras 158
Comprehensive Psychopathological
  Rating Scale 36
Conceito de estado misto 1
Concepção final de estados mistos de
  Kraepelin 12
Contato 50
Continuum bipolar-misto 57
Cortisol 168
Crises de pânico 28
Critérios
 de Cincinnati (mania/hipomania
  mista) 22
 de depressão mista de Koukopoulos
  27
 de depressão mista do *Research-Based*
  Diagnostic Criteria 55
 de Pisa-San Diego para estados
  mistos 25
 de Viena 19, 20

Culpa 28
Cyber-bullying 158

D

Delírios 28
  de curta duração 15
  de pobreza 43
  persecutórios 36
Delirious mania 63
Delirium 63
Depressão 2, 17, 35, 36, 37, 42
  agitada 69
    latente 42
  com fuga de ideias 39
  durante a mania 16
  excitada 39
  mista 26, 27, 58, 89
    agitada 24
    ativada 147
    tipo I 100
    pura/lentificada 143
Desamparo 16
Desânimo 33
Desatenção 35
Desconfiança 28
Descrições incipientes de estados
  mistos 5
Desesperança 16, 33
Desmoralização 42
Desorganização 44
  conceitual 44
Desorientação 44
Despersonalização 28
Desvio psicopático 42
Diagnostic Criteria for Research 33
Diagnóstico 147
Dificuldade de concentração 67
Dinâmica 19
DIP *symptoms* 58
Diretriz
  da British Association for
    Psychopharmacology 177
  da Royal Australian and New

Zealand College of Psychiatrists
  Clinical Practice (RANZP) 183
da World Federation of Societies of
  Biological Psychiatry 181
de depressão mista para tratamento
  da depressão bipolar mista 180
de tratamento 177
do *Canadian Network for Mood and
  Anxiety Treatments* (CANMAT)
  180, 184, 188
do International College of Neuro-
  Psychopharmacology (CINP)
  178
dos estados mistos 184
Mixed Depression Guidelines 179
para tratamento dos estados mistos
  178, 188
WFSBP para tratamento dos estados
  mistos 182
Disforia 23, 25, 29, 36, 44, 45, 74, 127,
  142
  irritabilidade/agressividade 128
Distanciamento afetivo 44
Distimia 8
Distração 74
Distraibilidade 29, 44, 55, 58
Distúrbio
  do pensamento 21
  do sono 28
  motor e da fala 21
Doença maníaco-depressiva 15, 19
Dopamina 168
Drogas 23

E

Eletroconvulsoterapia 21
Elevação
  exagerada do humor 21
  psicomotora 54, 55
Emoção/comportamento disruptivo
  73
Energia/atividade 44
Episódio

depressivo 88, 142
   com características mistas 186,
     191
   maior do DSM-5-TR 90
  hipomaníaco 88
  maníaco 88, 127
   DSM-5-TR 90
  misto 24, 186
  de mania 21
   com características mistas 184
Escala
  de Ansiedade de Hamilton 76
  de autoavaliação de 12 itens 167
  de Avaliação de Depressão de
     Montgomery-Asberg 175
  de avaliação *Kupfer-Detre System* 16
  de Depressão Mista de Koukopoulos
     70
  de Depressão Pós-natal de
     Edimburgo 118
  de estados mistos de Cavanagh 48
  de Mania de Altman 173
  de Mania de Young 175
  de Síndrome Positiva e Negativa 175
Escola
  de Hamburgo 14
  de Viena 19
Especificadores
  "com características mistas" do
     DSM-5 58
  clínicos do DSM-5-TR 88
Espectro
  bipolar 1
  do humor 33
Esquizofrenia 42
Estabilizadores do humor 173
Estados
  de humor afetivo 117
  depressivo 28
  mistos 1
   com sintomas de hiperatividade e
     cognições negativas 46
   de Kraepelin 14
   estáveis 20

   instáveis 20
   na era pós-DSM-5 57
   no período perinatal 116
   no período puerperal 8
   no século XX 13
   no século XXI 31
   nos séculos XVIII e XIX 7
   segundo Akiskal 23
  puerperal 8
Estágios da mania 127
Estimulação magnética transcraniana
    repetitiva 191
Estudos
  de análise fatorial 36, 61
   dos componentes da depressão
     pura e da depressão mista 144
   dos componentes da mania pura e
     da mania mista 130
  de *clusters* 140
  em humanos 164
Euforia 1, 37, 55, 142
  ativação 37
  grandiosidade 36
Eventos reprodutivos 117
Evolução do conceito de estados mistos
    de Kraepelin 11
Exaltação-euforia 35
Excitação 44
  simpática 67
Expressão do sofrimento 70
Extrema fadiga 40

F

Falta de crítica 28, 44
Falta de *insight* 21
Farmacoterapia 18
Fatigabilidade 67
Fatores e cargas 126
Fenomenologia dos estados mistos 150
Fenômenos clínicos 1
Fibromialgia 157
Folie a double forme 14
Folie circulaire 14
Fuga de ideias 43

G

Gabapentina 182
General Inventory of Mixed Affective Symptoms 45
Grandiosidade 28, 44, 55, 142
  psicose 35
Gravidez 116
Grupo
  elação-grandiosidade 16
  paranoide-destrutivo 16

H

Hábitos alimentares 51
Haloperidol 183
Hamilton Depression Rate Scale 26
Hedonismo 44
Hiperativação 167
Hiperatividade 21, 33, 44, 55
  motora 33, 41
Hiperfagia 23
Hipersensibilidade 74
Hipersexualidade 35, 55
Hipersonia 23, 40, 67
Hipertimia 8
Hipoastenias 8
Hipomania 41, 42
  farmacológica 18
  mista 58, 59, 98
  pura 96
História dos quadros mistos 2
Hostilidade 33
  destrutividade 37
Humor 50, 127
  deprimido 36, 37, 43
  disfórico 33
  elevado 21, 33
  eufórico 28
  irritável 29, 37, 55
  irritável do tipo disfórico 29
Hypomania Interview Guide – Clinician Version 39

I

Ideação suicida 43, 67
Ideias de suicídio 28
Impulsividade 33, 45, 74
  nos estados mistos 45
  sexual 28
Impulso
  inibido 37
  sexual 72
  suicida 72
Inflamação 168
Inibição 1
  depressiva 37
  psicomotora 37
Inquietação 29, 74
  interna 43
Insanidade maníaco-depressiva 1, 14
Insight ruim 33
Insônia 28, 37, 45, 67, 72
Instabilidade
  desinibição 35
  espontânea 73
Intensidade da voz 49
Interesse sexual 51
  aumentado 21
Intervenções psicológicas no transtorno bipolar 196
Introversão social 42
Inventário de Depressão de Beck 118
Inventory of Depressive Symptomatology-Clinician-Rated Version 66
  sintomas 67
Irritabilidade 21, 28, 29, 58, 74
  agitação 36
  e raiva 71
  evidente 33

J

Jogos de azar 158

K

Kupfer-Detre System 16

L

Labilidade
do humor 28, 44, 74
emocional 25, 45, 55, 71
agitação 37
Lamotrigina 180, 182
Lentificação
depressiva 43
psicomotora 37, 67
Limiar para raiva/hostilidade 26
Lítio 20, 24, 173, 180, 183
Logorreia 43
Lurasidona 176, 182, 186

M

Maneirismos 44
Mania 17, 44
eufórica 140
mista 96
depressiva 141
disfórica 24, 26, 141
não disfórica 19
psicótica 37, 141
pura 37, 44
Manic-State Rating Scale 16
Manifestação psicopatológica de
ansiedade 2
Manual Diagnóstico e Estatístico de
Transtornos Mentais – 5ª edição
revisada (DSM-5-TR) 87
Melancholia agitata 14
Melancolia 1
com impulsos destrutivos 9
Memória prejudicada 33
Menopausa 117
*Mini International Neuropsychiatric
Interview* 45
*Minnesota Multiphasic Personality
Inventory 2* 42
Mixed States Rating Scale 63, 64
Mixicidade 9
Modelos animais 163
Mood Disorder Questionnaire 109

Mudança no peso 51
*Multiple Visual Analogue Scales of
Bipolarity* 34

N

Neurose 18
Noradrenalina 168

O

Olanzapina 172, 175, 177, 178, 182,
186
*Operational Criteria Checklist for
Psychotic Illness* 28
Organicidade 18
Oxcarbazepina 182

P

Pacientes "pseudounipolares" 24
Paliperidona 175, 177, 178
Paranoia 28, 42, 44
ansiedade 36
hostilidade 35
Passagem do tempo 53
Pensamento
acelerado 29, 44, 55
excessivos 74
congestionado ou acelerado 71
inibido 37
lentificado 43
ou comportamento suicida 16, 36
pessimista 36
suicidas 16, 36
Perda
de interesse 28
de sentimentos 43
Período
do periparto 117
perinatal 116, 117
Peso 67
Pessimismo ansioso 33
Planos futuros 53
Plataformas de namoros virtuais 158
Polaridade predominante maníaca 111

Pós-parto 117
Preocupação 33
  ansiosa 36
Pressão
  de fala 44
  por falar 55
Prevalência
  ao longo da vida do transtorno
    bipolar 105
  de quadros clínicos de pacientes com
    insanidade
    maníaco-depressiva 13
Prevenção do suicídio 174
Privação de sono 164
Processos de pensamento 49
Programa de Transtornos Afetivos
    (PROGRUDA-IPq-HCFMUSP)
    189
Propostas diagnósticas com base em
    pesquisa 94
Pseudounipolar 43
Psicastenia 42
Psicoeducação 194
Psicose 17, 28, 37, 43, 127, 129, 143
  fásica 14
  mista 14
Psicoterapias 195

Q

Quantidade de discurso 71
Questionário
  de 12 itens para avaliação de
    depressão do estado misto 74
  de Transtornos do Humor 118
    das mulheres "depressivas" 118
Quetiapina 172, 176, 182

R

Raiva externalizada 33
Reatividade
  de humor 67
  excessiva 74
Reclamações constantes 43

Redes sociais 158
Redução da necessidade de sono 44
Research Diagnostic Criteria 18
Resposta farmacológica aos
    estabilizadores do humor 24
Retraimento social 33
Risco de suicídio 36, 113, 115
Risperidona 172, 177, 182
Ruminação depressiva 43

S

Scala Valutazione Rapida Dimensionale
  42
Scale for Manic States 44
Scale for the Assessment of Positive
    Symptoms 54
Schedule for Affective Disorders and
    Schizophrenia 28
    Change version 33
Secreção do cortisol em mania mista
    166
Sensibilidade à dor 53
Sentimento
  de inadequação 43
  de pobreza 43
  de pressão 52
Sequência de tratamento
  dos episódios depressivos mistos 192
  dos episódios (hipo)maníacos mistos
    193
Serotonina 163
Sexting 158
Sexualidade aumentada 44
Significado 52
Síndrome hipomaníaca 43
Sintomas
  de ativação 163
  depressivos 128, 143, 163
  de quadros mistos 163
  gastrointestinais 67
  gerais dos quadros mistos para
    orientação de pacientes e
    familiares 155

maníacos 128
  nos episódios depressivos maiores
    com características mistas de
    acordo com os critérios do
    RBDC 75
  puros 37
mistos em amostras de pacientes
  maníacos 16
vegetativos 21
típicos 43
Sintomatologia maníaca e hipomaníaca
  em todos os pacientes com
  depressão 46
Somatização 42
Sono 51
  perturbado 21
Sonolência 33
Suicídio 33, 114
Symptomatic Manic Scale 28, 33
Systematic Treatment Enhancement
    Program for Bipolar Disorder 47

T

Taxas de ciclagem para depressão 172
Temperament Evaluation of the
    Memphis, Pisa, Paris, and San
    Diego Autoquestionnaire 32
Temperamento
  ciclotímico 23
  de base 32
  hipertímico 36
Tensão
  interna 72, 74

muscular 72
Tipos de estado misto 30
Topiramato 183
Trabalho 54
Transição pré-menstrual 117
Transtorno(s)
  bipolar 88, 108, 196
    prevalência global 103
  de ansiedade generalizada 20
  de déficit de atenção e hiperatividade
    39, 65
  de humor na CID-11 92
  de impulso 39
  de personalidade *borderline* 20, 65,
    73
  depressivo maior 24, 31, 88, 172
  do humor 1
    mistos 8
  mentais mistos 8
  mistos da volição 8
Tratamento inicial 190
Tristeza 42

V

Valproato de sódio 178, 180
Visualização de pornografia 158
Vivacidade da expressão facial 70

Y

Young Mania Rating Scale 20

Z

Ziprasidona 56, 172, 177, 178, 182